全国中医药行业高等教育"十四五"创新教材
中医骨伤科学器官系统整合系列教材

上肢骨伤疾病诊疗学

（供中医骨伤科学等专业用）

主　编　杨凤云　梁卫东

全国百佳图书出版单位
中国中医药出版社
·北 京·

图书在版编目（CIP）数据

上肢骨伤疾病诊疗学 / 杨凤云，梁卫东主编 .—北京：中国中医药出版社，2023.8

全国中医药行业高等教育"十四五"创新教材

ISBN 978－7－5132－8246－8

Ⅰ.①上… Ⅱ.①杨…②梁… Ⅲ.①上肢骨—骨疾病—诊疗—中医学院—教材 Ⅳ.①R681.7

中国国家版本馆 CIP 数据核字（2023）第 112594 号

中国中医药出版社出版

北京经济技术开发区科创十三街 31 号院二区 8 号楼

邮政编码　100176

传真　010-64405721

北京联兴盛业印刷股份有限公司印刷

各地新华书店经销

开本 787×1092　1/16　印张 18.5　字数 415 千字

2023 年 8 月第 1 版　2023 年 8 月第 1 次印刷

书号　ISBN 978－7－5132－8246－8

定价　108.00 元

网址　www.cptcm.com

服 务 热 线　010-64405510
购 书 热 线　010-89535836
维 权 打 假　010-64405753

微信服务号　zgzyycbs
微商城网址　https://kdt.im/LIdUGr
官 方 微 博　http://e.weibo.com/cptcm
天猫旗舰店网址　https://zgzyycbs.tmall.com

如有印装质量问题请与本社出版部联系（010-64405510）

版权专有　侵权必究

全国中医药行业高等教育"十四五"创新教材
中医骨伤科学器官系统整合系列教材

专家指导委员会

名誉主任委员 许鸿照（江西省国医名师）
　　　　　　　邓运明（江西省国医名师）
主 任 委 员 杨凤云（江西中医药大学附属医院副院长　江西省名中医）
副 主 任 委 员 詹红生（上海中医药大学曙光临床医学院中医骨伤科
　　　　　　　学教研室主任）
　　　　　　　黄桂成（南京中医药大学教授）
委　　　　员（按姓氏笔画排列）
　　　　　　　王　力（江西中医药大学附属医院）
　　　　　　　刘　峰（江西中医药大学附属医院）
　　　　　　　刘福水（江西中医药大学附属医院）
　　　　　　　李　勇（江西中医药大学附属医院）
　　　　　　　肖伟平（江西中医药大学附属医院）
　　　　　　　吴夏勃（中国中医科学院望京医院）
　　　　　　　余　航（江西中医药大学附属医院）
　　　　　　　张　兵（江西中医药大学附属医院）
　　　　　　　张恒青（江西中医药大学附属医院）
　　　　　　　陈　岗（江西中医药大学附属医院）
　　　　　　　邵继满（江西中医药大学附属医院）
　　　　　　　武煜明（云南中医药大学）
　　　　　　　欧阳厚淦（江西中医药大学）
　　　　　　　柳　剑（北京积水潭医院）
　　　　　　　饶　泉（江西中医药大学）
　　　　　　　徐　辉（北京积水潭医院）
　　　　　　　郭长青（北京中医药大学）
　　　　　　　梁卫东（江西中医药大学附属医院）
秘　　　　书 杨文龙（江西中医药大学附属医院）

全国中医药行业高等教育"十四五"创新教材
中医骨伤科学器官系统整合系列教材

《上肢骨伤疾病诊疗学》编委会

主　　审　饶　泉　陈　岗
主　　编　杨凤云　梁卫东
副 主 编　杨文龙　杨　阳　王丽华
　　　　　　张国福　曾志奎
编　　委（按姓氏笔画排序）
　　　　　　王　鹏　方　婷　严朝浪
　　　　　　杨　佛　吴　凡　邹　文
　　　　　　张　期　张静坤　胡　赛
　　　　　　晁芳芳　曹端广
学术秘书　梁超轶　邓志军

编写说明

为了更好地贯彻国务院办公厅《关于加快医学教育创新发展的指导意见》（国办发〔2020〕34号）的文件精神，我们组织知名骨伤专家撰写了国内首套"中医骨伤科学器官系统整合系列教材"。本套教材旨在适应新时代骨伤教育教学改革需求，以骨伤亚学科疾病分类及骨伤规划教材大纲为基础，以提升骨伤亚学科教学教育质量为初衷，实现中医类整合教材从"无"到"有"的突破，力争使学生早临床、多临床、反复临床。

《上肢骨伤疾病诊疗学》分为三篇，上篇为上肢诊疗基础，中篇为上肢部损伤，下篇为上肢骨病。编写体例在传统总论的基础上，按照病因病机、致病机理、诊查要点、临床分型、辅助检查、鉴别诊断、预防调护进行阐述，并添加了大量影像学图片，同时结合《医宗金鉴·正骨心法要旨》相关内容进行了重新编排，以保证教材内容的创新与传承的统一。

本教材由长期从事临床和教学工作的教师联合编写而成。本教材由杨凤云起草编写大纲和审定书稿，梁卫东协同审定全部书稿。第一章由杨文龙、王鹏、张期、张静坤、晁芳芳编写，第二章由曹端广、杨文龙编写，第三章由梁卫东、杨文龙编写，第四章由王丽华、杨文龙编写，第五章由杨阳、吴凡、曹端广编写，第六章由邹文、方婷编写，第七章由严朝浪、杨文龙、吴凡编写，第八章由胡赛、杨佛编写，第九章由严朝浪、杨文龙编写，第十章由杨佛编写，第十一章由曾志奎编写，第十二章由张国福编写，第十三至十四章由曾志奎、杨文龙编写。手绘图片由杨文龙负责收集及修改，影像学图片由张期及张静坤整理修订。

本教材在编写中有不足或疏漏之处，恳请广大读者批评指正，以便进一步修订提高。

《上肢骨伤疾病诊疗学》编委会

2023年5月

目 录

上篇 上肢诊疗基础

第一章 上肢临床及康复基础 ········ 2
第一节 上肢临床解剖 ············· 2
　一、骨学 ························· 2
　二、关节学 ······················· 6
　三、肌学 ························· 9
　四、特殊结构 ····················· 10
　五、关节功能位 ··················· 12
　六、表面解剖 ····················· 13
　七、常用测量角度及临床意义 ······· 15
第二节 上肢生物力学基础 ········· 16
　一、肩关节及上臂 ················· 16
　二、肘关节及前臂 ················· 17
　三、腕关节 ······················· 18
　四、手指关节 ····················· 19
第三节 正常上肢结构影像学评价
　 ································ 19
　一、X线检查 ····················· 19
　二、CT检查 ······················ 22
　三、MRI检查 ····················· 27
第四节 上肢特殊检查 ············· 29
　一、肩部 ························· 29
　二、肘部 ························· 31
　三、腕部 ························· 32
　四、手部 ························· 33
第五节 上肢功能康复 ············· 34
　一、康复原则 ····················· 34
　二、康复评定 ····················· 34
　三、康复治疗 ····················· 35
　四、练功法 ······················· 37

第二章 骨骺损伤 ············· 38
第一节 骨骺解剖基础 ············· 38
　一、骨骺的形态结构 ··············· 38
　二、骨龄测定 ····················· 38
　三、全骨骺的血供 ················· 39
第二节 骺板损伤 ················· 40
　一、诊查要点 ····················· 40
　二、骺板损伤分型 ················· 41
　三、辅助检查 ····················· 42
　四、治疗方案 ····················· 42
　五、预防调护 ····················· 43
第三节 骺板生长障碍 ············· 43
　一、病因病机 ····················· 43
　二、诊查要点 ····················· 43
　三、辅助检查 ····················· 44
　四、治疗方案 ····················· 44
　五、预防调护 ····················· 45

中篇　上肢部损伤

第三章　肩及上臂部周围创伤 …… 48

第一节　锁骨骨折 …………… 48
一、致病机理 ……………… 48
二、诊查要点 ……………… 49
三、临床分型 ……………… 50
四、辅助检查 ……………… 50
五、鉴别诊断 ……………… 51
六、治疗方案 ……………… 51
七、预防调护 ……………… 53

第二节　肩胛骨骨折 ………… 53
一、致病机理 ……………… 53
二、诊查要点 ……………… 54
三、临床分型 ……………… 54
四、辅助检查 ……………… 54
五、治疗方案 ……………… 55
六、预防调护 ……………… 56

第三节　肩锁关节脱位 ……… 56
一、致病机理 ……………… 56
二、诊查要点 ……………… 56
三、临床分型 ……………… 56
四、辅助检查 ……………… 57
五、治疗方案 ……………… 58
六、预防调护 ……………… 59

第四节　肱骨近端骨折 ……… 60
一、致病机理 ……………… 60
二、临床分型 ……………… 60
三、诊查要点 ……………… 62
四、辅助检查 ……………… 62
五、治疗方案 ……………… 63
六、预防护理 ……………… 66

第五节　肩关节脱位 ………… 66
一、致病机理 ……………… 66
二、诊查要点 ……………… 67
三、临床分型 ……………… 68
四、辅助检查 ……………… 69
五、治疗方案 ……………… 69
六、预防调护 ……………… 72

第六节　肱骨干骨折 ………… 72
一、致病机理 ……………… 72
二、诊查要点 ……………… 73
三、辅助检查 ……………… 73
四、治疗方案 ……………… 74
五、预防护理 ……………… 76

第四章　肩及上臂部周围筋伤 …… 77

第一节　肩部扭挫伤 ………… 77
一、致病机理 ……………… 77
二、诊查要点 ……………… 78
三、临床分型 ……………… 78
四、辅助检查 ……………… 79
五、治疗方案 ……………… 80
六、预防调护 ……………… 82

第二节　肩关节周围炎 ……… 82
一、病因病机 ……………… 82
二、致病机理 ……………… 82
三、诊查要点 ……………… 82
四、临床分型 ……………… 83
五、辅助检查 ……………… 84
六、鉴别诊断 ……………… 84
七、治疗方案 ……………… 85
八、预防调护 ……………… 88

第三节　冈上肌肌腱炎 ……… 88
一、病因病机 ……………… 88
二、致病机理 ……………… 89
三、诊查要点 ……………… 90
四、临床分型 ……………… 90
五、辅助检查 ……………… 90

六、鉴别诊断 ………………… 90
七、治疗方案 ………………… 91
八、预防调护 ………………… 93

第四节 肩袖损伤 …………… 93
一、病因病机 ………………… 93
二、致病机理 ………………… 93
三、诊查要点 ………………… 93
四、临床分型 ………………… 94
五、辅助检查 ………………… 95
六、治疗方案 ………………… 95
七、预防调护 ………………… 97

第五节 肩峰下撞击征 ……… 97
一、致病机理 ………………… 97
二、诊断要点 ………………… 98
三、辅助检查 ………………… 98
四、治疗方案 ………………… 98
五、预防调护 ………………… 99

第六节 肩峰下滑囊炎 ……… 99
一、致病机理 ………………… 99
二、诊断要点 ………………… 100
三、辅助检查 ………………… 100
四、鉴别诊断 ………………… 101
五、治疗方案 ………………… 101
六、预防调护 ………………… 102

第七节 肱二头肌长头肌腱损伤… 102
一、肱二头长头肌腱炎 ……… 102
二、肱二头肌长头肌腱滑脱 … 105
三、肱二头肌长头肌腱断裂 … 106

第五章 肘及前臂部创伤 ……… 109

第一节 肱骨髁上骨折 ……… 109
一、致病机理 ………………… 109
二、诊查要点 ………………… 110
三、辅助检查 ………………… 111
四、治疗方案 ………………… 112

五、预防调护 ………………… 114

第二节 肱骨髁间骨折 ……… 114
一、致病机理 ………………… 115
二、诊查要点 ………………… 115
三、辅助检查 ………………… 116
四、临床分型 ………………… 116
五、治疗方案 ………………… 117
六、预防调护 ………………… 119

第三节 肱骨外髁骨折 ……… 119
一、致病机理 ………………… 119
二、诊查要点 ………………… 120
三、临床分型 ………………… 120
四、辅助检查 ………………… 121
五、治疗方案 ………………… 121
六、预防调护 ………………… 123

第四节 肱骨内上髁骨折 …… 123
一、致病机理 ………………… 124
二、诊查要点 ………………… 124
三、临床分型 ………………… 124
四、辅助检查 ………………… 125
五、治疗方案 ………………… 125
六、预防调护 ………………… 127

第五节 肘关节脱位 ………… 127
一、致病机理 ………………… 127
二、诊查要点 ………………… 129
三、辅助检查 ………………… 129
四、鉴别诊断 ………………… 130
五、治疗方案 ………………… 130
六、预防调护 ………………… 132

第六节 尺骨鹰嘴骨折 ……… 132
一、致病机理 ………………… 133
二、诊查要点 ………………… 133
三、辅助检查 ………………… 133
四、临床分型 ………………… 134
五、治疗方案 ………………… 135

六、预防调护 …………………… 136
第七节　桡骨头骨折 …………… 136
　　一、致病机理 …………………… 136
　　二、诊查要点 …………………… 137
　　三、辅助检查 …………………… 137
　　四、临床分型 …………………… 137
　　五、治疗方案 …………………… 138
　　六、预防调护 …………………… 139
第八节　桡骨头半脱位 ………… 140
　　一、致病机理 …………………… 140
　　二、诊查要点 …………………… 140
　　三、辅助检查 …………………… 140
　　四、治疗方案 …………………… 140
　　五、预防调护 …………………… 141
第九节　尺桡骨干骨折 ………… 141
　　一、致病机理 …………………… 141
　　二、诊查要点 …………………… 142
　　三、辅助检查 …………………… 143
　　四、治疗方案 …………………… 144
　　五、预防调护 …………………… 146
第十节　尺骨上1/3骨折合并桡
　　　　骨头脱位 ……………… 147
　　一、致病机理 …………………… 147
　　二、诊查要点 …………………… 148
　　三、辅助检查 …………………… 149
　　四、治疗方案 …………………… 150
　　五、预防调护 …………………… 152

第六章　肘部筋伤 ………… 153

第一节　肘部扭挫伤 …………… 153
　　一、致病机理 …………………… 153
　　二、诊查要点 …………………… 153
　　三、辅助检查 …………………… 154
　　四、治疗方案 …………………… 154
　　五、预防调护 …………………… 155

第二节　肱骨外上髁炎 ………… 155
　　一、致病机理 …………………… 155
　　二、诊查要点 …………………… 155
　　三、辅助检查 …………………… 156
　　四、治疗方案 …………………… 156
　　五、预防调护 …………………… 158
第三节　肱骨内上髁炎 ………… 159
　　一、病因病机 …………………… 159
　　二、诊查要点 …………………… 159
　　三、辅助检查 …………………… 159
　　四、治疗方案 …………………… 159
　　五、预防调护 …………………… 161
第四节　尺骨鹰嘴滑囊炎 ……… 161
　　一、致病机理 …………………… 161
　　二、诊查要点 …………………… 162
　　三、辅助检查 …………………… 162
　　四、治疗方案 …………………… 162
　　五、预防调护 …………………… 163
第五节　旋后肌综合征 ………… 163
　　一、致病机理 …………………… 164
　　二、诊查要点 …………………… 164
　　三、辅助检查 …………………… 164
　　四、治疗方案 …………………… 165
　　五、预防调护 …………………… 165
第六节　肘管综合征 …………… 166
　　一、病因病机 …………………… 166
　　二、致病机理 …………………… 166
　　三、诊查要点 …………………… 166
　　四、辅助检查 …………………… 167
　　五、治疗方案 …………………… 167
　　六、预防调护 …………………… 168

第七章　腕部周围创伤 ……… 169

第一节　桡骨远端骨折 ………… 169
　　一、致病机理 …………………… 169

二、诊查要点 …………… 169
　　三、临床分型 …………… 170
　　四、辅助检查 …………… 171
　　五、治疗方案 …………… 172
　　六、预防调护 …………… 174
第二节　桡尺远侧关节脱位 … 174
　　一、致病机理 …………… 174
　　二、诊查要点 …………… 175
　　三、辅助检查 …………… 175
　　四、治疗方案 …………… 176
　　五、预防调护 …………… 176
第三节　桡骨下1/3骨折合并下尺
　　　　桡关节脱位 ………… 177
　　一、致病机理 …………… 177
　　二、诊查要点 …………… 177
　　三、临床分型 …………… 177
　　四、辅助检查 …………… 178
　　五、治疗方案 …………… 178
　　六、预防调护 …………… 179
第四节　手舟骨骨折 ………… 180
　　一、致病机理 …………… 180
　　二、诊查要点 …………… 180
　　三、临床分型 …………… 180
　　四、辅助检查 …………… 181
　　五、治疗方案 …………… 182
　　六、预防调护 …………… 182
第五节　腕掌关节脱位 ……… 183
　　一、致病机理 …………… 183
　　二、诊查要点 …………… 183
　　三、辅助检查 …………… 183
　　四、治疗方案 …………… 184
　　五、预防调护 …………… 184
第六节　月骨脱位和月骨周围脱位
　　　　………………………… 185
　　一、月骨脱位 …………… 185
　　二、月骨周围脱位 ……… 187

第八章　腕部筋伤 …………… 189
第一节　腕部扭挫伤 ………… 189
　　一、致病机理 …………… 189
　　二、诊查要点 …………… 189
　　三、辅助检查 …………… 190
　　四、治疗方案 …………… 190
　　五、预防调护 …………… 191
第二节　腕管综合征 ………… 191
　　一、致病机理 …………… 191
　　二、诊查要点 …………… 192
　　三、辅助检查 …………… 192
　　四、鉴别诊断 …………… 192
　　五、治疗方案 …………… 193
　　六、预防调护 …………… 194
第三节　腱鞘囊肿 …………… 195
　　一、致病机理 …………… 195
　　二、诊查要点 …………… 195
　　三、辅助检查 …………… 195
　　四、鉴别诊断 …………… 196
　　五、治疗方案 …………… 196
　　六、预防调护 …………… 197
第四节　桡骨茎突狭窄性腱鞘炎… 197
　　一、病因病机 …………… 198
　　二、致病机理 …………… 198
　　三、诊查要点 …………… 198
　　四、辅助检查 …………… 198
　　五、治疗方案 …………… 198
　　六、预防调护 …………… 200
第五节　腕关节三角软骨复合体
　　　　损伤 ………………… 200
　　一、致病机理 …………… 200
　　二、诊查要点 …………… 200
　　三、辅助检查 …………… 201

四、鉴别诊断 …………… 202
五、损伤分类 …………… 202
六、治疗方案 …………… 202
七、预防调护 …………… 203

第九章　手部周围创伤 …………… 204

第一节　掌骨骨折 …………… 204
一、致病机理 …………… 204
二、诊查要点 …………… 205
三、辅助检查 …………… 206
四、治疗方案 …………… 206
五、预防调护 …………… 208

第二节　掌指关节脱位 …………… 208
一、致病机理 …………… 208
二、诊查要点 …………… 209
三、辅助检查 …………… 209
四、治疗方案 …………… 209
五、预防调护 …………… 210

第三节　指间关节脱位 …………… 210
一、致病机理 …………… 211
二、诊查要点 …………… 211
三、辅助检查 …………… 211
四、治疗方案 …………… 211
五、预防调护 …………… 212

第四节　指骨骨折 …………… 212
一、致病机理 …………… 212
二、诊查要点 …………… 213
三、辅助检查 …………… 213
四、治疗方案 …………… 214
五、预防调护 …………… 216

第十章　手部筋伤 …………… 217

第一节　指屈肌腱狭窄性腱鞘炎 …… 217
一、致病机理 …………… 217
二、诊查要点 …………… 218
三、辅助检查 …………… 218

四、鉴别诊断 …………… 218
五、治疗方案 …………… 219
六、预防调护 …………… 220

第二节　掌指、指间关节扭挫伤 … 220
一、致病机理 …………… 220
二、诊查要点 …………… 220
三、辅助检查 …………… 220
四、治疗方案 …………… 220
五、预防调护 …………… 221

第三节　指屈、伸肌腱断裂 …… 221
一、致病机理 …………… 221
二、诊查要点 …………… 221
三、辅助检查 …………… 222
四、治疗方案 …………… 222
五、预防调护 …………… 223

第十一章　上肢筋挛 …………… 224

第一节　缺血性肌挛缩 …………… 224
一、致病机理 …………… 224
二、诊查要点 …………… 225
三、辅助检查 …………… 225
四、治疗方案 …………… 225
五、预防调护 …………… 226

第二节　手内在肌挛缩 …………… 226
一、致病机理 …………… 226
二、诊查要点 …………… 227
三、治疗方案 …………… 227
四、预防调护 …………… 228

下篇　上肢骨病

第十二章　上肢骨关节先天性发育异常 …………… 230

第一节　先天性高肩胛症 ……… 230

一、致病机理 …………… 230
　　二、诊查要点 …………… 230
　　三、辅助检查 …………… 231
　　四、治疗方案 …………… 231
　　五、预防调护 …………… 232
　第二节　先天性肩关节脱位 … 232
　　一、致病机理 …………… 232
　　二、诊查要点 …………… 232
　　三、辅助检查 …………… 232
　　四、治疗方案 …………… 233
　　五、预防调护 …………… 233
　第三节　先天性上尺桡骨关节融合
　　　　　…………………… 233
　　一、致病机理 …………… 233
　　二、诊查要点 …………… 233
　　三、辅助检查 …………… 234
　　四、治疗方案 …………… 234
　　五、预防调护 …………… 234
　第四节　先天性手部畸形 …… 234
　　一、致病机理 …………… 234
　　二、诊查要点 …………… 235
　　三、辅助检查 …………… 236
　　四、治疗方案 …………… 236
　　五、预防调护 …………… 237

第十三章　上肢骨关节非感染性疾病 …………………… 238

　第一节　类风湿关节炎 ……… 238
　　一、病因病机 …………… 238
　　二、致病机理 …………… 238
　　三、诊查要点 …………… 239
　　四、辅助检查 …………… 240
　　五、诊断标准 …………… 241
　　六、鉴别诊断 …………… 241
　　七、治疗方案 …………… 241
　　八、预防调护 …………… 244
　第二节　创伤性关节炎 ……… 244
　　一、病因病机 …………… 244
　　二、致病机理 …………… 245
　　三、诊查要点 …………… 245
　　四、辅助检查 …………… 245
　　五、鉴别诊断 …………… 246
　　六、治疗方案 …………… 246
　　七、预防调护 …………… 248
　第三节　异位骨化 …………… 248
　　一、病因病机 …………… 249
　　二、致病机理 …………… 249
　　三、诊查要点 …………… 249
　　四、辅助检查 …………… 249
　　五、鉴别诊断 …………… 250
　　六、治疗方案 …………… 251
　　七、预防调护 …………… 252
　第四节　肘关节骨性关节炎 … 252
　　一、病因病机 …………… 252
　　二、致病机理 …………… 252
　　三、诊查要点 …………… 253
　　四、辅助检查 …………… 253
　　五、鉴别诊断 …………… 254
　　六、治疗方案 …………… 254
　　七、预防调护 …………… 255
　第五节　腕骨无菌性坏死 …… 255
　　一、手舟骨骨不连伴坏死 … 256
　　二、月骨无菌性坏死 …… 257

第十四章　上肢骨与关节感染 …………………… 259

　第一节　化脓性骨髓炎 ……… 259
　　一、急性骨髓炎 ………… 259
　　二、慢性骨髓炎 ………… 264
　第二节　化脓性关节炎 ……… 268

一、病因病机 …………… 268
二、致病机理 …………… 268
三、诊查要点 …………… 269
四、辅助检查 …………… 270
五、鉴别诊断 …………… 271
六、治疗方案 …………… 272

七、预防调护 …………… 273
第三节　上肢骨关节结核 ……… 273
一、概述 …………………… 274
二、肩关节结核 …………… 275
三、肘关节结核 …………… 278
四、腕关节结核 …………… 279

上篇　上肢诊疗基础

当人类文明由部落发展到城邦和王国时，医生作为一种独立职业出现了。这不仅是短期发展的结果，还标志着医疗技术取代巫术和宗教成为减轻病痛的主要方法。从此，医生们除了巩固已获得的医疗经验外，也开始了对疾病病因进行思考。

古希腊希波克拉底学派是临床医学的奠基人，主张医生不应拘泥于过去的经验，而应该来到患者床边，通过亲自观察病情来诊断和治疗。更关键的是，希波克拉底受毕达哥拉斯等学派的影响，将自己的临床与解剖观察联系起来，开始用哲学推理的方法思考疾病的成因，提出"四元素"和"体液学说"。随后在马其顿帝国的亚历山大城，诞生了亚历山大学派，其奠基人之一就是希腊人希罗菲卢斯。他是第一位有记载进行人体解剖并系统研究人体结构的人，是西方公认的"第一位解剖学家"和"解剖学奠基人"。他继承了希波克拉底精神，其研究可以说是对希波克拉底医学体系的补充。

在我国的战国时期，是解剖学高度发展的时期。"解剖"一词最早出现于《黄帝内经》。其曰："若夫八尺之士，皮肉在此，外可度量切循而得之，其死可解剖而视之。"此书被史学界证实成于春秋战国之际，大约与希波克拉底同时。《黄帝内经》是一本中医学宝典，也是第一次按五脏六腑的分类方法对人体内部器官结构进行了详尽描述。之后的《难经》又对人体器官的分布和重量等进行了补充。至清代，吴谦所著《医宗金鉴·正骨心法要旨》一书集历代伤科之大成，将人体分为头面部、胸背部及四肢部，将上肢骨骼分为髃骨、臑骨、肘骨、臂骨、腕骨、五指骨、竹节骨，并图示标明解剖的位置和名称，对人体全身骨度、正骨手法、固定器具、内外治疗用药等进行了详尽阐述。

本篇介绍上肢诊疗基础，以上肢部分的解剖形态、生物力学、特殊检查及功能康复为基础，分节论述上肢临床解剖学、上肢正常影像学、上肢功能康复，并从多维度阐述儿童骨骺损伤的诊断及治疗。

第一章　上肢临床及康复基础

【学习目标】
1. 掌握上肢骨与关节临床解剖特点和正常影像学表现。
2. 熟悉上肢常用临床角度、解剖及其意义。
3. 了解上肢康复锻炼及生物力学要点。

第一节　上肢临床解剖

在人类进化过程中，下肢进化为负重及行走的器官，上肢则是人类劳动的重要器官。上肢骨属于附肢骨，为适应人体灵活运动的需要，演化出结构轻巧、关节运动轴多的结构特点。上肢骨关节囊薄而松弛，故活动度大，但稳定性较差，易发生脱位。基于此，可以通过锻炼上肢周围肌肉的力量，增强关节的稳固性。

一、骨学

（一）上肢带骨

1. 锁骨　中医古籍称为锁子骨、柱骨，是连接胸骨与肩峰之间的波浪形长骨，位于皮下，全长均可触及。锁骨分一体两端，中间部位较细，内侧部向前凸，外侧部向后凸，可保护下方的神经、血管束免受压迫。锁骨通过肩锁和喙锁韧带附着于肩胛骨，通过胸锁和肋锁韧带连接躯干，是保持肩部宽度的唯一骨支柱，能将应力从上肢传给躯干。由于锁骨中 1/3 与外 1/3 交界处为应力上的弱点，因此，大部分锁骨骨折发生于此处。

2. 肩胛骨　中医古籍称为肩胛、肩髆、板子骨，是三角形扁骨，形态上具有两面、三缘、三角特点。肩胛骨借助肩峰与锁骨形成的肩锁关节连接，肩胛骨的外侧角肥厚形成梨形关节盂，与肱骨头形成盂肱关节，肋面有肩胛下肌，背面有冈上肌、冈下肌、小圆肌及大圆肌。肩胛骨平对 2～7 肋，肩胛胸关节通过肩胛骨在胸壁上滑动完成。肩胛骨血液供应丰富，发生骨折后易愈合。

（二）自由上肢骨

1. 肱骨 中医古籍称为臑骨，是上肢最粗、最长的管状骨，结构上分为肱骨体及上下两端（图1-1）。上端有朝向上后内方呈半球形的肱骨头，与肩胛骨的关节盂相关节。肱骨头的外侧和前方各有一骨性隆起，分别称为大结节和小结节，两者之间的骨性纵沟为结节间沟。

肱骨体中部外侧有一粗糙的隆起，称为三角肌粗隆。体后部有自内上斜向外下的浅沟，称为桡神经沟。桡神经从此沟通过，故肱骨中部骨折可能伤及此神经，产生相应神经损伤的症状。

肱骨远端前后较扁，形似三角形，末端有两个关节面，靠近外侧的是肱骨小头，靠近内侧的是肱骨滑车；肱骨滑车前后两端形成两个凹陷：前侧凹陷为冠状突窝，当肘关节屈曲时，容纳尺骨冠状突；后侧凹陷为鹰嘴窝，当肘关节伸直时，容纳尺骨鹰嘴。肱骨小头与肱骨滑车之间有一纵沟，为肱骨远端的受力薄弱区，容易发生纵行劈裂骨折。肱骨下端的内外侧部各有一凸起，分别称为内上髁和外上髁。内上髁后面有一浅沟，为尺神经沟，有尺神经通过，当内上髁骨折时，容易损伤此神经。

2. 桡骨 中医古籍称为缠骨，居于前臂外侧，分一体两端。桡骨近端结构包括桡骨头、颈和桡骨粗隆。桡骨头关节面呈浅凹形，与肱骨小头构成肱桡关节，与尺骨的桡切迹构成近侧尺桡关节，又称为上尺桡关节（图1-2）。桡骨头周缘有环状关节面，与尺骨的桡切迹相关节。桡骨头下方光滑缩细为桡骨颈，颈的内下方有一较大的粗糙隆起，称为桡骨粗隆，是肱二头肌的抵止处。桡骨体的内侧缘锐利，又称骨间嵴，与尺骨的骨间嵴相对。外侧面中点的粗糙面为旋前圆肌粗隆。下端特别膨大，近似立方形，其远侧面光滑凹陷，为腕关节面，与近侧腕骨相关节。内侧面有尺骨切迹，与尺骨头相关节。外侧面向下凸出，称为桡骨茎突（图1-3）。桡骨茎突和桡骨头均可在体表触及。桡骨头和颈的一部分位于关节囊内，环状韧带围绕桡骨头。桡神经在肘前部位于肱桡肌与肱肌之间，向下分为浅支和深支，桡骨头骨折容易波及桡神经。

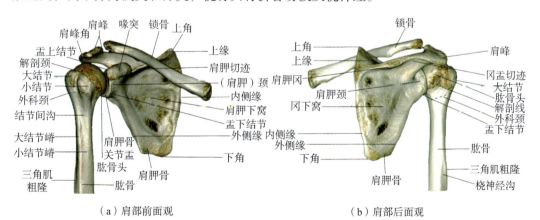

（a）肩部前面观　　　　（b）肩部后面观

图1-1　肩部骨结构

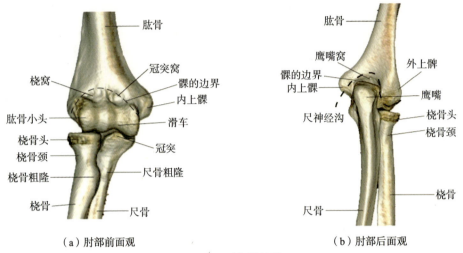

(a)肘部前面观　　　(b)肘部后面观

图1-2　肘部骨结构

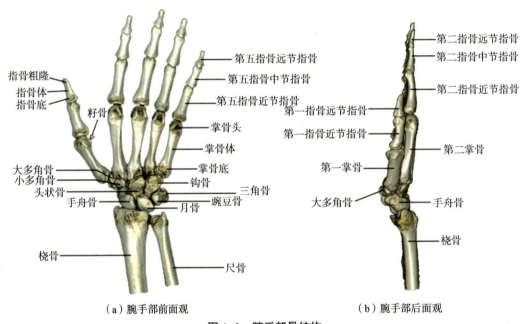

(a)腕手部前面观　　　(b)腕手部后面观

图1-3　腕手部骨结构

3. 尺骨　中医古籍称为臂骨，居于前臂内侧，分一体两端。尺骨上端粗大，前面有一半圆形深凹，称为滑车切迹，与肱骨滑车相关节（图1-2）。切迹后上方的凸起为鹰嘴，前下方的凸起为冠突。尺骨鹰嘴处为松质骨，可分为尖部、腰部和冠突部。尺骨鹰嘴与前方的尺骨冠状突构成半月切迹，此切迹与肱骨滑车构成肱尺关节，是肘关节伸屈活动的枢纽。冠突外侧面有桡切迹，与桡骨头相关节。冠突下方的粗糙隆起，称为尺骨粗隆。

尺骨体上段粗、下段细、外缘锐利。远侧端细小，呈圆盘状称尺骨头。从尺骨头后内侧发出一小而圆的突起为尺骨茎突，尺骨茎突的位置较桡骨茎突高 1cm。鹰嘴、后缘全长、尺骨头和茎突均可在体表触及。

4. 手骨

（1）腕骨　中医古籍称为壅骨，属于短骨，共 8 块，排成近远两列。近侧列由桡侧向尺侧分别为手舟骨、月骨、三角骨和豌豆骨；远侧列为大多角骨、小多角骨、头状骨和钩骨。8 块腕骨构成掌面凹陷的腕骨沟。各骨相邻的关节面形成腕骨间关节。手舟骨、月骨和三角骨近端形成的椭圆形关节面，与桡骨腕关节面及尺骨下端的关节盘构成桡腕关节（图 1-3）。

1）手舟骨：腕骨分远近两排。手舟骨是近排腕骨中最长、最大的一块，其状如舟，分为近端、腰部和结节部（远部）三个部分。舟骨远端超过近排腕骨，平齐头状骨的中部，腰部相当于两排腕骨间关节的平面。

手舟骨的血运：桡动脉的腕背侧支分出 2～4 支细小动脉，由背侧部进入手舟骨，鱼际部肌支的细小动脉支由舟骨结节部进入骨内。如果骨折发生在舟骨的腰部或近侧 1/3 部，骨内营养血管断裂，易造成骨延迟愈合、骨不连或缺血坏死（图 1-4）。

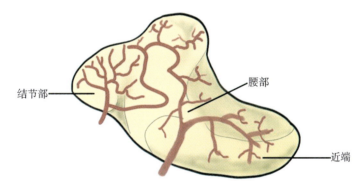

图 1-4　手舟骨血运

2）月骨：月骨位于近排腕骨中线，正面观为四方形，侧面观呈半月形。其凸面与桡骨远端构成关节，凹面与头状骨构成关节，内侧与三角骨、外侧与舟骨构成关节，月骨四周均为软骨面。月骨的前方相当于腕管，由屈指肌腱和正中神经通过。在月骨与桡骨远端前后两面由桡月背侧、掌侧韧带相连，营养血管经过韧带进入月骨，以维持正常的血液供应。

（2）掌骨　中医古籍称为五指骨、锤骨，共 5 块。由桡侧向尺侧，依次为第 1～5 掌骨。近端为底，接腕骨；远端为头，接指骨；中间部为体。第 1 掌骨短而粗，其底有鞍状关节面，与大多角骨的鞍状关节面相关节。

（3）指骨　中医古籍称为竹节骨，是分布于手指的小型长骨。指骨共 14 节，拇指两节，其他四指各三节，由近侧向远侧依次为近节指骨、中节指骨、远节指骨。每节指骨的近端为底，中间部为体，远端为滑车。远节指骨远端掌面粗糙，称为远节指骨粗隆。

二、关节学

(一) 肩关节

狭义的肩关节是指肱骨头与关节盂形成的盂肱关节（图1-5）。肩关节具有运动范围大、稳定性较差、损伤后易脱位的特点。肱骨头较大，呈球形，关节盂呈梨形浅而小，仅包绕肱骨头的1/3，边缘有盂唇以增加包容，关节囊前侧薄而松弛，肩关节前脱位最为多见。肩关节周围的肌肉主要有三角肌及肩袖（冈上肌、冈下肌、小圆肌和肩胛下肌），所有的肌群在共同作用下完成肩关节各方面的运动。腋神经是臂丛后束的分支，与旋肱后动脉伴行、向后外穿过四边孔、绕肱骨外科颈行于三角肌的深面，支配三角肌、小圆肌和臂外侧皮肤。

1. 胸锁关节 胸锁关节是上肢与躯干之间连结的多轴关节，由锁骨的胸骨端关节面和胸骨柄的锁骨切迹组成。胸锁关节围绕水平轴、垂直轴及前后轴形成六个方向的运动，分别为向前的旋转、向后的旋转、前伸、后伸、上举及下压。其中上举可达35°，前、后伸35°，沿锁骨长轴的轴向旋转可达45°～50°。

2. 肩锁关节 肩锁关节由肩胛骨肩峰关节面与锁骨肩峰端关节面构成，关节间隙0.2～0.5cm，由关节囊和肩峰韧带加强，属于微动关节，参与肩关节的联合运动。喙突与锁骨之间的距离为1.1～1.3cm，正常双侧对称。喙锁韧带是喙突与锁骨间的坚强连接，包括斜方韧带和锥状韧带，斜方韧带位于锥状韧带的外侧。喙锁韧带对肩锁关节的稳定极为重要，喙锁韧带的完全破裂会导致肩锁关节完全脱位。三角肌及斜方肌的筋膜附着在肩峰及锁骨端，可增强肩峰关节稳定性（图1-5）。

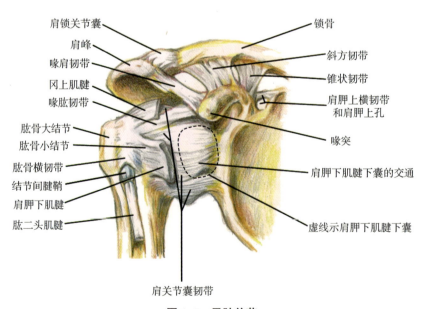

图1-5 盂肱关节

肩锁关节囊韧带复合体（关节囊及肩锁上韧带、下韧带、前韧带、后韧带）的强度和刚度最大，其次是锥形韧带，最后是斜方韧带。韧带最常出现断裂的位置在韧带中央，单纯韧带附丽点的撕脱很少见，即使存在也多伴有中央区的断裂。这些韧带可使肩胛骨在锁骨上按三个轴活动，即前后运动、上下运动及轴向旋转运动。其中前后向的运动范围最大，为上下方向的运动范围的3倍。

3. 盂肱关节及肩胛胸壁关节 盂肱关节是肱骨头与肩胛骨盂臼之间的滑膜性连接，包括接近半球形凸状肱骨关节面和骨与软组织的臼（图1-5）。肩胛骨除肩锁关节和胸锁关节有连接外，它与胸壁没有骨性或韧带性连接，因此肩胛骨可有很广泛的活动度。这些活动包括伸展、回缩、抬举、下沉和旋转。其中，前后方向按不同的轴活动。

（二）肘关节

肘关节是由肱骨下端、桡骨和尺骨上端构成的复合关节，由肱尺、肱桡和上桡尺关节组成，共同包在一个关节囊内，属于屈戌关节（图1-6）。肱骨滑车和尺骨滑车切迹之间的紧密配合保证了肘关节大部分结构的稳定性。肘关节的关节面属于滑车、球窝、圆柱关节。肘关节囊的前后壁薄弱而松弛，两侧的纤维层增厚形成坚强的外侧副韧带和内侧副韧带，而尺骨前方的冠状突明显小于后方的鹰嘴。因此对抗尺骨向后移位明显弱于对抗向前移位，肘关节向后脱位远比向前或向其他方向的脱位更为常见。

1. 肱尺关节 滑车关节由肱骨滑车与尺骨滑车切迹构成。滑车切迹覆盖一层透明软骨，由一横沟分为前后部。

2. 肱桡关节 由肱骨小头与桡骨头关节凹构成的球窝关节，应有3个方向的运动，但受尺骨的限制，不能做内收、外展运动。

3. 桡尺近侧关节 由桡骨的环状关节面与尺骨的桡骨切迹构成的圆柱关节，又称上尺桡关节。

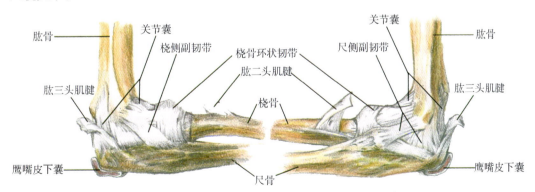

图1-6 肘部韧带

（三）腕关节

腕部是手功能发挥的重要组成结构，也是上肢承重的一个缓冲区域。由桡腕关节、腕骨（舟状骨、月骨、三角骨、豌豆骨、大多角骨、小多角骨、头状骨、钩状骨）、腕中关节、下尺桡关节、腕掌关节及韧带、周围软组织等组成（图1-7）。

1. 腕骨间关节 包括近侧列腕骨间关节、远侧列腕骨间关节、腕横关节。

2. 桡腕关节 是典型的椭圆关节。由桡骨下端腕关节面和尺骨下方的关节盘组成关节窝，舟、月和三角骨的近侧面构成关节头。关节囊松弛，四周有韧带加强。

3. 腕掌关节 由第1~5掌骨底与远侧列腕骨构成，由于掌骨有5个，远排腕骨只有4块，因此，腕掌关节不像掌指关节一一对称。第1腕掌关节由第1掌骨底与大多角骨构成；第2腕掌关节由第2掌骨底与相对应的大、小多角骨构成；第3腕掌关节由第3掌骨底与相对应的头状骨构成；第4腕掌关节由第4掌骨底与相对应的头状骨尺侧及钩骨桡侧构成；第5腕掌关节由第5掌骨底与钩骨桡侧构成。

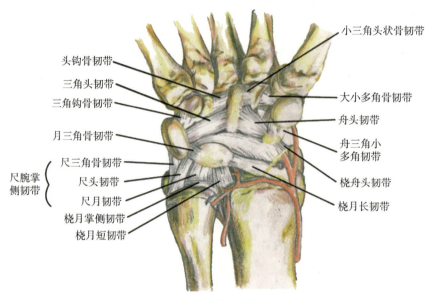

图1-7 腕部韧带

4. 下尺桡关节 由桡骨的尺骨切迹、尺骨头、纤维软骨形成的环状关节面组成，切迹的远端有三角纤维软骨盘附着，止于尺骨茎突的基底部，只允许一定范围的旋前和旋后。正常生理环境下，下尺桡关节的腕骨、尺骨和桡骨的排列规律很精准，腕轴上受到的80%的力由腕外侧骨和桡骨向关节传载负荷，尺骨则与三角纤维软骨复合体（triangular fibrocartilage complex，TFCC）配合传载剩余的20%负荷。

（四）掌指关节和指间关节

指骨共11块，为短管状骨，分为近端的基底部、中端骨干部、远端的髁部。近节指骨基底部与掌骨头构成掌指关节，髁部与中节指骨基底部构成近指间关节，中节指骨髁部与远节指骨基底部构成远指间关节。

1. 掌指关节 由掌骨小头与近节（第1节）指骨底构成，属于球窝关节。

2. 指间关节 由上一节指骨滑车与下一节指骨底构成，为滑车关节，只能做屈伸运动。

三、肌学

上肢肌根据其所在部位可分为上肢带肌、臂肌、前臂肌和手肌。

（一）上肢带肌

上肢带肌分布于肩关节周围，起自上肢带骨，止于肱骨，能运动肩关节并增强关节的稳定性。

1. 三角肌 外形呈三角形，起于锁骨外侧 1/3、肩峰和肩胛冈，止于肱骨体外侧的三角肌粗隆。三角肌包绕肩关节除下内侧外的各个关节面，形成肩部的圆隆外形。如瘫痪萎缩，则肩峰凸出于皮下，呈现方肩畸形。作用：外展肩关节，前部肌束可以使肩关节屈和旋内，后部肌束能使肩关节伸和旋外。

2. 肩袖 肩袖是由附着于肱骨大结节的冈上肌、冈下肌、小圆肌和附着在肱骨小结节上的肩胛下肌构成的袖口状组织，包裹于肱骨上。其上为肩峰、肩锁关节、喙肩韧带构成的肩弓，两者之间为肩峰下滑囊。将冈上肌腱与肩峰相隔，以减轻两者之间的摩擦。

肩袖的功能是在上臂外展过程中，使肱骨头向关节盂方向拉紧，维持股骨头与关节盂的正常止点关节。肩袖在肩关节运动中起支持、稳定肩肱关节的作用，维持肱骨头与关节盂的正常支点关系。在肩袖肌的作用中，以冈上肌最为重要，也最易损伤。冈上肌起于肩胛冈上窝，其肌腱在喙肩韧带及肩峰下滑囊的下方通过，止于肱骨大结节的上方，主要作用为协同肩关节外展。冈上肌位于肩袖的顶部，附着处呈弯曲状，作为肩袖的重要组成部分，是肩部各个肌肉收缩力量交汇集中的应力点。盂肱关节的稳定性主要靠肩袖维持。构成肩袖间隙的喙肱韧带和盂肱上韧带存在胶原纤维交织形成复合体。

（二）臂肌

臂肌分为前后群，前群为屈肌，后群为伸肌。前群包括肱二头肌和深层的肱肌和喙肱肌，后群为肱三头肌。

1. 肱二头肌 呈梭形，近侧端有长短两个头，长头以长腱起自肩胛骨盂上结节，通过肩关节囊，经肱骨结节间沟下降，周围包以结节间腱鞘；短头位于长头内侧，与喙肱肌共同以扁腱起自肩胛骨喙突。两头在臂下部合并成一个肌腹，向下移行为肌腱，止于桡骨粗隆。作用：屈肘关节，当前臂在旋前位时能使其旋后，可协助屈肩关节。

2. 喙肱肌 位于肱二头肌短头后内方。起自肩胛骨喙突，止于肱骨中部的内侧。作用：肩关节前屈和内收。

3. 肱肌 位于肱二头肌下半部深面。起自肱骨体下半部位的前面，止于尺骨粗隆。作用：屈肘关节。

4. 肱三头肌 近侧端有长头、内侧头和外侧头。长头以扁腱起自肩胛骨盂下结节，向下行经大小圆肌之间，肌束于外侧头内侧、内侧头浅面下降；外侧头与内侧头分别起自肱骨后面桡神经沟外上方和内下方的骨面。三个头向下会合，以一坚韧的肌腱止于尺骨鹰嘴。作用：伸肘关节，长头还可使肩关节后伸和内收。

（三）前臂肌

前臂肌位于尺、桡骨周围，分为前后两群，主要运动桡腕关节、指骨间关节，主要功能是屈和伸，还有旋转功能。

1. 前群 共有9块肌，分4层排列：第一层自桡侧向尺侧依次为肱桡肌、旋前圆肌、桡侧腕屈肌、掌长肌、尺侧腕屈肌；第二层为指浅屈肌；第三层为拇长屈肌和指深屈肌；第四层为旋前方肌。

指浅屈肌起自肱骨内上髁及桡骨上半部前面，肌纤维向下移行为4条肌腱，经屈肌支持带深面入手掌，至手指后每腱分为两束，分别止于第2～5指中节指骨底两侧，作用是屈腕关节、掌指关节及第2～5指近端指骨间关节。指深屈肌起自尺骨近端前面及骨间膜上部，肌腹向下移行4个肌腱，经腕管入手掌，各肌腱穿经指浅屈肌腱两脚之间，止于第2～5指远节指骨的前面，作用是屈第2～5指指骨间关节、掌指关节和腕关节。

2. 后群 共有10块肌，分浅深两层。

（1）浅层肌 以一个共同的腱，即伸肌总腱起自肱骨外上髁及邻近的深筋膜，自桡侧向尺侧依次为桡侧腕长伸肌、桡侧腕短伸肌、指伸肌、小指伸肌和尺侧腕伸肌，作用是伸腕和伸指。

指伸肌起自肱骨外上髁，肌纤维向下分为4个腱，经伸肌支持带深面，分别止于第2～5指中节和远节指骨底，作用是伸第2～5指和伸腕关节。小指伸肌起自肱骨外上髁，止于小指中节和远节指骨底，作用是伸小指。

（2）深层肌 由外上至内下依次为旋后肌、拇长展肌、拇短伸肌、拇长伸肌及食指伸肌，旋后肌使前臂旋后，其余各肌外展和伸相应各指。

（四）手肌

手肌位于手的掌侧，为短小肌，可做屈、伸、收、展和对掌功能，分为外侧群、中间群和内侧群。

1. 外侧群 有4块肌，分浅深两层。外侧群较为发达，在手掌拇指侧形成一隆起，称为鱼际，包括位于浅层外侧的拇短展肌，内侧的拇短屈肌；位于深面的拇对掌肌和拇收肌，各肌的作用与其名称一致。

2. 中间群 中间群位于掌心，包括蚓状肌和骨间肌。

3. 内侧群 有3块肌，分浅深两层。内侧群位于手掌小指侧，形成一隆起，称为小鱼际，包括小指展肌、小指短屈肌和小指对掌肌，各肌的作用与其名称一致。

四、特殊结构

（一）腕管

腕管是由指腕掌侧横韧带与腕骨形成的一个骨-韧带隧道（图1-8），底部由掌侧桡腕韧带及腕骨间韧带构成，顶部由近侧较薄的前臂远端深筋膜（腕掌侧韧带或腕浅韧带）、腕横韧带（屈肌支持带），以及远侧的大、小鱼际间的掌筋膜构成。正中神经位于腕横韧带的下方，在腕管内变扁平，紧贴屈肌支持带桡侧端深面。腕骨骨折或腕部劳损时可压迫正中神经，导致腕管综合征。

（二）肘管

肘管由尺侧腕屈肌肱骨头、尺骨鹰嘴头之间的纤维筋膜组织和肱骨内上髁后的尺神经沟围成的纤维骨性鞘管。其前壁为内上髁，外侧壁为肘关节内侧的尺肱韧带，内侧壁为尺侧腕屈肌两头之间的纤维筋膜组织，其内有尺神经及营养其的尺侧上、下副动脉和尺侧返动脉后支经过（图1-8）。肘关节完全伸直时，肘管容积最大，尺神经较松弛，但屈肘时尺神经被拉长，尺侧副韧带后束和斜束膨出，肱骨内上髁与尺骨鹰嘴之间的距离增加，肘管深度变浅，从而使肘管容积明显减少，内部压力显著升高，神经内压也同时升高。

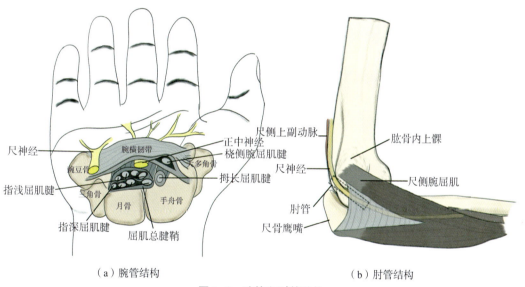

（a）腕管结构　　　　（b）肘管结构

图1-8　腕管和肘管结构

（三）腕三角纤维软骨复合体

腕三角软骨复合体（triangular fibrocartilage complex，TFCC）是腕尺侧维持远侧尺桡关节稳定性的重要结构，位于尺骨头与尺侧腕骨之间，由三角纤维软骨关节盘、类半月板、远侧尺桡关节掌、背侧韧带、尺侧副韧带及尺侧腕伸肌腱鞘等组成（图1-9）。TFCC既作为尺腕骨的缓冲垫，也作为下尺桡关节的主要稳定装置。由于TFCC解剖位置和功能特点，导致TFCC容易受到外伤和磨损，损伤后通常导致手握力下降、腕尺侧疼痛及下尺桡关节不稳定。

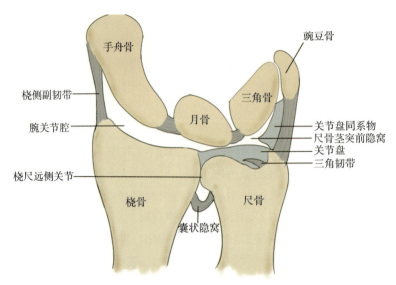

图 1-9 腕三角纤维软骨复合体

五、关节功能位

完成日常生活所需各种活动的最佳体位，称为功能位，肢体各个关节都有相应的功能位。当关节功能不能完全恢复时，必须保证最有效、最基本的活动范围，即以各关节的功能位为中心而扩大的活动范围。上肢的肩关节、肘关节、腕关节及多样化的连接方式，都是为了充分发挥手的功能，完成复杂多变的运动。

（一）肩部

肩关节的功能位为外展 40°～50°、前屈 15°～25°、内旋 25°～30°。肩关节的功能位在临床上常用于肩部手术后外固定。在肩关节融合术中，将肩关节固定于肩关节的功能位，患者利用肩胛骨与胸壁间的活动范围，基本上可以满足日常生活的需要，患侧手臂可以触到头面部及臀部。

（二）肘部

肘关节功能位是屈曲 90° 位，常用运动范围 60°～120°。体力劳动者，也可维持屈曲 60°～70°，以便使用劳动工具。

（三）腕部

腕关节功能位是背伸 20°，但有时需要根据患者的需求来定。腕关节的尺偏大于桡偏。

（四）手部

1. 手部休息位 手处于自然静止状态的姿势，此时手的伸肌群、屈肌群的肌张力处于一种相对平衡的状态。通常，腕关节背伸 10°～15°，伴轻度尺偏；拇指轻度外展，拇指尖触及食指远端指间关节的桡侧；食指到小指呈半屈曲位，食指屈曲较少、小指屈曲较多。这种姿势可使屈伸肌腱都处于平衡状态。若运动神经损伤或肌腱断裂时，这种平衡状态被破坏。

2. 手部功能位　为握茶杯的姿势，腕关节背伸 20°～25°，伴有约 10° 的尺偏，拇指呈外展对掌位，掌指关节及指间关节微屈，其他手指略微分开。处于功能位时，手发挥最大功能。故手部骨折时，一般需将手固定在功能位置。

六、表面解剖

（一）体表标志

1. 肩胛冈和肩峰　肩胛冈为肩胛骨背面高耸的骨嵴。两侧肩胛冈内侧端的连线平对第 3 胸椎棘突；外侧端高耸于关节盂上方，即为肩峰，是肩部的最高点。

2. 肩胛下角　肩胛骨下角呈锐角，当上肢自然下垂时平对第 7 肋或肋间隙，两侧下角的连线平对第 7 胸椎棘突，是临床从背部计数肋骨和胸椎的标志之一。

3. 喙突　患者坐位、站立位或仰卧位，肩关节外展、外旋、后伸，在锁骨外 1/3 下方处可触及一骨性硬结，按压有轻度压痛。

4. 肱骨大结节　位于肱骨上端的外侧，是肩部最外侧的骨性隆起。

5. 肘后三角　肱骨内外上髁是肱骨下端向两侧伸出的骨性突起，为肘部两侧最高的骨性标志。肘后部的骨性突起为尺骨鹰嘴。伸肘时，这三点成一条直线；屈肘时，这三点形成等腰三角形，故又称"肘后三角"（图 1-10）。患者受伤，肘后三角可作为判断儿童肘关节后脱位和肱骨髁上骨折的标志。当肘后三角位置发生改变时，多为肘关节后脱位；当肘后三角位置正常时，多为肱骨髁上骨折。

6. 尺神经沟　位于肱骨内上髁后方与尺骨鹰嘴之间的明显浅沟，尺神经走行于此处的皮肤与骨面之间，当内上髁骨折或此处受外伤时，易损伤尺神经。

7. 桡、尺骨茎突　桡骨下端靠外侧的锥状突起为桡骨茎突，尺骨下端靠内侧的突起为尺骨茎突，两凸起在腕部易触及，桡骨茎突较尺骨茎突低 1～1.5cm，此位置关系可用于桡骨、尺骨下端骨折的鉴别。

8. 三角肌　位于肩部皮下，从前、外、后 3 个方向包裹肩关节。三角肌及其所覆盖的肱骨近侧端共同形成圆隆外形，当肩关节脱位或三角肌萎缩时，该外形消失，肩峰

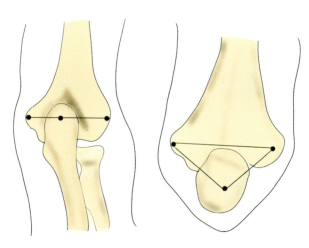

图 1-10　肘后三角

明显突出，呈方肩。三角肌较丰厚，是临床肌肉注射常选的部位之一。

9. 肱二头肌 肌腹隆起于臂部前面，肌腱可在肘窝中央触及。肱二头肌两侧有内侧沟、外侧沟，其中内侧沟深面有血管及正中神经走行，在此处可触及肱动脉的搏动。肱二头肌外侧沟深处有头静脉由下向上走行，然后沿三角肌前缘注入腋静脉或锁骨下静脉。

10. 鱼际 手掌两侧有鱼腹状的肌性隆起，外侧的称为鱼际，内侧的称为小鱼际，两隆起之间的凹陷称为掌心。

11. 鼻烟窝 拇指充分外展时，在手背桡侧可见的三角形凹陷，其尖朝向远侧，近侧界为桡骨茎突，尺侧界为拇长屈肌腱，桡侧界为拇长展肌腱和拇短伸肌腱。腕掌侧摸到的桡动脉延伸至此窝，部分人可在此窝触及桡动脉搏动。

（二）体表投影

1. 上肢动脉干的体表投影

（1）腋动脉及肱动脉 上肢外展90°，掌心向上，从锁骨中点至肘前横纹中点连线上1/3为腋动脉投影，下2/3为肱动脉投影（图1-11）。

（2）桡动脉及尺动脉 从肘前横纹中点远侧2cm处至桡骨茎突前方的连线，为桡动脉的体表投影；至豌豆骨桡侧的连线，为尺动脉的体表投影（图1-11）。

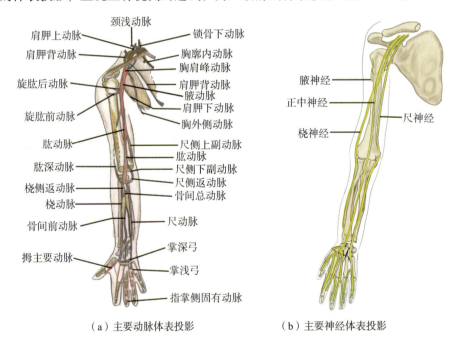

（a）主要动脉体表投影　　（b）主要神经体表投影

图1-11 上肢主要动脉及神经体表投影

2. 上肢主要神经干的体表投影

（1）正中神经 沿肱二头肌内侧沟，经肱骨内外上髁连线中点稍内侧，至腕远侧横纹中点稍外侧的连线。

（2）尺神经　自腋窝顶，经肱骨内上髁后方的尺神经沟处向下，至豌豆骨桡侧缘的连线。

（3）桡神经　从腋后皱襞下缘，经肱肌外侧中下 1/3 交界处，向下斜过肱骨后方，至肱骨外上髁的连线。

七、常用测量角度及临床意义

上肢常用测量角度对于临床诊断与判断疾病预后有重大意义，常用测量角度如下（图 1-12）。

（一）肩部

1. 肱骨头后倾角　肩关节前屈 20°，肘部置于片盖上，从肱骨头向下照射，测得肱骨头颈中心轴线与肱骨髁横轴形成的角度，向后开放 20°～30°。

2. 肱骨颈干角　肱骨的颈干角（头体角），即肱骨干纵轴线与肱骨颈中轴线相交的内侧角，正常为 130°～145°。

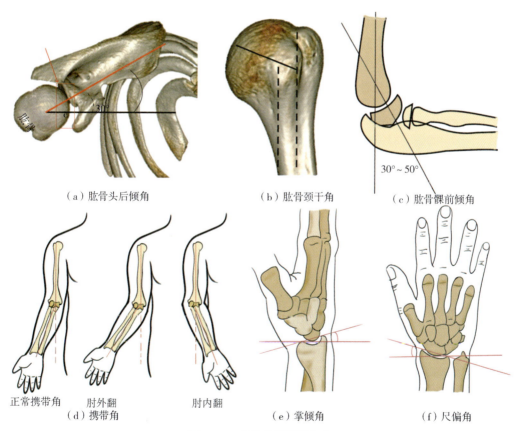

（a）肱骨头后倾角　　（b）肱骨颈干角　　（c）肱骨髁前倾角

正常携带角　肘外翻　肘内翻
（d）携带角　　（e）掌倾角　　（f）尺偏角

图 1-12　上肢常用测量角度

（二）肘部

1. 肱骨髁前倾角 肱骨两髁稍前屈，并与肱骨纵轴形成向前 30°～50° 的前倾角。

2. 携带角 患肢处于前臂旋后、肘关节完全伸直时，上臂与前臂纵轴形成的外翻角，又称携带角，正常范围为 10°～15°。若肘部骨折，可造成此角度变化，大于此角称为肘外翻，小于此角称为肘内翻。

（三）腕部

1. 掌倾角 在腕关节侧位桡骨远端关节面掌、背侧最远点连线与桡骨长轴垂直线的夹角，正常角度为 10°～15°，桡骨远端骨折复位时应注意掌倾角的复位。

2. 尺偏角 在腕关节正位桡骨纵轴线的垂线与桡骨远端尺桡侧最远点的连线之间的夹角，正常范围 20°～25°，平均 23°，对于判断桡骨远端复位有意义。

（杨文龙　晁芳芳）

第二节　上肢生物力学基础

人体运动并非单环节运动，而是多环节在骨骼肌的驱动作用下，以关节为枢纽、相互协调配合完成的。人体上肢生物力学基础是以自肩至指尖杠杆机械链上的运动链，具有多自由度、能够进行各种复杂的运动，但复杂的运动都是由基本功能性动作组成的。

一、肩关节及上臂

肩关节是自上肢运动链上的第一个交联，广义来说是一组连接臂与胸的结构，包含 4 个关节，即盂肱关节、肩锁关节、胸锁关节和肩胛胸关节。各关节的联合协同动作可实现上肢活动范围的最大化。运动链中任何纽带的无力、疼痛或不稳定都会降低整个复合体的效力。临床所述的"肩部运动"，一般是指盂肱关节与肩胛胸关节处的综合活动（图 1-13）。

（一）上举运动

从冠状面观察，上肢上举的前 30° 内，主要为盂肱关节的运动，而在肩部最后 60° 上举活动中，盂肱关节和肩胛胸壁关节的运动度是基本相等的。最终，在整个上臂上举的过程中盂肱关节和肩胛胸壁关节的总运动角度的比例为 2∶1。

从矢状面观察上举运动，肩胛骨相对于胸壁亦有前后方向的旋转运动。在上举的前 90° 内，肩胛骨相对于胸壁前约 6°；在随后的上肢继续上举的过程中，肩胛骨又向后旋转 16°。因此，在上肢极限上举时，肩胛骨处于相对于静息位向后旋转 10° 的位置。

（二）外旋运动

上肢在极度上举时，肱骨头会随之逐渐外旋，一方面使肱骨大结节能避开喙肩弓从而避免发生撞击，另一方面还可放松盂肱关节下方的韧带结构，使上臂能有足够空间达到最大限度的上举。

最大限度地上举上臂，发生在肱骨活动平面位于肩胛骨平面前方 23° 时。肱骨在肩胛骨平面前方的任一角度的位置上举时，均伴有肱骨干的外旋。最大限度上举时，肱骨干外旋达 35°。肱骨干内旋时，上臂最大上举位于肩胛骨平面后方 20°～30° 的平面内，此时上臂上举最大仅为 115°。

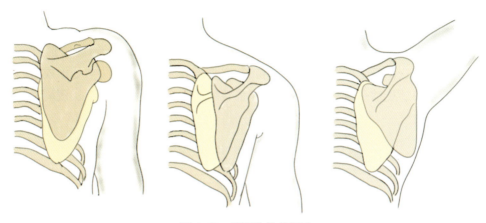

图 1-13　肩胛胸关节运动

二、肘关节及前臂

肘关节的稳定性首要来自肱尺关节和副韧带复合体的静态限制，其次是桡骨头、关节囊的静态限制和相关肌肉的动静结合控制。在肱尺关节的静态限制中，鹰嘴阻止肘前移，冠状突防止肘后移，且维持肘内翻、前臂旋转的稳定。

从肘关节整体的角度来讲，只有冠状轴和垂直轴两个运动轴。冠状轴为肱尺部和肱桡部所共有，上臂和前臂均可绕此轴做屈伸运动；垂直轴为肱尺部和桡尺部所共有，前臂可绕此轴做内旋、外旋运动。由于肱尺部只有冠状轴，尺骨不能做外展、内收运动，进而也限制了桡骨在肱桡部绕矢状轴的内收、外展运动。运动的形式主要是屈、伸、旋前及旋后运动。正常的尺骨是前臂的轴心，通过尺桡近侧关节、远侧关节及骨间膜与桡骨相连，桡骨沿尺骨旋转，自旋后至旋前位，回旋幅度可达 150°。

前臂骨间膜是致密的纤维膜，几乎连接尺桡骨的全长，松紧度随着前臂的旋转而发生改变，骨间膜为前臂的旋转限定了最大范围。前臂中立位时，两骨干接近平行，骨干间隙最大，骨干中部距离最宽，骨间膜上下松紧一致，对尺桡骨起稳定作用；当旋前或旋后位时，骨干间隙缩小，骨间膜上下松紧不一致，两骨间的稳定性消失。骨间膜的挛缩将会导致前臂旋转功能受限，从而影响腕手部功能。

（一）屈伸活动

肱尺关节由肱骨滑车和尺骨鹰嘴切迹组成，是滑车关节，能在冠状轴上做伸屈运动，伸屈活动度 0°～140°，但肘关节的大多数功能在 100° 的屈伸活动度（30°～130°）内完成。提物时对关节所施加的张力由关节周围软组织传导，肌肉因对抗负荷和保持关节稳定而收缩。当收缩力小于张力时，不足部分由韧带和关节囊承担。内翻、外翻暴力可导致肘关节一侧压缩，另一侧拉伸，并在压缩侧形成骨折，而拉伸侧造成韧带扭挫伤。

（二）旋转活动

尺骨和桡骨皆为略带弧度的长骨，桡骨从正面观有两个生理弯曲，称为旋转弓（图1-14）。桡骨颈向尺侧斜行，桡骨干近端向桡侧斜行，两者在桡骨粗隆处形成一个夹角，称为旋后弓；桡骨干远端向尺侧斜行，与桡骨干近段在桡骨干中点处形成另一个夹角，称为旋前弓。旋前弓与旋后弓分别处于前臂旋转轴的两侧，是前臂实现旋转功能的基础。

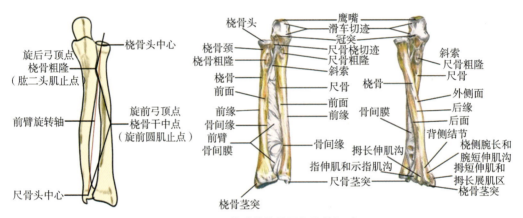

图 1-14　前臂的旋转弓与旋转运动

肘关节旋转运动主要发生在肱桡关节和桡尺近侧关节，在完全旋后的位置，桡骨位于尺骨的外侧并与尺骨平行。肘关节功能在 100° 的前臂旋转角度（旋前、旋后各为 50°）内完成。一般来说，旋前角度范围的受限，可以依靠肩关节外展来得到补偿，但旋后角度范围的增大基本不能通过某些活动来代偿。

三、腕关节

上肢所有关节的功能为了支持手在空间定位，以完成日常生活的精细动作，而腕关节的稳定性是保障手部功能的关键。腕的稳定性可保障手指屈肌和伸肌的功能，腕的位置会影响手指的最大屈曲与伸直功能。腕关节的稳定性依靠掌侧韧带和舟状骨来维持。

腕骨间构成了一个由桡骨-月骨-头状骨组成的复合节链系统，能使每个腕骨链节的运动量减少，但同时也会影响关节的稳定性。这个关节复合体能运行一个运动弧，以扩大手和手指的功能，同时也有一定程度的稳定力。从运动学来看，腕关节功能可因手和前臂的结构改变而变化；从动力学来看，负荷可从手部传导至前臂，或从臂传至手部。

四、手指关节

手是自肩关节开始机械杠杆链的最后环节。由于肩、肘和腕在不同平面上活动,所以手能在广阔的空间做动作,很容易触及人体的任何部位。在手指的功能中,拇指功能占 40%,其他四指功能占 60%,其中食指、中指各占 20%,无名指、小指各占 10%。

手骨排列成三个弓,即两个横弓和一个纵弓。近侧横弓以头状骨为柱石,处于远排腕骨位,比较固定。远侧横弓以第 3 掌骨头为中心,穿越所有的掌骨头,比较灵活。两横弓由一个纵弓接连,包括四个指线和近侧腕骨。第 2、3 掌骨成为此弓的中央支柱。外在屈肌和伸肌虽主要负责手形状的变化,但手的内在肌主要负责保持三个弓的形态。

(杨文龙)

第三节　正常上肢结构影像学评价

上肢分为肩、臂、肘、前臂、腕和手,近端与颈、胸部相连。其上界为锁骨外侧端、肩峰及肩胛冈外侧端;前界为三角肌胸大肌间沟;后界为三角肌后缘上部;下界为腋前、后皱襞与侧壁的交界线。

一、X 线检查

X 线经济便捷,是检查上肢疾病首选的影像学检查方法,具有较高的空间分辨力,能够较好地显示上肢骨关节的空间结构及位置关系,但是对显示软组织病变具有较大的局限性。

(一)肩关节

对于肩关节及上段肱骨外伤、退行性病变、结核、炎性及骨关节疾病,常规拍摄 X 线正侧位即可;对于肩袖、肩峰及喙肩弓的损伤,可以追加肩关节 Y 位进行补充。对于病变累及肱骨全长或范围较大应拍摄肱骨正侧位(图 1-15)。

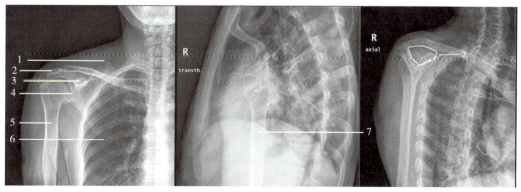

(a)肩关节正位　　　　(b)肩关节侧位(穿胸侧位)　　　　(c)肩关节冈上肌出口位

注:1. 肩胛上角;2. 肩峰;3. 喙突;4. 关节盂;5. 肱骨;6. 肩胛下角;7. 冈上肌出口。

图 1-15　肩关节 X 线平片

1. 肩关节正位 此位置能显示肩关节、肩锁关节、锁骨外 2/3、肱骨上 1/3 和肩胛骨的正位影像。标准影像：①平片影像包括肩关节各骨，肩关节位于照片正中或稍偏外显示。②肩关节盂前后重合，呈切线位显示，不与肱骨头重叠，关节间隙显示清晰。③肱骨大转子位于肱骨头外侧。④肱骨头、肩峰及锁骨纹理显示清晰，周围软组织层次清晰可辨。

2. 肩关节穿胸侧位 此位置用于显示肩关节的侧位影像，对观察肩关节脱位有价值。标准影像：①肱骨头位于胸腔内显示。②前不与胸骨重叠，后不与胸椎重叠。③影像对比良好，层次分明。

3. 肩关节冈上肌出口位 此位置又称肩关节 Y 位。肩锁关节、肩胛冈与肩峰的位置与冈上窝和上角 Y 字形，可充分暴露肩胛峰下间隙、肱骨头、肩胛骨和胸廓间的间隙，从而对局部结构进行明确的诊断。标准影像：①肱骨头中心重叠在肩胛骨"Y"字交叉点。②肩胛骨呈切线位（侧位），内外缘重叠，于肋弓外侧显示。③肱骨全长不与肋弓重叠。

（二）肘关节

肘关节常规 X 线摄影体位为肘关节正侧位，由于 X 线平片具有空间位置的重叠效应，故在拍摄时一般需从两个或以上的方位进行摄影，如正侧位（图 1–16）。

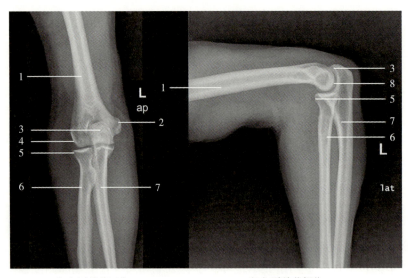

（a）肘关节正位　　　　　（b）肘关节侧位

注：1. 肱骨下段；2. 肱骨内髁；3. 尺骨鹰嘴；4. 肱骨外髁；5. 桡骨小头；6. 桡骨；7. 尺骨；8. 肱骨滑车。

图 1–16　肘关节 X 线平片

1. 肘关节正位 此位置用于显示肘关节、肱骨下端、尺骨和桡骨上端的前后正位影像。标准影像：①影像包括肱骨远端及尺桡骨近端，其关节间隙显示在图像正中。②肘关节面呈切线位显示明确锐利。③鹰嘴窝位于肱骨内外髁正中偏尺侧，桡骨干纵轴通过肱骨小头中心。④肘关节各骨小梁及周围软组织清晰可见，影像对比良好。

2. 肘关节侧位 此位置用于显示肘关节、肱骨下端、尺骨和桡骨上端的侧位影像。标准影像：①肱骨远端与尺桡骨近端呈 90°～120°。②尺骨与肱骨关节间隙显示明确锐利。③肱骨外髁重叠，呈圆形投影，桡骨干纵轴通过肱骨小头中心。④肘关节各骨纹理清晰，周围软组织层次分明。

（三）腕关节

外伤导致的腕关节骨折及脱位患者，应拍摄患侧腕关节正侧位 X 线片；佝偻病患者应拍摄双腕关节正位 X 线片；腕部舟状骨骨折应拍摄腕关节尺偏位（蝶位）。如果是尺桡骨中段骨折或病变范围较大时，可行患侧前臂正侧位 X 线摄影（图 1-17）。

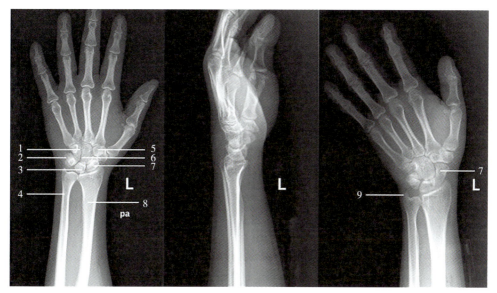

（a）腕关节正位　　　　（b）腕关节侧位　　　　（c）腕关节尺偏位（手舟骨位）
注：1. 钩骨；2. 豌豆骨；3. 月骨；4. 尺骨；5. 多角骨；6. 头状骨；7. 舟状骨；8. 桡骨；9. 尺骨茎突。
图 1-17　腕关节 X 线平片

1. 腕关节正位 此位置用于显示所有腕骨、掌骨近端及尺桡骨下端的后前正位影像。标准影像：①腕关节各骨位于照片正中，呈正位显示，包括尺桡骨远端及掌骨近端。②掌腕关节及桡腕关节间隙显示清晰。③各骨纹理及周围软组织清晰可见。

2. 腕关节侧位 此位置用于显示腕骨、掌骨近端和尺桡骨下端的侧位影像，但互相重叠，适用于检查腕骨、尺骨和桡骨下端骨折的骨块移位、关节脱位情况，尤其对月骨脱位的诊断很有价值。标准影像：①腕关节呈侧位显示，位于照片正中。②尺桡骨远端重叠良好。③各骨纹理及周围软组织清晰可见。

3. 腕关节尺偏位 此位置通常用于检查手舟骨骨折或坏死的情况，又称腕关节蝶位，手舟骨位。在常规腕关节正位摄影时，如舟骨有细小骨折线存在时，往往被舟骨本身的重叠而不易发现，但是尺偏位可使舟骨及其邻近面影像显示得更清晰。标准影像：①舟骨呈正位显示，位于照片正中。②腕关节各骨显示在照片上，呈正位显示，包括尺桡骨远端及掌骨近端。③掌腕关节及桡腕关节间隙显示清晰。④各骨纹理及周围软组织清晰可见。

（四）手掌指骨

对于手掌指骨畸形、骨折、软骨瘤等可行患侧手正位或斜位X线摄影；对于异物定位、掌指关节脱位、结核等应行患侧手正侧位X线摄影；对于类风湿关节炎、大骨节病、呆小症、垂体性侏儒症及骨龄测量应行双手正位X线摄影（图1-18）。

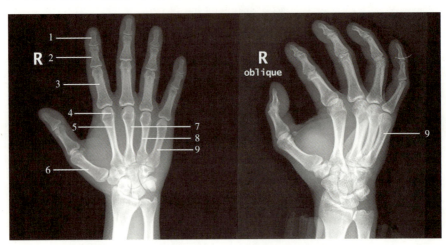

（a）手正位　　　　　　　　　（b）手斜位

注：1.第2远节指骨；2.第2中节指骨；3.第2近节指骨；4.第2掌骨头；5.第2掌骨；6.第1掌骨；7.第3掌骨；8.第4掌骨；9.第5掌骨。

图1-18　手掌X线平片

1. 手正位　此位置用于显示所有指骨、掌骨、腕骨、尺骨和桡骨下端的后前正位影像，而拇指显示斜位影像，此外还可预测儿童骨龄。标准影像：①全部掌指骨及腕关节在照片内，第3掌指关节位于照片正中。②5个指骨以适当间隔呈分离状显示。③第2～5掌指骨呈正位，拇指呈斜位投影。④掌骨至指骨远端，骨纹理清晰可见，并能呈现出软组织层次。

2. 手斜位　此位置用于显示手部各骨的斜位影像，对于手部外伤及骨质病变的观察颇有价值。标准影像：①全部掌指骨及腕关节在照片内，第2～3掌骨清晰显示在照片正中。②骨纹理清晰可见，并能呈现出软组织层次。

二、CT检查

一般上肢骨关节创伤拍摄X线平片即可，对于X线平片显示不清的微细骨折或软组织疾病，可行CT进一步检查。

（一）CT平扫

一般上肢外伤、感染性、退行性病变选择CT平扫即可，通过扫描可获得横断位的断层影像，调节不同的窗宽及窗位可显示不同的组织，如骨窗主要显示骨质结构，软组织窗主要显示软组织。CT后处理技术可显示关节的整体结构及各结构的空间位置关系（图1-19）。

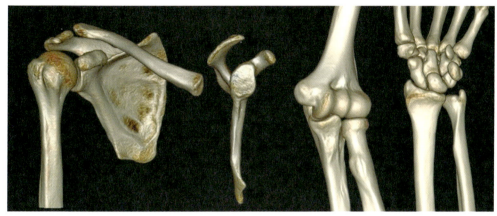

（a）肩关节　　　　　（b）肩胛骨　　　　　（c）肘关节　　　　　（d）腕关节

图1-19　上肢CT三维重组VR图

1. 肩关节上份横断层　此断面经肩胛冈及锁骨内侧段。断面的外侧份，可见肩胛骨的肩胛冈、关节盂及肱骨头的横断面。在锁骨内侧份后方，可见锁骨下动静脉及后方的臂丛各束（图1-20）。

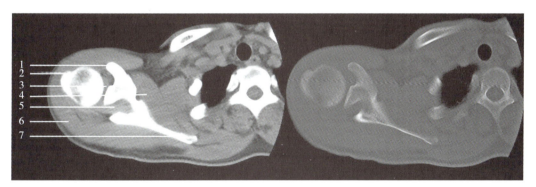

（a）肩关节上份层面软组织窗CT图　　　　　（b）肩关节上份层面骨窗CT

注：1.喙突；2.肱骨头；3.关节盂；4.肩胛下肌；5.冈上肌；6.三角肌；7.肩胛骨。

图1-20　肩关节上份层面横断位CT图

2. 肩关节下份横断层面　此断面经肩关节下份。在断面外侧部，三角肌呈"C"形，由前、外、后三面包裹肩关节。肩胛下肌和小圆肌分别越过肩关节前方和后方，止于肱骨小结节或大结节。肱二头肌长头腱走行肱骨大小结节间的沟内。三角肌前缘与胸大肌交界处为三角肌胸大肌间沟，内有头静脉行走。肩关节与胸外侧壁之间的三角形间隙为腋窝横断面，前壁为胸大肌和胸小肌，后壁为肩胛下肌，内侧壁为前锯肌及胸壁。腋窝内可见由锁骨下动、静脉移行而来的腋动静脉、臂丛各束及腋淋巴结（图1-21）。

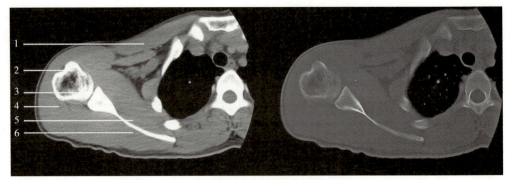

（a）肩关节下份层面软组织窗 CT 图　　　　　　（b）肩关节下份层面骨窗 CT

注：1. 胸大肌；2. 肱骨头；3. 关节盂；4. 三角肌；5. 肩胛下肌；6. 冈下肌。

图 1-21　肩关节下份层面横断位 CT 图

3. 臂中份横断层解剖　此断面三角肌消失，肱骨周围完全被臂肌的前（屈肌）群和后（伸肌）群占据，且两者间有典型的从深筋膜延伸至肱骨骨膜侧面的臂内、外侧肌间隔分隔。臂肌前群的喙肱肌于该平面消失，而肱肌首次出现。肱二头肌长短头会合。肱三头肌长头、外侧头和内侧头在该平面融合成完整肌腹。正中神经、肱静脉、前臂内侧皮神经、肱动脉、尺神经等，以及穿入深筋膜的重要静脉和发自肱动脉尺侧上的副动脉仍位于肱骨内侧，走行臂内侧肌间隔中。桡神经及肱深血管已沿肱骨背面的桡神经沟移行至此断面肱骨的外侧，走行臂外侧肌间隔中。肌皮神经已进入肱肌与肱二头肌之间（图 1-22）。

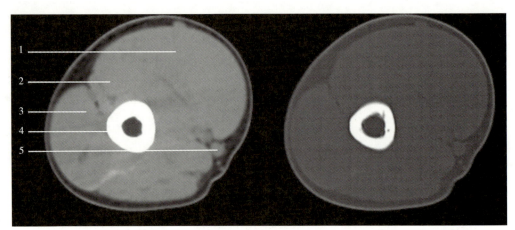

（a）上臂中份层面软组织窗 CT 图　　　　　　（b）上臂中份层面骨窗 CT

注：1. 肱二头肌；2. 肱肌；3. 肱三头肌；4. 肱骨；5. 贵要静脉与肱动脉。

图 1-22　上臂中份层面横断位 CT 图

4. 肘部肱尺关节横断层　此断面经肘关节上份，肱骨内外上髁平面。肱骨切面后缘中部的凹陷为鹰嘴窝，恰对其后方的尺骨鹰嘴。两者形成肱尺关节的一部分，被肘关节囊共同包绕。关节囊两侧有尺侧副韧带和桡侧副韧带，分别附着于肱骨内外上髁。尺骨鹰嘴的后面附有肱三头肌腱，其后的扁囊状腔隙为鹰嘴皮下囊，为肘关节囊滑膜层向后膨出所形成的滑膜囊。肱骨的前方为肘窝，内侧界为旋前圆肌，外侧界为肱桡肌，底部为肱肌。通过肘窝的重要结构由桡侧向尺侧依次为桡神经及其伴行的桡侧返血管、前臂外侧皮神经、肱二头肌腱、肱动脉、肱静脉、正中神经。尺神经在此平面走行肱骨内上髁后方的尺神经沟内（图1-23）。

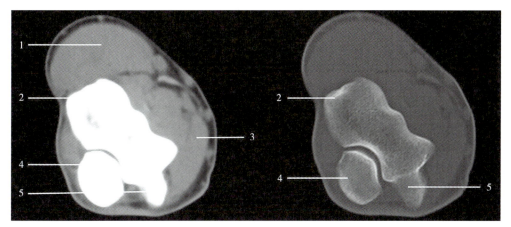

（a）肘部肱尺关节层面软组织窗CT图　　　（b）肘部肱尺关节层面骨窗CT

注：1.肱桡肌；2.肱骨外上髁；3.肱肌；4.尺骨鹰嘴；5.肱骨内上髁。

图1-23　肘部肱尺关节层面横断位CT图

5. 前臂中份横断层解剖　桡骨和尺骨的横断面均呈三角形，两骨的骨间嵴之间有前臂骨间膜附着。前臂肌前群位于桡骨、尺骨及骨间膜的前方，以浅、中、深三层分布。从桡侧至尺侧，浅层依次为肱桡肌、桡侧腕屈肌、掌长肌和尺侧腕屈肌；中层为旋前圆肌和指浅屈肌；深层为拇长屈肌和指深屈肌。前臂肌后群位于桡骨、尺骨及骨间膜的后方，分浅、深两层排列。浅层从桡侧至尺侧为桡侧腕长伸肌、短伸肌、指伸肌、小指伸肌和尺侧腕伸肌；深层从桡侧至尺侧为旋后肌、拇长展肌和拇长伸肌。分布至前臂肌前群的神经与血管伴行，形成四个血管神经束穿行于肌与肌之间的深筋膜中：桡侧血管神经束；正中血管神经束；尺侧血管神经束和骨间前血管神经束（图1-24）。

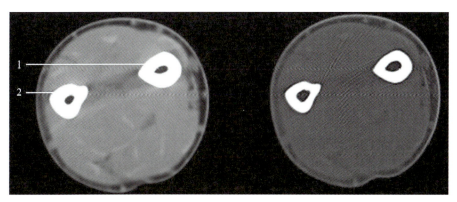

（a）前臂中份层面软组织窗CT图　　　（b）前臂中份层面骨窗CT

注：1.尺骨；2.桡骨。

图1-24　前臂中份层面横断位CT图

6. 掌骨中份层面 第1～5掌骨呈略向后凸的拱形排列,相邻掌骨间可见骨间肌。在手背侧,拇短伸肌、拇长伸肌腱位居第1掌骨的背侧,指伸肌腱向两侧分散,逐渐移向相应掌骨。在掌侧,拇对掌肌逐渐止于第1掌骨掌面;拇长屈肌腱及其腱鞘行于拇收肌与拇短屈肌之间;指浅、深屈肌腱已散开,其间可见蚓状肌的断面。正中神经已分成拇指指掌侧固有神经、食指指掌桡侧固有神经及指掌侧总神经。尺神经亦分为指掌侧总神经及小指指掌尺侧固有神经。三条掌心动脉逐渐移向三条骨间掌侧肌的表面。尺动脉终末支(或掌浅弓)位居掌腱膜深面(图1-25)。

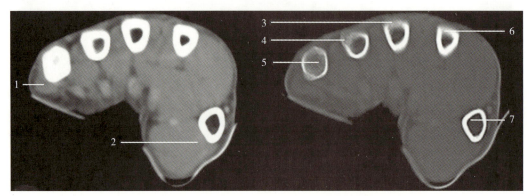

(a)掌骨中份层面软组织窗CT图　　　(b)掌骨中份层面骨窗CT
注:1.小指展肌;2.拇短屈肌;3.第3掌骨;4.第4掌骨;5.第5掌骨;6.第2掌骨;7.第1掌骨。
图1-25　掌骨中份层面横断位CT图

(二) CT增强扫描

对于上肢肿瘤或占位性病变,为确定其性质及明确诊断,应行CT增强扫描。在注入碘对比剂后,经一定的延迟时间后扫描可以得到动脉期及静脉期影像。CT增强扫描不仅能增强影像对比度,还能发现平扫难以发现的微小病灶,并能了解病灶的血供情况以明确其性质。

(三) CT血管造影

对于上肢血管性病变,如血管畸形、血管瘤、血管狭窄、血管栓塞等可行CT血管造影检查(CTA),结合CT图像后处理技术,能得到血管的整体解剖形态及空间位置结构(图1-26)。

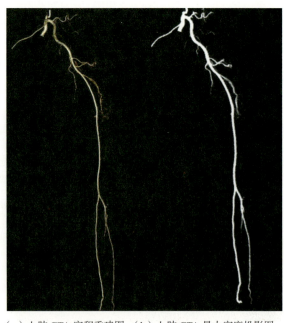

(a)上肢CTA容积重建图　(b)上肢CTA最大密度投影图
图1-26　上肢CTA

三、MRI 检查

MRI 的信号强度是多种组织特征参数的可变函数，具有多参数、多方位、无电离辐射等优点。MRI 所反映的病理、生理信息较 CT 及 X 线平片更为广泛；MRI 可清晰地显示关节软骨、关节囊、关节液及关节韧带，对关节软骨损伤、关节积液等病变的诊断，具有其他影像学检查无法比拟的价值；对关节软骨的变性与坏死诊断，早于其他影像学方法。MRI 扫描时，噪声较大、检查时间相对较长且检查环境相对幽闭，少数患者可能无法配合完成。

（一）平扫

对于一般关节损伤、炎症、感染性病变，行 MRI 平扫即可。对于上肢骨关节或软组织病变，一般行矢、冠、轴三方位成像，主方位上应有 T_1WI 及 PDWI（或 T_2WI）压脂序列，其他方位应有 PDWI（或 T_2WI）压脂和（或）不压脂序列，（图 1-27 ～图 1-29）。人体不同的组织有不同的信号特点，病理过程随病程及治疗情况的不同，病理组织内部的细微结构表现各异。病变组织具有不同的质子密度、T_1 和 T_2 弛豫时间，因此各自产生的 MR 信号也不同。人体正常组织的信号特点如下。

1. 水 自由水的 T_1 和 T_2 弛豫时间均很长，其在 T_1WI 上呈低信号，在 T_2WI 上呈高信号；结合水 T1 弛豫时间明显缩短，在 T_1 加权像上较自由水信号高。

2. 脂肪与骨髓 脂肪与骨髓组织具有较高的质子密度和非常短的 T_1 值，信号强度大。其 T_1 加权像表现为高信号，呈白色，T_2 加权像也表现为较高信号，脂肪抑制序列上呈低信号。

3. 骨骼 骨皮质所含质子密度很低，MR 信号强度非常低，无论短 TR 的 T_1WI，还是长 TR 的 T_2WI，均表现为低信号（黑色），钙化软骨的质子密度特点与骨骼相同。松质骨为中等信号，如椎体，T_1 和 T_2 加权像均呈中等偏高信号。致密骨呈长 T_1 短 T_2 低信号。纤维软骨组织内的质子密度明显高于骨皮质，T_1、T_2 加权像呈中低信号。透明软骨内所含水分较多，具有较大质子密度，并且有较长 T_1 和长 T_2 弛豫特征，T_1 加权呈低信号，T_2 加权信号强度明显增加。

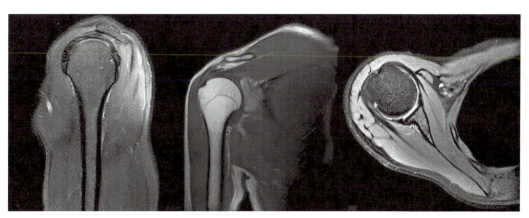

（a）矢状位质子密度压脂相　　　（b）冠状位 T1 加权相　　　（c）横断位质子密度压脂相

图 1-27　肩关节 MRI

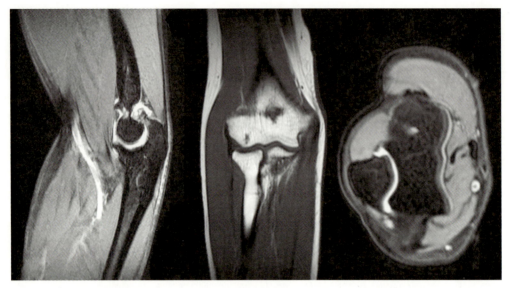

（a）矢状位质子密度压脂相　　　（b）冠状位 T_1WI　　　（c）横断位质子密度压脂相

图 1-28　肘关节 MRI

1. 肌肉　肌肉组织所含质子密度明显少于脂肪组织，具有较长 T_1 值和较短 T_2 值。因此，根据信号强度公式，T_1 的增强和 T_2 的减少，均使 MR 信号减弱。所以，T_1 加权像呈较低信号，T_2 呈中等灰黑信号。韧带和肌腱的质子密度低于肌肉组织，也具有长 T1 短 T2 弛豫特点，其 T_1 加权像和 T_2 加权像均呈中低信号。

2. 淋巴　淋巴组织质子密度高，且具有较长的 T_1 值和较短的 T_2 值，根据长 T_1 弛豫特点，组织 T_1 加权像呈中等信号，而 T_2 加权像因 T_2 不长也呈中等信号。

3. 气体　因气体的质子密度趋于零，故表现为黑色无信号区。因此，在任何脉冲序列，改变 TR、TE 值都不会改变信号。

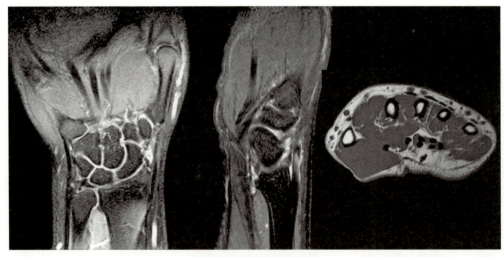

（a）冠状位质子密度压脂相　　　（b）矢状位质子密度压脂相　　　（c）横断位 T_1 加权相

图 1-29　腕关节 MRI

（二）增强扫描

对于肿瘤性、占位性或平扫无法确定的病变，应行 MRI 增强扫描以明确其性质及分期。临床上 MRI 增强常用的对比剂为钆喷替酸葡甲胺（Gd-DTPA），是一种顺磁性物质，能够缩短血液的 T_1 弛豫时间。在进行 MRI 增强扫描时，一般行病变或被检部位的横断位、矢状位及冠状位三个方位 T_1WI 压脂序列。增强扫描不仅能提供病灶的血供信息，还能明确病变的性质、分期。

（张期、张静坤）

第四节　上肢特殊检查

一、肩部

1. 琴键征　嘱患者端坐位或站立位，患者锁骨外侧端隆起，检查者向下按压隆起可回位，松开后锁骨外侧端继续回到原有的畸形状态为阳性，提示肩锁关节脱位。

2. 搭肩试验（Dugas 征）　嘱患者端坐位或站立位，肘关节取屈曲位，将手搭于对侧肩部，如果手能够搭于对侧肩部，且肘部内侧能贴近胸壁，即为正常。如果手能够搭于对侧肩部，但肘部内侧不能贴近胸壁；或肘部内侧能贴近胸壁，但手不能够搭于对侧肩部，均为试验阳性，提示可能有肩关节脱位（图 1-28）。

3. 急冲试验（Jerk test）　嘱患肩前屈、内旋、屈肘各 90°，检查者一手扶住患者肘部，一手稳定肩胛骨，沿上臂轴线施加向后的外力，之后缓慢外展肩关节，若在外展过程中可触及或听到肱骨头复位时，跨越肩胛盂后缘回到肩胛盂的弹响为阳性，提示肩关节后方不稳定，或肩关节后脱位。

4. 直尺试验　以直尺贴上臂外侧，正常时不能触及肩峰，若直尺能触及肩峰则为阳性，说明有肩关节前脱位，或其他因素引起的方肩畸形，如三角肌萎缩等。

5. 肱二头肌抗阻力试验（Yergason 试验）　患者屈肘 90°，检查者一手扶住患者肘部，一手扶住腕部，嘱患者用力屈肘，前臂旋后，检查者拉前臂抗屈肘，如果结节间沟处疼痛，则为阳性，表示肱二头肌长头肌腱炎或肱二头肌腱滑脱（图 1-29）。

6. 疼痛弧试验　嘱患者肩外展或被动外展其上肢，当肩外展 60°～120° 时，肩部出现疼痛为阳性，当大于或小于这一范围肩关节无疼痛，这一特定区域的外展痛称为疼痛弧，由冈上肌腱在肩峰下摩擦所致，说明肩峰下的肩袖有病变，多见于冈上肌腱炎（图 1-30）。

7. 冈上肌腱断裂试验　嘱患者肩外展，当外展 30°～60° 时，可以看到患侧三角肌明显收缩，但不能外展上举上肢，越用力，越耸肩。若被动外展患肢超过 60°，则患者又能主动上举上肢，这一特定区的外展障碍即为试验阳性，提示有冈上肌腱的断裂或撕裂。

8. 落臂试验　检查者将患者肩关节被动外展至 90° 以上，患肩不能保持位置，无力坠落者为阳性，提示冈上肌损伤及巨大肩袖撕裂。

9. 空罐试验（Jobe 试验） 令患者前臂前屈 90° 并向外展 30° 做前平举。同时，在此位置上尽量做上肢的内旋，使拇指向下。检查者在患者腕部提供一个向下压力。与健肢对比，患者明显感觉到患肩疼痛和无力为阳性，提示冈上肌肌腱病变。

10. 抬离试验（lift-off 试验） 患者将手背置于下背部，手心向后，然后嘱患者将手抬离背部，必要时可以适当给予阻力。若患者手无法抬离背部，则为阳性，提示肩胛下肌损伤。

11. 肩关节撞击试验（Neer 征） 检查者立于患者背后，一手固定肩胛骨，另一只手保持肩关节内旋位，使患肢拇指尖向下，然后使患肩前屈过顶，若诱发出疼痛，则为阳性。检查原理是人为地使肱骨大结节与肩峰前下缘发生撞击，从而诱发疼痛。

12. 霍金斯征（Hawkins 征） 检查者立于患者后方，使患者肩关节内收位前屈 90°，肘关节屈曲 90°，上臂保持水平。检查者用力使患侧前臂向下致肩关节内旋，出现疼痛者为试验阳性。检查原理是人为地使肱骨大结节和冈上肌腱从后外方向前内撞击喙肩弓。

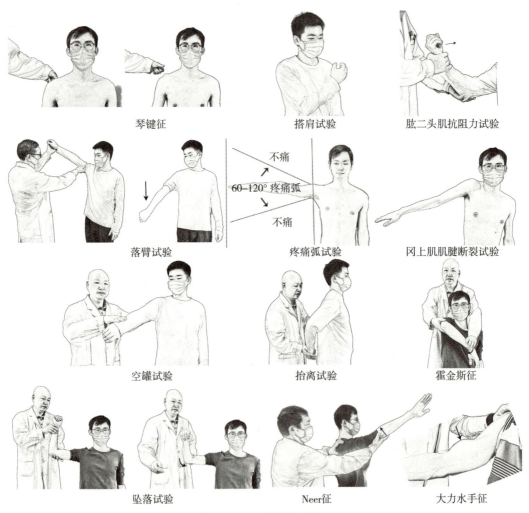

图 1-30 肩关节特殊检查

13. 坠落试验（drop 试验） 患者取坐位，肩关节在肩胛骨平面外展 90°，屈肘 90°，检查者使肩关节达到最大程度地外旋，放松，嘱患者自行保持该位置。若患者无力保持最大外旋，手从上方坠落至肩内旋，则为阳性，提示冈下肌、小圆肌损伤。

14. 大力水手征（Popeye 征） 当肱二头肌肌腱发生断裂时，断裂处远端肌腹收缩下移，在上臂中下部表现为肌性隆起，当患者抗阻力屈肘时，隆起更为明显。

二、肘部

（一）腕伸肌紧张试验

嘱患者屈腕屈指，检查者将手压于各指的背侧做对抗，再嘱患者抗阻力伸指及背伸腕关节，如出现肱骨外上髁部疼痛即为阳性，多见于肱骨外上髁炎。

（二）Mills 征（Mill 征）

患者坐位，检查者一手握住肘部，嘱患者伸肘握拳，然后另一手使患者前臂旋前，腕关节屈曲，若患者肱骨外上髁部疼痛，则为阳性，提示肱骨外上髁炎（图 1-31）。

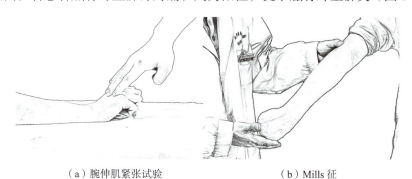

（a）腕伸肌紧张试验　　　　　（b）Mills 征

图 1-31　肘关节特殊检查

（三）屈肌紧张试验

让患者握住检查者的手，强力伸腕握拳，检查者手与患者握力做对抗，如出现肱骨内上髁部疼痛则为阳性，多见于肱骨内上髁炎。

（四）肘三角试验

正常人肘关节屈曲 90° 时，肱骨内上髁、外上髁与尺骨鹰嘴突三点形成一个等腰三角形，称为肘三角；肘关节伸直时，三点在一条直线上，称为肘直线。当肘关节脱位或有关节内骨折时，三角形状改变，伸直时三点不在一条直线上。

（五）中指伸直试验

检查时令患者肘、腕、指间关节伸直，抗阻力伸直中指掌指关节诱发桡侧腕短伸肌起点内侧缘疼痛,则为阳性。此为压迫骨间背侧神经诱发疼痛,提示旋后肌综合征。

(六) 抗阻力旋后试验

嘱患者取坐位,上身直立,双手放于大腿上。将受检手臂置于旋前位,肘关节紧贴胸壁并微微屈肘,并保持肩关节不动。然后嘱患者做无阻力的前臂旋后动作,并在检查者一定的抗力下做旋后动作,观察旋转过程、旋转角度,并双侧对比、判断肌肉功能,旋后不能或力弱,则为阳性,提示旋后肌综合征。

三、腕部

(一) 握拳尺偏试验

嘱患者拇指内收,然后屈曲其余各指,在紧握拳后向尺侧倾斜屈曲,若桡骨茎突部出现疼痛,即为阳性。有些患者在拇指内收时,即可产生疼痛,尺偏时疼痛加重,表示患有桡骨茎突部狭窄性腱鞘炎(图1-32)。

(二) 腕三角软骨挤压试验

嘱患者端坐,检查者一手握住患者前臂下端,另一手握住手部,用力将手腕极度掌屈、旋后并向尺侧偏斜,并施加压力旋转,若在尺侧远端侧方出现疼痛,即为阳性体征,说明有三角软骨损伤。

(三) 手舟骨叩击试验

使患手偏向桡侧,叩击第3掌骨头部,若舟状骨骨折时,可产生剧烈的叩击痛,有时叩击第2掌骨头时也可出现剧烈疼痛,即为阳性征。在叩击第4~5掌骨头时,无疼痛出现。

(四) 腕管叩击试验(Tinel征)

轻叩或压迫腕部掌侧的腕横韧带近侧缘中点,若出现和加剧患侧手指刺痛及麻木等异常感觉时,即为阳性,提示有腕管综合征。

(五) 屈腕试验

腕关节极度掌屈,若1分钟内出现手部正中神经支配区域感觉异常,则为阳性,双侧可对比;若屈腕时检查者拇指压迫正中神经部位,1分钟内出现症状,则为阳性。

(六) 尺骨凹试验

按压尺骨茎突和尺侧腕部伸屈肌及尺骨头和豌豆骨之间缝隙,两者与健侧进行对比,有明显触痛感,则为试验阳性,提示可能存在下尺桡关节脱位现象。

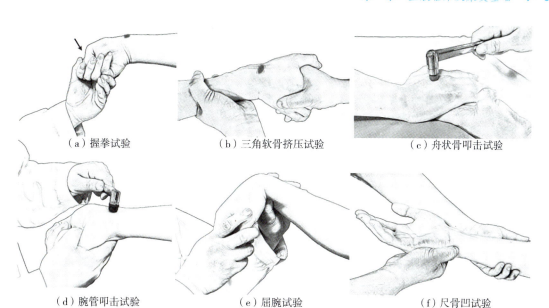

(a) 握拳试验　　(b) 三角软骨挤压试验　　(c) 舟状骨叩击试验

(d) 腕管叩击试验　　(e) 屈腕试验　　(f) 尺骨凹试验

图 1-32　腕关节特殊检查

（七）腕掌屈试验（Phalen 试验）

检查时两手背相对，腕关节屈曲 70°～90°，持续 1 分钟后，自觉正中神经单一支配区麻木加重者为阳性，提示腕管综合征。

四、手部

（一）指浅屈肌试验

将患者的手指固定于伸直位，然后嘱患者屈曲需检查的手指的近端指间关节，这样可使指浅屈肌单独运动。如果关节屈曲正常，表明指浅屈肌是完整的；若不能屈曲，则表明该肌有断裂或缺如。手部特殊检查见图 1-33。

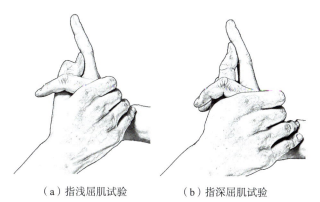

(a) 指浅屈肌试验　　(b) 指深屈肌试验

图 1-33　手部特殊检查

（二）指深屈肌试验

将患者掌指关节和近端指间关节固定在伸直位，然后让患者屈曲远端指间关节。若能正常屈曲，则表明该肌腱有功能；若不能屈曲，则该肌可能有断裂或该肌肉的神经支配发生障碍。

（杨文龙）

第五节　上肢功能康复

一、康复原则

上肢功能康复应遵循早期介入、循序渐进、相关专业间紧密配合、康复小组方式工作的原则，在康复治疗中要注重中西医结合的治疗手段，依据上肢各种骨伤疾病分期的不同，制订不同的康复方案。

（一）骨折后分期康复的基本原则

上肢骨折康复的总目标是促进骨折愈合、关节活动的恢复、保持肌肉力量并恢复肢体日常生活功能。由于骨折愈合的不同阶段，其承受肢体本身运动的肌肉作用力和外力的程度不同，故按不同愈合阶段的稳定性及力学性能的康复，可分为血肿机化演进期、原始骨痂形成期、骨痂改造塑形期。前两期的康复原则是尽可能保持关节、肌肉功能，后期的康复原则是恢复肌肉、关节功能至受伤前水平。

康复训练可分为主动使用患肢、患肢主动活动锻炼和被动活动治疗。主动使用患肢是指尽可能用患肢完成正常日常生活动作，应在骨折固定后立即开始。能做哪些动作和动作程度，应考虑骨折部位、状况、固定方法等。术者和康复治疗师应根据骨折愈合不同分期，教导患者如何正确主动使用患肢，做到既能保持关节肌肉功能，又不影响骨折愈合。

（二）脱位后分期康复的基本原则

上肢关节脱位以肩关节脱位最为常见，其次为肘关节脱位。关节脱位多采用保守治疗。复位后的康复一般分为三期，即保护期、控制性运动期及功能恢复期。保护期的原则是保护组织愈合及促进组织康复；控制性运动期的原则是提供保护，逐渐增加关节活动幅度、增强肌群稳定性和力量功能；功能恢复期的原则是全方位恢复运动功能，避免脱位再发生。

二、康复评定

上肢的康复评定一般分为主观评定和客观评定。主观评定可以发现有关创伤的机理、受伤组织类型及创伤或发炎的过程。客观评定通常包括上肢各关节活动度（主动活动和被动活动）评定、上肢各肌肉抗阻测试、上肢韧带完整度测试、协调与平衡评定、神经学检查（包括反射、感觉和肌力）、手部灵巧性测试和手功能评估。此外，上肢的康复评定还包括疼痛评定、日常生活能力的评定、生存质量评定、职业能力评估等。

在上肢功能评定中，要重点进行关节活动度的评定。由于上肢多数功能性动作包含多关节运动，某些关节的活动度限制可由其他关节活动来弥补，故单关节功能活动度（日常生活动作所需关节活动度）通常低于正常活动度（正常解剖状况所允许的活动度）。

常用的上肢功能评定表有美国肩肘外科协会评分（ASES 表）、Constant-Murley 肩关节评分量表（CMS 表）、上肢功能评定表（DASH 表），还有专用于肩、肘、手和具体情况的评测表。一般来说，评定的目的是测量各种条件对上肢功能的影响程度。

三、康复治疗

上肢康复治疗应采取骨科康复一体化模式，重视骨科临床的各方面，从损伤到术后、从组织愈合到功能恢复、从职业训练到回归社会，都需要康复的积极参与。上肢康复治疗应重视运动治疗、作业治疗、物理因子治疗、假肢矫形和心理治疗的紧密结合，还应特别重视患者职业康复的需求。

上肢常用的康复治疗手段包括关节活动、软组织牵伸、肌力训练、关节松动、推拿、针灸、本体感觉训练等。在临床康复中，上肢骨伤疾病常发生关节僵硬、关节活动度减少，临床医生和康复治疗师通常会使用关节松动技术解决这一问题。

（一）肩部关节松动技术

1. 分离牵引 ①作用：一般松动，缓解疼痛。②患者体位：仰卧位，上肢处于休息位，肩外展约50°并内旋，前臂中立位。③治疗者位置：站在患者躯干及外展上肢之间。外侧手托住上臂远端及肘部，内侧手四指放在腋窝下肱骨头内侧，拇指放在腋前。④松动手法：内侧手向外侧持续推肱骨约10秒，然后放松，重复3～5次。操作中要保持分离牵引与关节盂的治疗平面垂直。

2. 长轴牵引 ①作用：一般松动，缓解疼痛。②患者体位：仰卧位，上肢稍外展。③治疗者位置：站在患者躯干及外展上肢之间，外侧手握住肱骨远端，内侧手放在腋窝，拇指在腋前。④松动手法：外侧手向足的方向持续牵拉肱骨约10秒，使肱骨在关节盂内滑动，然后放松，重复3～5次。操作中要保持引力与肱骨长轴平行。

3. 向头侧滑动 ①作用：一般松动，缓解疼痛。②患者体位：仰卧位，上肢稍外展。③治疗者位置：站在躯干一侧，双手分别握住肱骨近端的内、外侧。④松动手法：内侧手稍向外做分离牵引，同时，外侧手将肱骨头向头的方向上下推动。

4. 前屈向足侧滑动 ①作用：增加肩前屈活动范围。②患者体位：仰卧位，上肢前屈90度，屈肘，前臂自然下垂。③治疗者位置：站在躯干一侧，双手分别从内侧和外侧握住肱骨近端，双手五指交叉。④松动手法：双手同时向足的方向牵拉肱骨。

5. 外展向足侧滑动 ①作用：增加肩外展活动范围。②患者体位：仰卧位，上肢外展90°，屈肘约70°，前臂旋前放在治疗者前臂内侧。③治疗者位置：站在患者体侧，外侧手握住肘关节内侧，内侧手虎口放在肱骨近端外侧，四指向下。④松动手法：外侧手稍向外牵引，内侧手向足的方向推动肱骨。

6. 前后向滑动 ①作用：增加肩前屈和内旋活动范围。②患者体位：仰卧位，上肢休息位。③治疗者位置：站在患肩外侧，上方手放在肱骨头上，下方手放在肱骨远端内侧，将肱骨托起。如果关节疼痛明显，也可以双手拇指放在肱骨头上操作。④松动手法：下方手固定，上方手将肱骨向后推动。

7. 后前向滑动 ①作用：增加肩后伸和外旋活动范围。②患者体位：仰卧位，上肢放在体位，屈肘，前臂旋前放在胸前。③治疗者位置：站在患肩外侧，双手拇指放在肱骨头后方，其余四指放在肩部及肱骨前方。④松动手法：双手拇指同时将肱骨头向前推。

（二）肘部关节松动技术

1. 分离牵引 ①作用：增加屈肘活动范围。②患者体位：仰卧位，屈肘90°，前臂旋后位。③治疗者位置：站在患侧，上方手放在肘窝，手掌接触前臂近端，掌根靠近尺侧，下方手握住前臂远端和腕部背面尺侧。④松动手法：下方手固定，上方手向足侧推动尺骨。

2. 长轴牵引 ①作用：增加屈肘活动范围。②患者体位：仰卧位，肩外展，屈肘90°，前臂旋前。③治疗者位置：站在患侧，内侧手握住肱骨远端内侧，外侧手握住前臂远端尺侧。④松动手法：内侧手固定，外侧手沿着长轴牵引尺骨。

3. 侧方滑动 ①作用：增加肱尺关节的侧方活动。②患者体位：仰卧位，肩外展，伸肘，前臂旋后。③治疗者位置：站在患侧，上方手放在肱骨远端外侧，下方手握住前臂远端尺侧。④松动手法：上方手固定，下方手向桡侧推动尺骨。

4. 屈肘摆动 ①作用：增加屈肘的活动范围。②患者体位：仰卧位，肩外展，屈肘，前臂旋前。③治疗者位置：站在患侧，上方手放在肘窝，下方手握住前臂远端。④松动手法：上方手固定，下方手将前臂稍做长轴牵引再屈曲肘关节。

5. 伸肘摆动 ①作用：增加伸肘活动范围。②患者体位：仰卧位，肩外展，前臂旋后。③治疗者位置：站在患侧，上方手放在腋窝，下方手握住前臂远端尺侧。④松动手法：上方手固定，下方手在伸肘活动受限的终点摆动。

（三）腕部关节松动技术

1. 前后向滑动 ①作用：增加前臂旋前活动范围。②患者体位：仰卧位或坐位，前臂旋后。③治疗者位置：面向患者，双手分别握住桡骨和尺骨的远端，拇指在掌侧，其余四指在背侧。④松动手法：尺侧手固定，桡侧手拇指将桡骨远端向背侧推动。如果关节僵硬比较明显，可以改拇指为鱼际推动桡骨。

2. 后前向滑动 ①作用：增加前臂旋后活动范围。②患者体位：仰卧位或坐位，前臂旋前。③治疗者位置：双手分别握住桡骨和尺骨远端，拇指在背侧，其余四指在掌侧。④松动手法：桡侧手固定，尺侧手拇指将尺骨远端向掌侧推动。如果关节僵硬明显，可以把拇指改用鱼际推动尺骨。

3. 分离牵引 ①作用：一般松动，缓解疼痛。②患者体位：坐位，前臂旋前放在治疗床上，腕关节中立位伸出床沿，前臂下可垫一块毛巾卷。③治疗者位置及松动手法：一手握住前臂远端固定，一手握住腕关节的近腕骨处，向远端牵拉腕骨。

4. 尺侧滑动 ①作用：增加腕桡侧偏斜的活动范围。②患者体位：坐位或仰卧位，伸肘，前臂和腕关节中立位伸出治疗床。③治疗者位置及松动手法：一手固定前臂远端，一手握住近腕骨桡侧，并向尺侧推动。

四、练功法

（一）肩肘部练功法

1. 前伸后屈 双足分开与肩同宽站立，双手握拳放在腰间，用力将一上肢向前上方伸直，用力收回，左右交替，反复多次。

2. 内外运旋 双足分开与肩同宽站立，双手握拳，肘关节屈曲，前臂旋后，利用前臂来回划圆圈做肩关节内旋和外旋活动，两臂交替，反复多次。

3. 叉手托上 双足分开与肩同宽站立，两手手指交叉，两肘伸直，掌心向前，健肢用力帮助患臂左右摆动，同时逐渐向上举起，以患处可忍受疼痛为度；亦可双手手指交叉于背后，掌心向上，健肢用力帮助患臂左右或上下摆动，以患处不太疼痛为度。

4. 手指爬墙 双足分开与肩同宽站立，正面或侧身向墙壁，用患侧手指沿墙徐徐向上爬行，使上肢高举到最大限度，然后再沿墙归回原处，反复多次。

5. 弓步云手 双下肢前后分开，成弓步站立，用健手托扶患肢前臂使身体重心先后移，双上肢屈肘，前臂靠在胸前，再使身体重心移向前，同时把患肢前臂在同水平上做顺时或逆时针方向弧形伸出，前后交替，反复多次。

6. 肘部伸屈 坐位，患肘放在桌面的枕头上，手握拳，用力徐徐屈肘、伸肘，反复多次。

7. 手拉滑车 安装滑车装置，患者在滑车下，坐位或站立，两手持绳之两端，以健肢带动患肢，徐徐来回拉动绳子，反复多次。

（二）前臂腕手部练功法

1. 前臂旋转 将上臂贴于胸侧，屈肘90°，手握棒，使前臂做旋前旋后活动，反复多次。

2. 抓空握拳 将五指用力张开，再用力抓紧握拳，反复多次。

3. 背伸掌屈 用力握拳，做腕背伸、掌屈活动，反复多次。

4. 手滚圆球 手握两个圆球，手指活动，使圆球滚动或变换两球位置，反复多次。

（王鹏）

第二章 骨骺损伤

【学习目标】
1. 掌握骨骺临床解剖基础，骺板损伤的分型、诊断、治疗。
2. 熟悉骺板生长障碍的病因、诊断、治疗。
3. 了解截骨矫形术、骨延长术、骨桥切除术的理念及适应证。

第一节 骨骺解剖基础

骨骺软骨板是儿童期骨骺与干骺端之间的软骨组织，具有骨骼生长的功能，随着骨骼的发育成熟而与原始骨化中心融合。骨骼增长是骺软骨板增殖发育的结果。骨折、感染等损伤可以导致儿童长管状骨骨骺与干骺端之间形成骨性连接，即骨桥，使骺板全部或部分提前闭合，造成肢体短缩和/或成角畸形，相应关节功能受损，且随着生长发育，畸形会逐渐加重。

一、骨骺的形态结构

小儿骨骺处于生长和成熟的过程中，骨的关节端由关节软骨、骨骺、未闭合的软骨板——骺板和干骺端组成。介于骨骺与干骺端的软骨称为骺板，骺板是儿童骨骼中的一种生长板，主要承受压力性负荷作用；另外一种生长板是骨突，主要承受张力牵拉作用，如股骨大转子、肱骨内上髁。儿童生长进入青春期后，所有骺板相继开始进行生理性融合过程。最初表现为软骨生长区增殖活动由减慢到停止，骺板变薄，软骨化骨继续进行，直至整个骺板完全骨化，干骺端形成一致密骨板，与骨骺的骨终板靠近，最后两层骨板融合为一，X线片表现为纤细致密的硬化线，此时骨的纵向生长停止。成年后此硬化线逐渐消失，偶见硬化线长期保留而未消失，导致临床上误诊为骨折。

二、骨龄测定

骨龄代表骨骼的成熟程度，也是骨骼生长发育的指标。在骨的发育过程中，长骨的骨端出现次级骨化中心，各骨化中心出现的时间相对恒定，进行X线影像学检查，以此来评价骨的发育称为骨龄。4～6个月时出现头骨和钩骨骨化中心；2～3岁出现三角骨的骨化中心；4～6岁出现月骨、大小多角骨骨化中心；5～8岁出现手舟骨骨化中心；9～13岁出现豆骨骨化中心。

肘关节各骨骼出现与闭合年龄：肱骨内上髁5～17岁；肱骨外上髁11～17岁；肱骨滑车8～16岁；肱骨小头1～15岁；尺骨鹰嘴10～14岁；桡骨头5～15岁。

三、全骨骺的血供

（一）骨骺的血供

骨骺的血供主要来自骺动脉，在二级骨化中心出现前进入骺软骨，分支通过骺软骨管分布整个骨骺，并有许多分支伸向骺板，终动脉形成许多血管，滋养骨骺生长区的软骨细胞层。此外，进入骨骺尚有邻近骨膜与软骨膜的微细血管，供血量远不及骺动脉。结扎骺动脉可使骺板相应部分失去营养，增殖细胞减慢或停止分裂，骺板呈偏心性生长（图2-1）。

（二）骺板的血供

骺板血供来自三组血管，即骺血管、干骺端血管和骺生长板周围环软骨膜血管，它们的终末分支形成系列血管进入骺板的软骨转化区，协助完成软骨向骨转化。

（三）干骺端的血供

来自中央区域的滋养动脉和周围区域的骨膜血管，对骺板肥大细胞区的血管侵入必不可少。如干骺端周围血管断裂，受累区骺板软骨可继续增生，而软骨向骨的转化过程则被中断，骺板软骨层异常增厚，凸进干骺端。

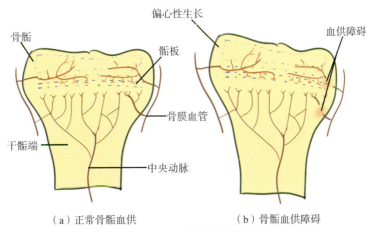

（a）正常骨骺血供　　（b）骨骺血供障碍

图 2-1　骨骺的血供

（曹端广　杨文龙）

第二节　骺板损伤

骨骺损伤（physeal injuries）是儿童和青少年骨骼发育停止前的特殊损伤，易造成骨骼纵向生长机理损伤，包括骺、骺生长板、骺生长板周围环（ranvier区）及与生长相关的关节软骨和干骺端损伤。

儿童骨折有特殊性，由于处于生长发育期，骨折愈合时间较短，骨膜较厚，损伤后出血少，骨折治疗后很少发生骨折不愈合、关节粘连等并发症。骨科术者不能把儿童骨折与成人骨折等同起来进行诊断、治疗和预后判断，要熟悉儿童骨骼的解剖生理特点、诊断和治疗原则，尽可能提高儿童骨折的疗效，避免发生并发症，杜绝医源性因素导致的不良后果。

一、诊查要点

因儿童骨骼有特殊性，部分骨折类型与成人相同，但有不同特点。儿童关节部位的韧带和关节囊的机械强度比骺板大 2～5 倍，因此，在成人引起韧带损伤及关节脱位的情况，儿童应考虑骨骺损伤。影像学检查可在早期诊断骺板损伤、骺板部分或全部的提前闭合出现的骨桥，对制定治疗方案和判断预后具有重要的临床意义。

（一）外伤史

由于压力性骨骺位于四肢长骨的骨端，是构成关节的重要部分，任何外力作用均可造成损伤。临床常见的损伤类型主要为摔伤后的传达暴力、成角暴力和肌肉的强力收缩，而由高处坠落伤的纵向挤压或直接挤压挫伤则相对少见。由于儿童叙述能力的限制，在表述受伤过程及症状时往往不能提供充分的信息，因此要从患儿家长、保育员或目击者处了解更多的有关受伤史、症状演变及处理方法等信息。

（二）临床表现

由于儿童骺板的强度远不及韧带和关节囊，当作用到关节部位的暴力尚不足以引起韧带及关节囊损伤时，却可能超过骺板所能耐受的程度，进而发生骨骺损伤。因此对于儿童关节部位的损伤应首先考虑到有骨性损伤的可能性，而韧带断裂极为少见，关节脱位则更为罕见，做出任何儿童韧带损伤和脱位的诊断都应慎重。

外伤严重患儿可以表现为关节及其附近的疼痛、肿胀和功能障碍，移位明显者可出现肢体畸形，甚至伴有血运障碍和神经损伤的表现。而损伤较轻的患儿，可仅仅表现为肢体不能持物或不能负重、局部肿胀，但静止痛却不明显。由于骺软骨在 X 线片上不显影，其损伤移位多需通过能在 X 片上显影部分的移位（骨化中心及干骺端等）来"间接"印证；而无移位的 I 型骨骺损伤通过 X 线检查更无异常发现，生长板部位的压痛是唯一的诊断依据。因此，从某种意义上来讲，临床检查甚至比 X 线所提供的诊断线索更为确切。应用于成人的检查方法也同样适用于儿童。局限而固定的压痛、有移动性的骨块，说明有骨骺损伤。当关节成角或旋转扭力致骨骺分离，外力消失后又自动复位，或鉴别是韧带损伤断裂或骨骺损伤时，可在麻醉下小心地施加应力重复损伤过程，以观察关节间隙变化或骨骺移动表现。

二、骺板损伤分型

根据解剖及影像学显示骨折线累及的部位不同，Salter-Harris 最早将儿童骺板损伤分类为 5 型（Ⅰ～Ⅴ）型，并在实践中得到广泛应用，后由 Ogden 进一步发展增加了Ⅵ型，并沿用至今（图 2-2）。

Ⅰ型：单纯骨骺分离，骨折线仅穿经骺板软骨，预后良好。由于软骨骨折 X 线不能显示，无移位时诊断困难，X 线表现为骺板间隙较对侧增宽，骺板成角变形。本型发病率约占骺板骨折 5%。

Ⅱ型：骨骺分离伴干骺端骨折。骨折线穿经骺板，再向干骺延伸，干骺端骨片大小不一，一般预后良好，膝及踝部损伤可致骺早闭。本型较为常见，发病率占骺板骨折的75%。

Ⅲ型：骨骺骨折。骨折线穿经骨骺达骺板软骨，但不累及干骺，整复良好预后佳，生长停止罕见，可无移位，X 线难查出，需多方位投照。如有移位，须妥善整复，否则关节面不整易造成关节病。本型少见，发病率占骺板骨折的 8%。

Ⅳ型：骨骺和干骺端骨折。骨折线自干骺穿过骺板进入骨骺，最易造成骺早闭，产生畸形愈合，常见于肘关节和远端胫骨。本型发病率占骺板骨折的 12%。

Ⅴ型：骨骺板挤压性损伤。骺板全部或部分压缩，预后极差，早期诊断困难，X 线表现为骺板软骨变窄；晚期发生骺早闭，肢体短，锥状骨骺或成角畸形。本型极为罕见，发病率占骺板损伤 1% 以下。

Ⅵ型：骨膜或软骨膜环损伤，可形成骨桥和成角畸形。本型较少见。

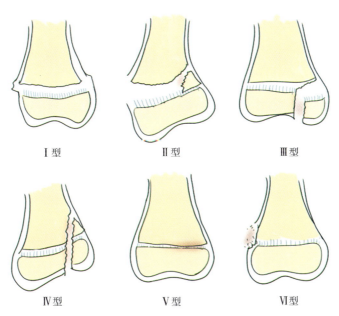

图 2-2　骺板损伤 Salter-Harris 分型

三、辅助检查

（一）X 线检查

X 线可直观地显示出骨折碎片、骨折位置、干骺端与骨骺间隙的增宽和缩窄，以及关节囊和周围软组织的出血肿胀情况等。但 X 线仅能作为初步诊断，有时需借助 CT 或 MRI 等辅助诊断。

（二）CT 检查

螺旋 CT 可提供良好的骨细节，精确定位急性损伤关节内和检测小的骨折碎片，利于识别微小骨桥形成和制定手术方案。相对于 X 线，CT 在骨骺损伤诊断中更具优势。CT 的缺点是有一定的辐射损伤、空间分辨率不足，以及患儿自制力较差需要镇静等。

（三）MRI 检查

MRI 对骨膜、骨折部位的血管和软组织损伤更敏感，可用于在紧急情况下确诊骺板损伤，穿过骨骺的骨折会呈现为高信号。

（四）肌骨超声检查

与 MRI 相比，超声检查具有成本低、速度快、不需镇静等优点。临床上骨骺分离在 X 线上容易漏诊，而超声测量儿童骨骺分离具有诊断意义。

四、治疗方案

根据损伤的类型来决定复位方法。Ⅰ型、Ⅱ型做闭合复位，复位时需在充分牵引下进行，忌用暴力挤推骨骺以免加重骨骺损伤。儿童骨骼塑形能力强，不必强求解剖复位，随着生长发育大多能自发矫正。Ⅲ型、Ⅳ型损伤为关节内骨折，要求恢复关节面平整和骺板对位，对位差者，应切开复位。畸形愈合不仅影响骺板发育，而且妨碍关节功能，因此要求术中尽可能恢复关节面的解剖学关系。Ⅴ型损伤早期诊断困难，对可疑病例应局部制动 3~4 周，患肢免负重 1~2 个月。

（一）固定方法

可采用夹板或石膏固定，固定时间不宜过长，3~4 周即可，固定时间不需过分延长，以避免关节僵硬。但Ⅴ型损伤骨折不稳定，易移位而影响愈合，需 X 线证实骨折已愈合后才能去除固定。固定去除后需加强关节功能锻炼。

（二）手术治疗

1. 手术适应证 儿童骨折愈合和塑形能力相对较强，但儿童骨折愈合的后期塑形难以准确预判，而骨骺部位骨折的旋转移位无法通过后期的再塑形纠正，将造成骨桥的形成、骨骺早闭、患肢的畸形愈合、生长停滞或创伤性关节炎等。个别不稳定骨折或有软组织嵌入断端而复位失败者，需手术治疗。对于 Salter-Harris Ⅲ、Ⅳ型骨骺损伤为关节内骨折，要求解剖复位，应手术治疗，以免出现骨骺与干骺端间骨桥，引起骨的部分或完全生长停滞。

2. 手术方式 内固定治疗要保证达到解剖复位的要求和固定的可靠性，治疗中应避免造成骺生长板的医源性损伤，手术过程中要避免损伤 Ranvier 区；严禁内固定贯穿骺生长板；内固定不能限制骨髓的纵向生长；手术过程中应尽可能地避免对骨髓周围结构的损伤，如干骺端的损伤、大范围剥离骨膜。常用的手术方式包括双克氏针交叉固定、微创钢板接骨技术等。

五、预防调护

术者应告诫患儿家属此损伤可能导致骨骼生长障碍，最后结果需 1～2 年后才能下结论，强调长期随访的重要性。Ⅰ～Ⅳ型愈合时间大约是该干骺端骨折愈合时间的一半，因此骨骺损伤越晚，复位越困难。伤后超过 10 天，Ⅰ 型、Ⅱ 型损伤用手法几乎不可能复位，暴力下复位或切开复位，有可能损伤骺板。因此伤后超过 10 天的 Ⅰ 型、Ⅱ 型损伤，不要再试行手法复位，可让其畸形愈合，以后截骨加以矫正。

（曹端广　杨文龙）

第三节　骺板生长障碍

骺板是儿童生长发育过程中骨骺与干骺端之间生长活跃的软骨区，呈波浪状薄板样，具有纵向和横向生长的功能。儿童时期的长管状骨损伤，常累及骺板引起明显损伤，导致骺板生长障碍。骺板的损伤会导致管状骨在骨骺与干骺端之间形成骨性连接，即形成骨桥，使骺板全部或部分闭合，部分生长能力丧失，临床上表现为肢体短缩和（或）成角畸形。

一、病因病机

骺板生长障碍中医辨治为"五迟"，病因为"先天不足""后天失养"，病性总体属虚。肾主骨，若肾精亏虚，肾气不足，则骨失濡养。

二、诊查要点

骨骺和骺板属于生长结构，受损后常导致骺板生长障碍，预后情况个体差异较大。按照 Salter-Harris 分型，Ⅰ 型、Ⅱ 型骨骺损伤造成骨生长紊乱的可能性较小，Ⅲ 型、Ⅳ 型、Ⅴ 型引起生长过早停止的风险较大。尤其是 Ⅴ 型，临床上早期较难发现，常因骺板细胞受损、生长受阻或停止产生肢体畸形时才被发现。骺板生长障碍常可表现为肢体短缩、成角畸形、过度增长、受累关节功能障碍等后遗症。

三、辅助检查

儿童外伤史之后出现患肢成角畸形、肢体短缩、过度增长等，都应警惕骺板生长障碍的可能，需要行 X 线检查。患肢与正常侧肢体对比，X 线主要表现为骨骼畸形、骨骼较健侧短缩或增长等。

（一）X 线检查

X 线检查骺板生长障碍的标志是正常骺板轮廓的缺失，以及骨骺干骺端之间可透射部位形态变得锐利。X 线片不能确定骨骺发育未成熟的儿童发生生长阻滞，所以经常需要进一步评估。

（二）CT 检查

CT 扫描在矢状位和冠状位的重建影像，可清楚地显示在骺板和干骺端之间连接骺板的骨区域。

（三）MRI 检查

MRI 评估正常骺板结构较为敏感，可以通过脂肪饱和的三维损毁重建梯度回声图像或脂肪饱和的快速自旋回声质子密度图像来获得骺板及骺板骨骺生长障碍区域图像。

四、治疗方案

（一）中药治疗

中医内治宜补益肝肾，强壮筋骨，选用壮筋养血汤口服。中医外治选接骨续筋膏或接骨膏外敷。

（二）物理治疗

物理治疗可采用红外线照射、超声波、超短波、中频、微波等，通过电、热或振动等刺激，舒缓和刺激神经肌肉，加速血液循环和淋巴通畅，以促进消肿、止痛及骨骺愈合。

（三）手术治疗

截骨矫形和骨延长术适用于骨骺损伤引起的成角畸形和肢体不对称生长，在骨骼接近成熟的儿童中，截骨术可以矫正角度畸形、重建机械轴。然而，在保留有大量骨骺或部分骨骺生长功能条件的儿童中，随着时间的推移，术后仍可能复发。这种情况下，可以尝试骨桥切除术，可以有效治疗儿童骨骺损伤生长阻滞。

五、预防调护

功能锻炼能够达到理气活血、舒筋活络、强壮筋骨的目的，可加速接骨续筋，早日恢复肢体功能。功能锻炼能使固定部位邻近关节和其他组织进行自主的活动，因而可以防止失用性肌肉萎缩、关节强直、疤痕粘连等。骨骺损伤在有效的固定下，通过功能锻炼可促进肢体的血运，因此能促进骨骺损伤的愈合。

（曹端广　杨文龙）

中篇 上肢部损伤

在人类的漫长进化过程中，从爬行到站立，上肢主要从事灵活精细的操作，在劳动中逐渐区别与下肢不同的功能分工。上肢通过肩腋区与颈胸背相连接，上肢可分为肩、臂、肘、前臂和手部。我国医家对于肩部及上臂骨伤病早有认识，并总结出一系列独具特色手法。由唐代蔺道人所著的《仙授理伤续断秘方》首次描述了应用椅背作为杠杆支点整复肩关节脱位的方法。书中记载："凡肩胛骨出，相度如何整，用椅挡圈住胁，仍以软衣被盛簟，使人一捉定，两人拔伸，却坠下手腕，又着曲着手腕，绢片缚之。"元代危亦林继蔺道人在"靠背椅复位法"之后又发明了"杵撑法"，曰："用舂杵一杖，小凳一个，令患者立凳上，用杵撑在下出臼之处，令一人把住手尾，拽去凳，一人把住舂杵，令一人助患人放身从上坐落，骨节已归窠矣。"此法是利用自身的重力与助手的相对牵引力，沿伤肢纵轴方向有力地进行牵引。再利用舂杵上端为支点的杠杆作用，将肱骨头顶入关节盂内。《回同药方》《奇效良方》《证治准绳》都沿用了此法。

西医学认为在上肢骨折的治疗中，应全面考虑软组织的重要性，包括神经、血管、肌肉、韧带、肌腱、皮肤，这些结构的损伤对上肢功能恢复有较大影响，上肢损伤的固定时间、体位、功能康复和训练均不同于下肢损伤。上肢创伤受伤机制常见于间接暴力致伤，直接暴力引起的骨折多表现为粉碎性。由于肘关节与前臂的解剖特点，往往表现为骨与韧带等软组织的复合损伤。因此，需要充分了解受伤史，结合详细全面的体格检查，辅助影像学资料，综合做出临床判断，以防误诊、漏诊的发生。治疗原则以早期复位、合理固定和功能锻炼为主，贯穿动静结合、筋骨并重、内外兼治和医患合作的总体治疗理念。上肢损伤的常见并发症有神经血管损伤、肘关节僵硬、肘关节不稳和异位骨化等。

本篇将分章节详细介绍上肢各部位创伤及筋伤，分别论述肩及上臂、肘及前臂、腕手部创伤，包括骨折及脱位；各部位筋伤包括劳损及筋伤。

（杨文龙）

第三章　肩及上臂部周围创伤

【学习目标】

1. 掌握肩及上臂周围创伤各疾病的致病机理、诊断要点、移位特点及影像学表现及传统手法复位、夹板固定的操作要点。

2. 熟悉肩锁关节脱位、肱骨近端骨折的分型，肩关节脱位、肱骨干骨折并发症及相关处理。

3. 了解肩锁关节脱位分型、肩及上臂周围创伤手术适应证，以及相关结构损伤的病理改变。

第一节　锁骨骨折

锁骨骨折系常见损伤，占全身骨折的 5%～10%，多见于青壮年及儿童，也可见于新生儿。因锁骨呈 S 形，内侧端向凸向前而外侧端凸向后，中 1/3 段正是前凸后凹的移行部，锁骨从此处由棱柱形变为扁平形，此处锁骨的直径较小，肌肉、韧带附着少，是锁骨力学最薄弱的位置，故锁骨中段骨折最为常见。参与强对抗性体育运动员（如篮球、冰球、足球等）、高危工作的工人（如建筑工、高空作业者、煤矿工等）、交通事故时暴力撞击致伤者，都是本病的易发人群。本病属于中医学"骨折病"范畴。

一、致病机理

新生儿锁骨骨折多由产伤引起。青壮年锁骨骨折常由较严重暴力造成，锁骨内侧段骨折常由直接暴力造成，而外侧段骨折可由肩部受向下撞击伤力造成。严重暴力可并发锁骨下血管挫伤，或使肩胛骨撞击胸壁，引起肋骨骨折，应予以重视以免漏诊。直接和间接暴力均可导致锁骨骨折，以间接暴力多见。

（一）直接暴力

暴力直接击打锁骨造成骨折，多为横断型或粉碎性骨折，移位严重时可刺破皮肤形成开放性骨折，也可以损伤其下方的血管、神经及肺尖部。新生儿及儿童锁骨骨折多为青枝骨折。

（二）间接暴力

跌倒时患者肩部、肘部或手掌撑地，暴力经肩锁关节传至锁骨而发生骨折，骨折多见于锁骨中外 1/3 处，以短斜型为多见，骨折内侧端受胸锁乳突肌的牵拉向后上方移位，外侧端受重力及胸大肌牵拉向前下移位（图 3-1）。锁骨骨折特殊姿势（图 3-2）。

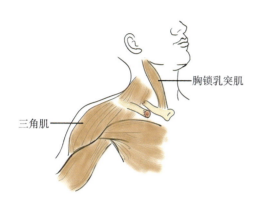 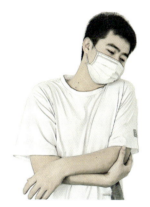

图 3-1　锁骨骨折典型移位　　　　图 3-2　锁骨骨折特殊姿势

二、诊查要点

锁骨骨折有肩部外侧着地或手掌撑地或暴力击打史，新生儿有产伤史。严重暴力致伤时，应注意检查是否合并气胸、神经、血管损伤。合并锁骨下血管损伤者，可见患肢血液循环障碍，桡动脉搏动减弱或消失。合并臂丛神经损伤者，可见患肢麻木，感觉和反射均减弱，出现相应的神经损伤症状。

（一）症状

1. 疼痛和肿胀　因骨的连续性断裂，轻微外力可以导致骨折部位疼痛，局部出血形成血肿导致肿胀及瘀斑，锁骨上窝、下窝变浅或消失。

2. 活动受限　伤侧不能用力上举和后伸。

（二）体征

1. 压痛、骨擦音及局部畸形　按压骨折部位可有明显压痛，扪及骨擦音，骨折断端处可见异常凸起，幼儿青枝骨折畸形不明显，常易贻误诊断，但活动患肢或压迫锁骨时，如穿衣、上提其手或从腋下托起时，会因疼痛加重而啼哭。

2. 特殊体位　患者常以健侧手掌托起患侧肘部，患肩下垂并向前、内倾斜，以减轻上肢重量牵拉而引起的疼痛，头向患侧倾斜，下颌偏向健侧，以便使胸锁乳突肌松弛而减少疼痛。

3. 畸形　患者锁骨上窝、下窝变浅或消失，严重者出现皮下瘀斑，骨折处异常隆起。由于患儿缺乏自诉能力，锁骨部皮下脂肪丰满，故畸形多不严重，尤其是青枝骨折，临床症状不明显，易漏诊，但活动患肢或压迫锁骨时，如穿衣、上提其手或从腋下托起时，会因疼痛加重而啼哭。

三、临床分型

锁骨骨折根据解剖部位可分为外 1/3 骨折、中 1/3 骨折、内 1/3 骨折，不同部位的骨折合并损伤及治疗方法有所不同。

四、辅助检查

（一）X 线检查

大部分锁骨骨折予以 X 线检查即可确诊，不同锁骨骨折有以下表现：①青枝型骨折：多发于儿童，移位不显著者可无阳性影像学表现，部分患者表现为锁骨上皮质断裂，下缘凹折成角，不发生错位，若于伤后 5～10 天复查摄片，可见骨痂形成。②错位型骨折：强大暴力使骨折端分离、错位、重叠或成角，表现为典型的、骨折内侧端向后上方移位，外侧端向前下移位。③粉碎型骨折：远折端向内移位时可使碎骨片由水平变为直立，极易刺破锁骨下动脉或压迫神经引起症状。

（二）CT 检查

对于 X 线诊断不清晰的隐匿骨折或考虑病理性骨折，可行 CT 检查以明确诊断，能清楚地显示骨折的部位和移位的程度，尤其对外侧段关节面骨折的显示优于 X 线检查。对于锁骨骨折怀疑合并血管损伤者，CT 血管造影对诊断损伤的部位及性质有帮助（图 3-3）。

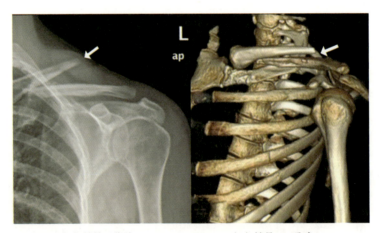

（a）锁骨正位片　　（b）锁骨 CT 重建

注：X 线平片（左图）显示左锁骨中段骨折，断端重叠并向头侧成角移位；CT 三维重建（右图）锁骨骨折的影像学表现。

图 3-3　左锁骨中段骨折影像学表现

（三）MRI 检查

对于 X 线及 CT 都显示不清但症状明显的隐匿性骨折，MRI 有无法比拟的优势。此外，MRI 还可以评估软组织、肌肉、神经及韧带的损伤。

五、鉴别诊断

有移位的锁骨外 1/3 骨折需要与肩锁关节脱位相鉴别，两者均可出现肩外侧肿胀、疼痛的临床表现，若损伤合并喙锁韧带损伤，可出现琴键征等阳性体征。但锁骨骨折触诊有骨擦感，存在特殊体位，结合 X 线片可予以鉴别。需注意的是，锁骨外 1/3 骨折常合并喙锁韧带损伤，可拍摄双侧应力 X 线片。患者取坐位或站立位，双手腕部各悬挂一个 3～5kg 的重物，然后拍摄双肩正位片。若患者喙锁韧带断裂，则 X 线片显示为骨折移位加大，并且喙突与锁骨之间距离增宽。

六、治疗方案

新生儿产伤仅需肩部制动 1～2 周，不需要手法整复及外固定，幼儿无移位或青枝骨折可用三角巾悬吊患肢，有移位的以重叠移位多见，大部分锁骨骨折可以保守治疗。

（一）中药治疗

按三期辨证结合个人体质用药，初期治以活血化瘀，消肿止痛，内服血府逐瘀汤加减，外敷接骨止痛膏；中期治以接骨续筋，补益气血，内服续骨活血汤加减，外敷接骨续筋药膏；后期治以补肝肾、强筋骨，内服六味地黄丸，外敷坚骨壮骨膏。

（二）西药治疗

锁骨骨折经过固定后一般疼痛并不剧烈，轻度疼痛一般选择对乙酰氨基酚或 NSAIDs（非甾体抗炎药），中度疼痛宜选用弱阿片类，有曲马多、可待因，重度疼痛宜选用强阿片类，有吗啡、羟考酮、芬太尼类、哌替啶等。

（三）手法整复

患者坐位，挺胸抬头，双手叉腰，助手将膝部顶住患者胸背部正中，双手握两肩外侧逐渐牵引，使患者挺胸伸肩，以纠正重叠移位。术者位于患者身前，用挤按手法矫正重叠移位（图 3-4）。

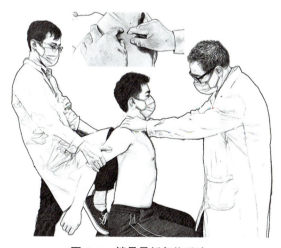

图 3-4　锁骨骨折复位手法

（四）固定方法

1. 固定原则

（1）嘱患者保持双手叉腰、抬头挺胸，以防复位后的骨折端重新移位。移位明显者，可根据移位情况在骨折部位放置固定垫固定。

（2）如患者上肢有麻木感，桡动脉搏动减弱或消失，表示腋部神经、血管受压，应立即调整固定的松紧度，直至症状解除为止。

（3）儿童有移位骨折一般固定2～3周，成人固定4周，粉碎骨折者固定6周。

2. 固定方式

（1）横"8"字绷带固定法　嘱患者保持挺胸伸肩体位，先于患者双腋下各放置棉垫，以防腋部血管、神经受压，将绷带从患侧肩后经腋下，绕过肩前上方，斜向健侧腋下，绕过健侧肩前上方，斜绕回患肩腋下，重复包绕8～12层，包扎完成后，用三角巾悬吊患肢于胸前（图3-5）。

（2）斜"8"字绷带固定法　嘱患者保持挺胸伸肩体位，先于患者双腋下各放置棉垫，用绷带从患侧肩部经肩前方绕过腋下至肩后回至肩上方，横过胸前，绕过对侧腋下，横过背部，绕回至患侧肩上、前方，如此反复包绕8～12层，包扎完成后，用三角巾悬吊患肢于胸前。

（3）双圈固定法　将两个固定棉圈分别套在两侧肩部，骨折复位后，从背后紧拉固定圈，用短布带将两固定圈的后下部紧紧扎住。用另一条短布带扎住两圈的后上部，用长布带在胸前缚住两圈前方。最后在患侧腋窝部的圈外再加缠棉垫1～2个，加大肩外展，利用肩下垂之力，维持骨折对位。

（4）锁骨固定带固定法　锁骨固定带由无延伸性的材料制成，具有良好的固定效果，适用于减轻锁骨压力，限制肩部的向前、向下运动，对锁骨骨折固定、促使愈合有明显的疗效（图3-5）。

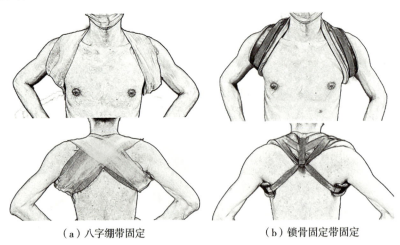

（a）八字绷带固定　　　（b）锁骨固定带固定

图3-5　锁骨骨折固定方法

（五）手术治疗

1. 手术适应证　大部分锁骨骨折采用保守治疗即可获得满意疗效，其手术相对适应证：①开放性骨折。②合并锁骨下血管、神经损伤，经观察或保守治疗无效甚至症状加重。③同一肢体多发骨折或全身多发骨折，可选择手术。④浮肩损伤、锁骨骨折伴同侧肩峰不稳定性骨折。⑤整复后断端畸形明显或骨折端刺激皮肤，考虑可能形成潜在开放性骨折。⑥骨折不愈合，重叠移位大于 3cm，影响上肢功能的骨折。

2. 手术方式　锁骨骨折手术方式较多，对于横形骨折、青少年可选择弹性钉，成人可选择髓内钉、粉碎型及长斜形选择钢板内固定。在骨折愈合前，避免患肢过早、过度负重，避免内固定失效及断裂。

七、预防调护

早期可做手指、腕、肘关节屈伸功能锻炼，中期可循序渐进做肩部功能活动，以被动活动为主，待骨折愈合后，主被动逐渐增加，在医生的指导下有序进行，避免粗暴锻炼产生新的损伤。固定早期维持双肩后伸状态，睡眠时可在肩胛间垫一个薄垫，利于骨折复位维持，同时要注意防止腋窝及骨折处受压，注意观察手指的末梢血运及感觉，如有症状及时调整绷带的松紧度。骨折中后期阶段，骨折断端相对稳定，可行局部手法治疗，防止粘连形成而影响肩关节活动。

（梁卫东　杨文龙）

第二节　肩胛骨骨折

肩胛骨骨折包括肩胛盂、肩胛颈、肩胛体、肩胛冈、肩峰、喙突的骨折，由于肩胛骨血液供应丰富，因此骨折容易愈合。肩胛骨骨折临床较为少见，占肩部骨折的 3%～5%，占全身骨折的 0.5%～1%，多见于中青年，男性多于女性。由于肩胛骨骨折常伴发其他急诊外伤，因此容易漏诊，对于上肢高能量损伤患者更应该引起重视。本病属于中医学"骨折病"范畴。

一、致病机理

肩胛骨体部骨折多由钝性打击或直接暴力所致，也有报道显示由电击伤及癫痫发作引起；肩胛颈骨折多由前侧或后侧肩部打击，或臂伸展摔倒时肱骨头对肩胛盂撞击所致；肩胛盂窝骨折多见于肱骨头横向撞击，盂唇骨折多见于肱骨头对肩胛盂前侧或后侧撞击；肱骨头脱位撞击可导致喙突骨折；肩峰撕脱骨折多由三角肌和斜方肌牵拉所致。多发创伤患者，肩胛骨骨折往往伴胸部结构损伤，可以合并多发肋骨骨折、气血胸、肺挫伤，也可以合并锁骨骨折形成浮肩损伤。间接暴力可导致肩关节前、后脱位而引起肩胛盂唇骨折（骨性 BanKart 损伤），引起肩关节不稳定。

二、诊查要点

患者有明确肩胛部打击史或复合性暴力外伤史。伤后肩胛部疼痛、肿胀，可见皮下瘀斑，肩部活动受限，尤其是患肢外展、上举功能受限；查体可扪及骨擦音，移位严重可见明显畸形；暴力伤时可合并多发肋骨骨折，引起气、血胸及呼吸障碍。患者常以健侧手托着患侧肘部，以固定保护患肢，减轻由于患侧肢体重量作用引起的疼痛。局部明显压痛，直接暴力引起者可有皮肤擦伤、挫伤或瘀斑。

三、临床分型

肩胛骨骨折按部位分型，可分为肩胛体骨折（H）、肩盂边缘骨折（E）、肩盂骨折（D）、肩胛骨解剖颈骨折（F）、肩胛骨外科颈骨折（G）、肩峰骨折（C）、喙突骨折（A）、肩胛冈骨折（B）（图3-6）。

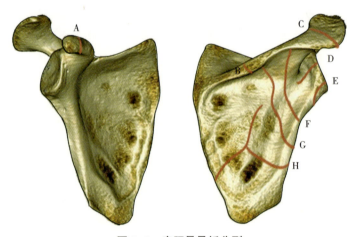

图 3-6　肩胛骨骨折分型

四、辅助检查

（一）影像学检查

肩胛骨与胸壁重叠，X线检查应包括肩胛骨平面的前后位、侧位及腋位等，如X线片显示不清，可考虑行CT检查。CT检查及三维后处理技术可以了解骨折的移位特点及相关损伤（图3-7），包括肋骨骨折、气血胸情况、是否伴有肺部挫伤，还可以了解有无浮肩损伤。MRI检查则可较好地评估肌腱、韧带及软组织损伤。

（二）神经电生理检查

肩胛颈骨折可伤及肩胛上神经，通过肌电图（EMG）检查可以确定支持冈上肌、冈下肌的肩胛上神经是否损伤。

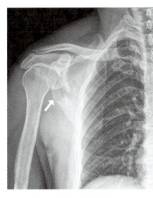 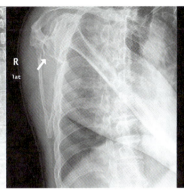 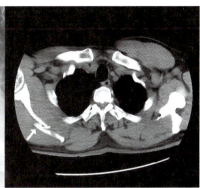

（a）右肩关节正位　　　　（b）右肩胛骨侧位　　　　（c）肩胛骨 CT

注：肩胛骨骨折 X 线平片即可确诊，右肩胛骨下缘外上侧可见骨皮质中断，断端稍错位；对诊断困难者可借助于 CT 扫描，同时注意有无肺部损伤。

图 3-7　右肩胛骨骨折影像学表现

五、治疗方案

由于肩胛骨被肌肉、筋膜紧紧包裹，骨折移位多不明显。无移位或移位不严重的肩胛骨体部骨折可行保守治疗，以三角巾悬吊患肢减少疼痛刺激。

（一）中药治疗

按三期辨证结合个人体质用药，初期治以活血化瘀，消肿止痛，内服活血止痛汤加减，外敷接骨止痛膏；中期治以接骨续筋，补益气血，内服续骨活血汤加减，外敷接骨续筋药膏；后期治以补肝骨，壮筋骨，内服六味地黄丸，外敷坚骨壮骨膏。

（二）西药治疗

上肢骨折疼痛一般并不剧烈，轻度疼痛一般选择对乙酰氨基酚或 NSAIDs；中度疼痛宜选用弱阿片类，有曲马多、可待因；重度疼痛宜选用强阿片类，有吗啡、羟考酮、芬太尼类、哌替啶等。

（三）手术治疗

1. 手术适应证　绝大部分肩胛骨骨折采用保守治疗即可获得满意疗效，多数累及肩胛骨体部、肩胛冈及喙突的骨折常无须手术治疗，经短期制动及功能治疗后即可获得满意疗效。手术相对适应证：①移位严重的盂窝、肩胛骨体部、肩峰或肩胛冈骨折。②盂缘骨折合并肱骨头半脱位。③肩胛骨合并同侧锁骨骨折（浮肩损伤）。

2. 手术方式　肩胛颈、肩胛冈、喙突、肩峰和肩胛骨体部边缘的构造比较坚厚，可以用于骨折固定。关节盂骨折可选择 Judet 术式或改良 Judet 术式；肩胛骨体部、颈部、肩胛冈骨折可应用重建钢板固定，肩盂骨折、喙突骨折可采用拉力螺钉内固定等。合并锁骨远端骨折或肩锁关节脱位者应用钩钢板固定。

六、预防调护

肩胛骨因血液循环丰富，骨折后可较快愈合，适当制动悬吊两周后，逐渐以盂肱关节活动为主，可行钟摆样锻炼。中后期可行蝎子爬墙、手拉滑车训练以防止肩关节周围粘连。如合并多发肋骨骨折及血气胸呼吸困难者，应以多发伤治疗为主，忌食烟酒及辛辣刺激之品；合并肺部疾病，应积极治疗肺部疾病。

（梁卫东　杨文龙）

第三节　肩锁关节脱位

肩锁关节脱位是肩部常见损伤之一，多由直接暴力所致，肩锁关节脱位约占肩部损伤的12%。因为许多轻度损伤的患者没有寻求医治，所以实际发病率可能被低估。本病多发于青壮年，男性发病率是女性的5～10倍。肩锁关节不完全损伤大约是完全损伤的两倍。本病属于中医学"脱位"范畴。

一、致病机理

（一）直接暴力

肩锁关节脱位最常见的损伤机制是上肢内收时肩峰受到直接暴力，暴力推挤肩峰向内下方移位。受损顺序依次为肩锁韧带、喙锁韧带（斜方韧带、锥状韧带）、斜方肌、三角肌筋膜和周围肌肉损伤，多见于强对抗性运动及滑雪运动等（图1-5）。

（二）间接暴力

间接损伤为牵拉伤或坠落伤，常见于腕或肘部伸直位触地，暴力经肱骨头传导至肩峰，造成肩峰向上移位。此时喙锁韧带正常，但可以出现肩峰骨折和肩袖损伤。

二、诊查要点

患者有肩部着地，或手掌撑的外伤史。外伤后肩部疼痛，患肢上举或外展疼痛、活动受限。肩锁关节处压痛或畸形，琴键征阳性。

三、临床分型

肩锁关节脱位通用的分型是Rockwood分型（图3-8）。

Ⅰ型：肩锁关节挫伤，未形成肩锁关节的脱位，喙锁韧带被牵拉，可能有部分韧带纤维断裂，但两组韧带的连续性仍保持，肩锁关节稳定。影像学上肩锁关节宽度和喙锁间距正常。

Ⅱ型：肩锁韧带完全损伤，肩锁关节水平方向或前后方向存在不稳定，但锁骨外端没有相对向上移位的现象。有时喙锁韧带受到部分牵拉，可发生锁骨外端轻度上移表现。影像学上肩锁关节破裂、增宽，垂直方向上轻度分离，喙锁间距稍增大。

Ⅲ型：肩锁韧带和喙锁韧带均遭受损伤，肩锁关节发生脱位。上肢及肩胛骨下垂，表现为锁骨外端翘起。三角肌和斜方肌在锁骨的附着处可有损伤。影像学上锁骨远端相对于肩峰向上完全移位，锁骨远端高于肩峰至少1个锁骨的厚度。

Ⅳ型：肩锁韧带及喙锁韧带完全断裂，锁骨外端向后移位穿入斜方肌肉内，也称为锁骨后脱位，是较少的一种完全性脱位。影像学前后位上喙锁间距增宽，腋位片上锁骨远端向后移位。原则上需要手术复位和固定，手法复位难以成功更难以维持位置。

Ⅴ型：实际上是更为严重的Ⅲ型损伤，锁骨外翘起位于颈部的皮下。原因是锁骨外端往往插入斜方肌前缘，导致二分离骨端间的肌肉阻隔，影像学上喙锁间距增加100%～300%是其特征。改型是手术治疗的适应证，往往需要修复斜方肌前缘。

Ⅵ型：肩锁关节完全脱位，锁骨外侧端移至喙尖下缘方，喙肱肌和肱二头肌短头联合肌腱的后方，是最为少见的一种类型，影像学上锁骨远端位于肩峰下或喙突下，喙锁间距小于正常。此型脱位可能伴有臂丛或腋动脉血管的损伤，应引起重视，也是手术治疗的指证。

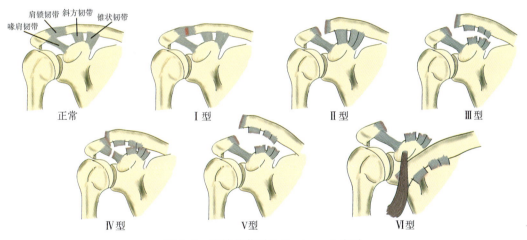

图 3-8　肩锁关节脱位 Rockwood 分型

四、辅助检查

肩锁关节脱位主要通过影像学检查辅助诊断。

（一）X 线检查

一般认为患侧喙锁间隙增宽 3～4mm 以下，说明喙锁韧带只是受到扭伤或牵拉伤。肩锁关节半脱位有时不易确诊，需拍摄健侧片进行对比，以便观察两侧肩锁关节间隙是否对称；肩锁关节脱位时，X 线片可见锁骨外端明显上移、脱位，喙锁间隙距离增宽（图 3-9）。只有增宽超过 5mm 时，才说明喙锁韧带完全性断裂。必要时拍摄应力位片以明确诊断。双侧对比 X 线片有助于发现异常。应力位片：患肢腕关节处绑 3～5kg 重物，在应力作用下，患者肩锁关节可出现较明显的移位。

（二）CT 检查及三维重建

CT 检查显现相邻结构是否有创，包括锁骨、肩峰、喙突或肩胛骨及肋骨骨折。CT 三维重建还可以显示锁骨远端的移位方向，对于区别Ⅲ型及Ⅳ型有确诊意义。

（三）MRI 检查

MRI 可显示肩锁关节面、韧带损伤，也可以显示喙锁韧带损伤，可以鉴别肩锁关节创伤性关节炎或肩锁关节新鲜损伤。

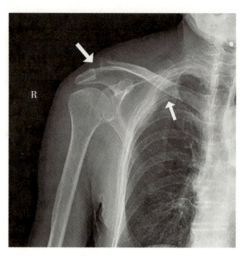

注：右侧肩锁关节间隙可见明显增宽，锁骨未见明显骨折，右上侧多根肋骨可见中断，提示肋骨骨折。

图 3-9　右肩锁关节脱位 X 线表现

五、治疗方案

针对肩锁关节脱位分型采用相应治疗策略：①Ⅰ型：对症处理，吊带固定一周后，逐渐行肩关节锻炼。②Ⅱ型：吊带固定 1～2 周后，逐渐行肩关节功能锻炼。③Ⅲ型：原则上以保守治疗为主，吊带固定两周后，逐渐行肩关节功能锻炼，但对投掷运动员或球类运动员推荐手术治疗以尽快恢复肩关节功能。④Ⅳ、Ⅴ型：首选手术治疗，包括肩锁骨固定、喙锁间固定、韧带修复或重建。

（一）中药治疗

按三期辨证结合个人体质用药，初期治以活血化瘀，消肿止痛，内服活血止痛汤加减，外敷接骨止痛膏；中期治以接骨续筋，补益气血，内服续骨活血汤加减，外敷接骨续筋药膏；后期以补肝骨、壮筋骨，内服六味地黄丸，外敷坚骨壮骨膏。

（二）西药治疗

上肢骨折疼痛一般并不剧烈，轻度疼痛一般选择对乙酰氨基酚或 NSAIDs；中度疼痛宜选用弱阿片类，有曲马多、可待因；重度疼痛宜选用强阿片类，有吗啡、羟考酮、芬太尼类、哌替啶等。

（三）手法整复

患者取坐位，患侧肘关节屈曲 90°，术者一手将患肘沿肱骨纵轴上推，另一手将锁骨外端向下按压即可复位（图 3-10）。

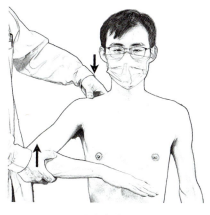
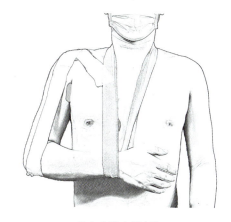

（a）复位手法　　　　　　　（b）布胶布固定法

图 3-10　肩锁关节脱位复位和固定方法

（四）固定方法

复位后，屈肘 90°，将高低压垫置于肩锁关节的前上方，另取 3 个棉垫，分别置于肩锁关节、肘关节背侧及腋窝部，用宽 3～5cm 的胶布自患侧胸锁关节下，经锁骨上窝斜向肩锁关节处，顺上臂背侧向下绕过肘关节反折，沿上臂向上，再经肩锁关节处，拉向同侧肩胛下角内侧固定（图 3-10），亦可取另一条宽胶布重复固定 1 次。固定时，术者两手始终保持纵向挤压力，助手将胶布拉紧固定，固定时间 5～6 周。

（五）手术治疗

1. 手术适应证　对于 Rockwood 分型 Ⅳ、Ⅴ、Ⅵ 型急性损伤应早期手术以减轻症状，改善功能。手术应强调喙锁韧带的重建和加强，同时进行锁骨远端切除，尤其对于 Ⅵ 型损伤，切除锁骨远端可以简化复位。

对于陈旧性 Ⅲ 型以上的肩锁关节脱位，目前认为治疗方法与急性 Ⅳ 型肩锁关节脱位相同。

2. 手术方式　治疗肩锁关节脱位的手术方法大致可以分为肩锁关节内固定，喙锁固定与韧带重建，锁骨远端切除，动力肌肉移位等。

六、预防调护

肩锁关节属微动关节，损伤后治疗康复以韧带修复为主，适当固定后可行康复锻炼，损伤初期以吊带固定 1～2 周，以减少疼痛刺激，初期以手指、肘腕关节功能锻炼为主，两周后逐渐以肩部活动为主，主被动结合，循序渐进以防止肩关节粘连。手术患者需待韧带愈合后逐渐行投掷动作，韧带愈合后钢板内固定可在半年内取出。

（梁卫东　杨文龙）

第四节 肱骨近端骨折

肱骨近端骨折是指肱骨外科颈及其以上部位的骨折，通常包括肱骨外科颈、大小结节、解剖颈或肱骨头骨折，其中以肱骨外科颈骨折最为多见，约占全身骨折的 45%，最常见于老年女性。本病属于中医学"骨折病"范畴。

一、致病机理

直接暴力和间接暴力均可导致肱骨近端骨折。直接暴力多为高能量损伤，可伴有明显的移位，粉碎骨折或其他损伤，臂丛神经及腋动脉穿过腋窝，骨折产生移位可合并神经血管损伤。间接暴力多为低能量损伤，多见于摔倒后手部撑地，暴力沿前臂传导至肩部，由于肱骨外科颈为应力上的薄弱点，导致肱骨外科颈骨折。肱骨外科颈骨折容易合并肩袖、肱三头肌长头腱及肩关节滑囊损伤，引起肩关节功能障碍。

二、临床分型

（一）肱骨近端骨折 Neer 分型

国际上通用的 Neer 分型，将肱骨近端分为四部分，肱骨头、大结节、小结节、肱骨干，如果某一部分骨块相对于肱骨头的移位超过 1cm 或成角＞45°，即认为这一部分的骨块具有明显的骨折移位，可将其计算为 1 部分骨折（图 3-11）。

（二）肱骨外科颈骨折分型

肱骨外科颈骨折为肱骨近端骨折最常见类型，骨折类型取决于受伤时肩部所处的位置，又可以将其分型为裂纹骨折、嵌插骨折、外展型骨折、内收型骨折、骨折合并肩关节脱位（图 3-12）。

1. 裂纹骨折 肱骨近端受到暴力较轻，仅造成大结节骨裂与外科颈骨折，骨折多系膜下，大多无移位。

2. 嵌插骨折 跌倒时手掌或肘部着地，暴力较小或上臂外展内收不明显，暴力沿上肢向上传达发生骨折，断端互相嵌插。

3. 外展型骨折 跌倒时手掌或肘部着地，上臂呈外展位受伤，间接暴力导致断端的外侧嵌插内侧分离，也可导致断端重叠移位，骨折端位于近端的内侧，多向前内侧突起成角，也可伴有肱骨大结节撕脱骨折。

4. 内收型骨折 上臂内收位撑地，间接暴力致骨折远端呈内收位，近端呈外展位，断端外侧分离而内侧嵌插，致骨折远端向外侧移位或重叠移位。向外侧凸起成角。

5. 肱骨外科颈骨折合并肩关节脱位 外展外旋暴力传至肱骨近端，骨折暴力继续作用于肱骨头导致肩关节前脱位，近端关节面向内下，骨折面向外上，远端位于近端的外侧，此型损伤治疗不当易导致肩关节严重的功能障碍。

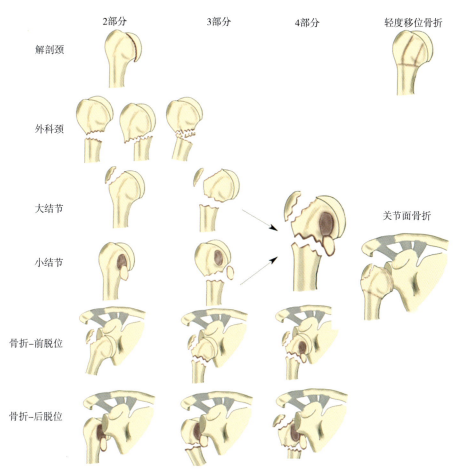

图 3-11 肱骨近端骨折 Neer 分型

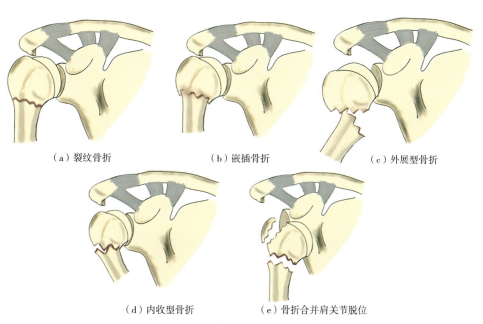

图 3-12 肱骨外科颈骨折分型

三、诊查要点

患者有明确手掌或者肩肘着地史、肩部外力击打史。

（一）症状

肩部疼痛、肿胀，肩关节活动受限，上肢不能抬举，可表现健肢抱住患肢，紧贴胸壁。由于肩部肌肉丰富，畸形常不明显。

（二）体征

肩关节伤后 24～48 小时可见青紫色瘀斑，常闻及骨摩擦音，假关节活动，肱骨近端环形压痛，患肢纵向叩击痛。

（三）并发症

1. 神经损伤 肱骨近端骨折并发神经损伤的发病率高于单纯脱位的病例，神经损伤以腋神经损伤最为常见，其次为肩胛上神经。医生应检查肩外侧皮肤感觉，但无特异性。

2. 血管损伤 如果肱骨外科颈骨折远端向内侧移位，可能伤及腋动脉，患肢血液循环障碍，桡动脉减弱或消失。

3. 血气胸 严重暴力导致骨折合并肩关节脱位伴肋骨骨折，应注意患者呼吸情况判断是否合并血气胸。

四、辅助检查

肱骨近端骨折一般通过影像学检查即可诊断。

（一）X 线检查

常用投照体位包括肩关节正位片、肩胛骨切线位片及腋位片。内收型骨折可见外侧皮质分离，内侧皮质嵌插或重叠；外展型骨折可见内侧皮质分离，外侧皮质嵌插（图 3-13）。侧位片上均无明显向前或向后成角、错位改变，肱骨外科颈骨折常合并肱骨大结节骨折，表现为撕脱的蝶形骨折片。

（二）CT 检查及三维重建

CT 横断面扫描结合冠状位、矢状位及任意斜位重组，可多角度显示大结节移位、肱骨头劈裂及压缩，显示隐匿骨折及复杂骨折的移位情况，还可以了解关节盂的骨性损伤。

（三）MRI 检查

MRI 检查可显示肩袖、滑囊、肱二头长头腱、盂唇及软骨损伤，还可显示骨挫伤及肩关节周围结构的损伤。

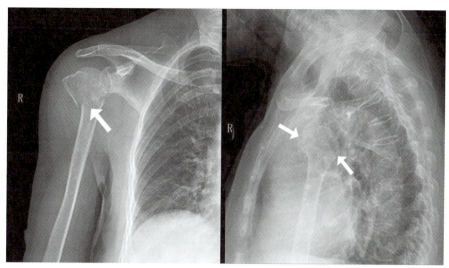

（a）右肩关节正位　　　　　　　　（b）右肩关节侧位

注：右肱骨近端见骨折线并将肱骨近端分成 2 部分（Neer Ⅱ型），断端向内侧成角移位。

图 3-13　右肱骨近端骨折 X 线表现

五、治疗方案

大多数肱骨近端骨折可采用非手术治疗。对无移位或轻度移位（＜1cm，成角畸形在 45°内）、无论几处的肱骨近端骨折（Neer Ⅰ型），均可采取非手术治疗。初期适当制动，三角巾或颈腕带悬吊、石膏或夹板固定均可。对一部分错位大于 1cm 或成角畸形大于 45°的肱骨近端骨折（Neer Ⅱ型），多数学者也主张非手术治疗，应用较多的是牵引复位固定、手法复位超肩关节夹板固定、手法复位外展架固定等。

（一）中药治疗

初期治以活血祛瘀，消肿止痛，内服可选用活血止痛汤加减，外敷消瘀止痛药膏。老年患者则因其气血虚弱，血不荣筋，易致肌肉萎缩、关节不利，故在中后期治以养气血，壮筋骨，补肝肾，还应加用舒筋活络、通利关节的药物，内服可选用接骨丹加减、外敷接骨膏等。解除固定后可选用海桐皮汤熏洗。

（二）西药治疗

上肢骨折疼痛一般并不剧烈，轻度疼痛一般选择对乙酰氨基酚或 NSAIDs；中度疼痛宜选用弱阿片类，有曲马多、可待因；重度疼痛宜选用强阿片类，有吗啡、羟考酮、芬太尼类、哌替啶等。

（三）手法整复

患者坐位或卧位，一助手用布带绕过腋窝向上提拉，屈肘 90°，前臂中立位，另一助手握患者的肘部，沿肱骨纵轴方向牵拉，纠正短缩移位。对于合并肩关节脱位者，有些可先整复骨折，再用手法推送肱骨头；亦可先持续牵引，使盂肱间隙加大，纳入肱骨头，然后整复骨折。根据不同的类型，采用不同的手法整复（图3-14）。

1. 外展型骨折 术者双手握骨折部，两拇指握于骨折近端的外侧，其他各指抱骨折远端的内侧向外捺正，助手同时在牵拉下内收其上臂即可复位。

2. 内收型骨折 术者两拇指压住骨折部向内推，其他四指使远端外展，助手在牵引下将上臂外展即可复位。

3. 向前成角畸形整复 术者拇指置于骨折部位的前侧向后按压，如成角畸形过大，还可继续将上臂上举过头。此时术者立于患者前外侧，用两拇指推挤远端，其他四指挤按成角凸出处，如有骨擦感，断端相互抵触，则表示成角畸形矫正。

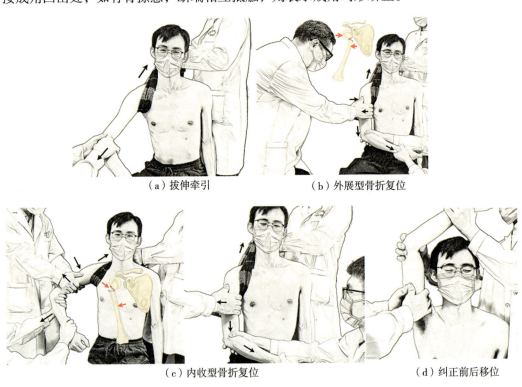

（a）拔伸牵引　　　（b）外展型骨折复位

（c）内收型骨折复位　　　（d）纠正前后移位

图3-14 肱骨外科颈骨折手法整复

（四）夹板固定

外展型骨折应使肩关节保持在内收位，在固定早期避免肩关节做外展抬举动作；对内收型骨折，在固定早期避免肩关节做内收动作，保持肩关节外展位。夹敷固定期间，注意观察手指的血运及感觉，避免筋膜间隔综合征。定期调节夹敷松紧度（图3-15）。

1. 夹板规格 夹板规格长夹板3块，下达肘部，上端超过肩部，夹板上端可钻小孔系以布带结，以便做超关节固定。短夹板1块，由腋窝下达肱骨内上髁以上，夹板的一端用棉花包裹，呈蘑菇头样，即成蘑菇头样大头垫夹板。

2. 固定方法 在助手维持牵引下，将棉垫 3～4 个放于骨折部的周围，短夹板放在内侧，若内收型骨折，大头垫应放在肱骨内上髁的上部，若外展型骨折，大头垫应顶住腋窝部，并在成角突起处放平垫，3 块长夹板分别放在上臂前侧、后侧、外侧，用 3～4 条绑带将夹板捆紧，然后用长布带绕过对侧腋下并用棉花垫打结。对移位明显的内收型骨折，除夹板固定外，尚可配合皮肤牵引 3 周。肩关节置于外展前屈位，其角度视移位程度而定。

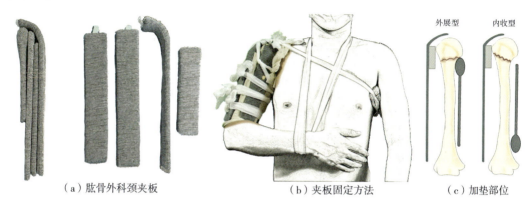

（a）肱骨外科颈夹板　　（b）夹板固定方法　　（c）加垫部位

图 3-15　肱骨外科颈骨折夹板固定方法

（五）功能锻炼

损伤早期应消肿止痛，可给予间歇冰敷，待肿胀渐消后，可局部理疗。早期患者可握拳，屈伸腕肘关节。待骨折初期稳定后，因关节局部粘连，鼓励患者肩关节锻炼，早期以被动为主，骨折稳定后，可主被动相结合，以主动训练为主，功能锻炼在术者指导下循序渐进，切忌暴力导致新的损伤。

（六）手术治疗

对严重的粉碎骨折，若患者年龄过大、全身情况很差，可采用保守治疗，如三角巾悬吊。粉碎骨折手法复位很难成功，即使复位也不易使骨折端稳定，应采用手术方法治疗。

1. 手术适应证　①有移位的外科颈两部分骨折。②移位明显的肱骨大结节骨折，移位超过 5mm 以上。③有移位的 3 部分骨折。④年轻患者，有移位的 4 部分骨折。⑤肱骨近端骨折合并肩关节前脱位。

2. 手术方式　手术方式包括经骨缝合固定、经皮克氏针固定、髓内钉固定、钢板内固定，术中注意修复肩袖。术后 4～6 周开始做肩关节主动活动。对青壮年的严重粉碎骨折，估计切开复位难以内固定时，可做尺骨鹰嘴外展位牵引，辅以手法复位、小夹板固定。注意牵引力量不宜过大，避免过度牵引。6～8 周后去除牵引，继续用小夹板固定并开始做肩关节活动。

六、预防护理

早期先让患者行手指、腕关节屈伸、握拳，再行肘关节屈伸，2～3周待骨折初步稳定后练习肩关节各方向活动，以被动活动为主，活动范围应循序渐进。4～6周后待骨折断端稳定后，可去除外固定。主被动锻炼相结合，可以进行蝎子爬墙、手拉滑车等训练；亦可配合中药海桐皮汤熏洗，手法治疗以松解粘连，促进气血运行，恢复肩关节功能。对老年患者，切忌使用粗暴手法导致新的损伤。

（梁卫东　杨文龙）

第五节　肩关节脱位

肩关节是人体最常发生脱位的关节，占全部脱位的50%。根据脱位后肱骨头位置的不同，可分为前脱位、后脱位、下脱位，其中95%为前脱位，其次为后脱位，而下脱位比较罕见。肩关节脱位好发于20～50岁男性患者。本病属于中医学"脱位"范畴。

一、致病机理

（一）直接暴力

外力直接撞击导致肩关节向前或向后脱位，临床较少见。若患者外伤时上肢处于完全外展上举位，直接暴力沿肱骨轴线向远端传导，导致肩关节下方关节囊撕裂、肩关节下脱位。

（二）间接暴力

1. 肩关节前脱位　患者侧向跌倒，手掌着地，患肢处于外展、外旋体位，暴力由手掌沿上肢传至肱骨头，肱骨头冲破肩关节前方关节囊后，滑下喙突下间隙，形成喙突下脱位；若暴力继续传达，肱骨头被推向锁骨下方形成锁骨下脱位；若暴力强大，肱骨头可冲破肋间隙进入胸腔，形成胸腔内脱位；受伤时上肢高举，肩关节处于外展外旋后伸位，此时肩峰阻挡肱骨大结节形成杠杆作用，肱骨头向前下方冲破关节囊，形成盂下脱位（图3-16）。当肩关节前脱位时，关节盂前缘撞击导致肱骨头后外侧关节面，可能导致肱骨头后内侧压缩骨折，即Hill-Sachs损伤。

2. 肩关节后脱位　肩关节于内收、内旋、屈曲位受到高能量创伤是肩关节后脱位最常见的原因，癫痫发作、电击伤时，导致肩关节肌肉强烈痉挛收缩，内外旋肌群失衡导致肱骨头冲破后方关节囊，向后侧脱出（图3-16），也是导致肩关节后脱位的常见原因，而当肩关节后脱位时肱骨头前内侧关节面撞击肩关节盂后缘，可能导致肱骨头前内侧部位骨折，即反Hill-Sachs损伤。

3. 肩关节下脱位　又称锁定性肩关节下脱位（图3-16），跌倒时上肢过度外展、上举时遭受暴力，肱骨颈与肩峰相顶撞，并促使后者称为支点，致肱骨头自关节囊下方凸出，或被锁于盂窝下，此时上臂固定于外展、上举位置，形成肩关节下脱位。受伤时患侧上肢置于过度外展及上举位，肩峰外侧成为肱骨近端支点，通过杠杆作用，肱骨头从肩关节下方关节囊脱出，并被锁定于肩胛骨关节盂窝之下，同时由于肩袖的过度收缩可导致肱骨大结节撕脱性骨折（图3-16），或肩袖止点撕脱性损伤。

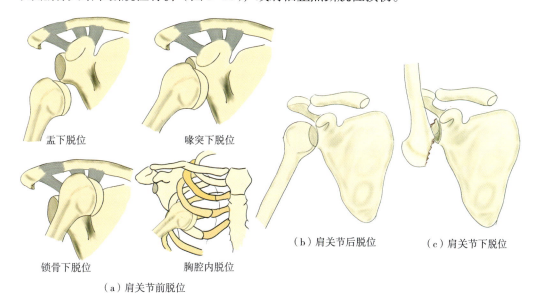

图3-16 肩关节脱位类型

二、诊查要点

患者有直接暴力击打或手掌撑地或肩关节外展外旋位受伤，也可有癫痫发作史或电击伤病史（后脱位常见）。

（一）症状

患者疼痛肿胀，关节活动受限，健侧手掌扶持患肢前臂，头倾向患侧以减少肌肉牵拉。肩关节下脱位则上臂固定于外展、上举位。

（二）体征

1. 肩关节前脱位 ①方肩畸形：肱骨头从盂脱位后，肩关节失去原有的浑圆轮廓，形成方肩畸形。②弹性固定：上臂保持固定轻度外展前屈位。③关节盂空虚：触诊肩峰下有空虚感，可在腋窝、喙突、锁骨下或盂下触及肱骨头。④肩关节前脱位搭肩试验、直尺试验阳性。

2. 肩关节后脱位 ①肩关节前方较健侧平坦，喙突突出明显，肩后方压痛阳性。②上肢呈内收或中立内旋位，外展、外旋受限。③后方不稳定时肩关节急冲试验阳性，但搭肩试验常阴性及活动受限不如前脱位明显，因此容易漏诊。

3. 肩关节下脱位 ①特殊畸形：上臂过度外展上举、屈肘，前臂及手置于头顶，呈典型的"少先队队礼"姿势。②腋下及胸壁瘀血，腋窝处饱满，皱褶消失，可触及肱骨头。③开放性脱位患者肱骨头甚至可暴露于伤口外。④肩关节外侧皮肤感觉丧失或减退。⑤肩关节处于固定位置并引起剧烈的疼痛。

（三）并发症

1. 肩袖损伤 肩袖是由冈上肌、冈下肌、小圆肌、肩胛下肌的腱性部分组成的鞘状结构，具有保持盂肱关节稳定、维持上臂各种姿势和完成各种运动的功能。肩关节脱位易导致肩袖附着点的撕裂伤，常见冈上肌、冈下肌的肌腱撕裂，肩袖损伤可影响肩关节功能。

2. 大结节骨折 大结节为肩袖的附着点，肩关节脱位因大结节与关节盂发生撞击导致骨折形成，肩袖的收缩导致大结节撕脱移位的形成，通常大结节骨块在肩关节复位后也一并复位，如移位明显，可考虑手术治疗。

3. 肱二头肌长头腱滑脱 肩关节脱位时，肱二头肌长头腱从结节间沟滑出，位于肱骨头与关节盂之间阻挡复位。如闭合复位不能成功，要考虑二头肌腱阻挡，不可强行复位以免形成新的损伤，必要时可在麻醉下复位解除肱二头肌腱阻挡。

4. 神经血管损伤 肩关节急性前脱位，会导致腋神经及臂丛神经牵拉伤。腋神经损伤，会导致三角肌瘫痪，形成方肩畸形；臂丛神经损伤，会导致相应的肌肉瘫痪及神经支配感觉功能障碍；血管损伤多为挤压伤，动静脉压迫会导致末梢缺血缺氧等循环障碍，关节复位压迫解除后血液循环障碍可较快恢复。

5. 肱骨外科颈骨折 部分肩关节前脱位患者有隐匿的外科颈骨折，中老年患者肩关节脱位整复前，建议行常规 CT 检查及三维重建以了解是否有隐匿的外科颈骨折。避免整复形成移位性外科颈骨折，如合并移位的外科颈骨折，手法整复很难复位，建议手术切开复位内固定，以免形成新的损伤。

6. 关节盂缺损及周围关节囊韧带复合体损伤 肩关节反复脱位不仅影响患者生活质量，而且在脱位过程中，肱骨头与前下方关节盂撞击可导致前下关节囊韧带复合体损伤（Bankart 损伤），甚至关节盂骨缺损（骨性 Bankart 损伤）。同时，在反复脱位过程中，部分患者肱骨头后外侧与肩胛盂撞击会产生对应的骨性损伤（Hill-Sachs 损伤）。

三、临床分型

肩关节脱位根据肱骨头移位的方向，可分为前脱位、后脱位、下脱位。肩关节脱位按脱位时间和次数分类，分为新鲜性、陈旧性和习惯性脱位：①新鲜性脱位：指时间在 3 周以内的脱位。②陈旧性脱位：指因处理不及时或不当，时间超过 3 周的肩关节脱位。因其脱位软组织大量粘连，复位较为困难。③习惯性脱位：指首次外伤性脱位治愈后，在特定体位或较小的外力（如乘车拉扶、穿衣伸手入袖、伸懒腰等）作用下，肩关节再次发生脱位称为习惯性肩关节脱位。

四、辅助检查

(一) X 线检查

肩关节正侧位 X 线平片，可诊断大部分肩关节脱位（图 3-17）。肩胛骨"Y"位可显示肱骨头移位的方向，肩关节后脱位可有典型的"灯泡征"，如 X 线发现盂肱关节间隙改变建议行进一步检查。

(二) CT 检查及三维重建

CT 检查结合三维重建等图像后处理技术可显示肱骨头移位的方向，确定大结节骨折的移位方向，显示肱骨解剖颈或外科颈隐匿性骨折，同时还可显示盂唇的 Bankart 损伤。

(三) MRI 检查

MRI 检查可评估肩袖及软骨损伤，也可显示关节囊、韧带、盂唇的损伤。

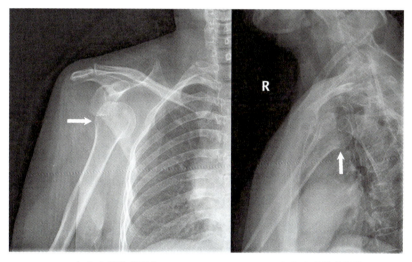

（a）右肩关节正位　　　　　（b）右肩关节侧位

注：右侧肩关节盂空虚，肱骨头向前下内侧移位，位于喙突下方，为肩关节喙突下前脱位。

图 3-17　肩关节前脱位 X 线表现

五、治疗方案

(一) 中药治疗

新鲜脱位，早期治以活血祛瘀，消肿止痛，内服活血止痛方加减，外敷消肿止痛膏；中期肿痛渐消，治以舒筋活血，强筋壮骨，内服壮筋养血汤加减，外敷舒筋活络膏；后期体质虚弱，可内服八珍汤加减。习惯性脱位，考虑肝肾不足，口服健步虎潜丸。各种并发症随症用药。合并骨折，按骨折三期辨证用药；合并神经损伤，可用地龙、僵蚕、全蝎等以加强祛风通络之功；合并血管损伤，可用当归四逆汤加减促进活血祛瘀。

（二）西药治疗

上肢骨折疼痛一般并不剧烈，轻度疼痛一般选择对乙酰氨基酚或NSAIDs；中度疼痛宜选用弱阿片类，有曲马多、可待因；重度疼痛宜选用强阿片类，有吗啡、羟考酮、芬太尼类、哌替啶等。疼痛明显，口服非甾体消炎药；合并神经损伤者可服用营养神经药物，如甲钴胺片，每次1片，每日3次。

（三）手法复位

X线确定肩关节脱位后，若肱骨近端疑似骨折，应尽快完善CT检查及三维重建，以了解是否合并隐匿性骨折，避免因手法整复导致骨折移位加重，甚至引起肱骨解剖颈或肱骨近端骨折移位而加重患者的损伤，手法整复忌用暴力，以轻柔、稳、巧为宜，中老年患者建议麻醉下整复（图3-18）。

1. 肩关节前脱位手法整复

（1）手牵足蹬法　患者仰卧于地面，以右侧为例，术者立于患侧，双手握住患者手腕部，右下肢伸直，用足跟部蹬于患者腋下，顺势牵引患肢1～3分钟，持续牵引后外展、外旋患肢，感觉牵引患肩处松弛后内收内旋，听到入臼声，即成功复位。

（2）拔伸托入法　患者取坐位，第一助手立于患者健侧肩后两手环抱固定患者胸部，第二助手一手握患侧肘部，一手握患肢前臂，外展、外旋患肢，同时向外下持续牵引1～3分钟。术者立于患肩外侧，两拇指压其肩峰，其余手指在腋窝处将肱骨头向外上方端拖动，同时嘱第二助手持续牵引并逐渐将患肢内收、内旋靠近胸前方，听到入臼声，即成功复位。

（3）牵引回旋法　患者坐位。术者站在患侧，一手握住患肢肘部，另一手握住腕部，患肢屈肘90°。沿上臂畸形方向持续牵引，内收、外旋上臂，肘关节贴紧胸壁至肘接近身体正中线时，内收上臂使患手搭于健侧肩前方，听到入臼声，即成功复位。

（4）椅背复位法　患者坐在靠背椅上，椅背高度平于患者腋窝部，腋窝处垫棉垫以保护腋窝处血管神经，患肢放在椅背外侧，肋部紧靠椅背，术者牵引患肢外展外旋，再逐渐内收，维持纵向牵引，再内旋屈肘，听到入臼声，即成功复位。

（5）悬吊复位法　患者俯卧床上，锁骨下垫沙袋，患肢悬于床旁，在患肢腕部绑4～5kg重物，借助重力持续牵引6～10分钟后，多可自动复位。如果未复位，术者一手固定肩胛骨上内角，另一手向内推肩胛骨外下即可复位。

2. 肩关节后脱位手法整复　可采取旋转牵引、托提推按法。患者端坐位，一助手贴扶患者后背处，术者站于患者患侧，双手环扣其腋窝，左手拇指顶按于肩胛冈后则骨性凸起，向前用力，术者双手四指向肩外上方提拉，另一助手牵引患者患侧手腕部，向远端臀后侧外展30°持续对抗牵引，同时将患侧上肢进行旋前小幅度左右摇摆，解除肩部绞索，听到入臼声，即成功复位。

3. 复位后的临床检查判断标准 ①搭肩试验阴性。②方肩畸形消失。③弹性固定消失。④腋窝下、喙突下或锁骨下触及不到空的肱骨头。⑤肩关节被动活动基本恢复正常。复位后处理复查肩关节正 Y 位，必要时复查 CT、MRI 以了解隐匿性骨折或软组织损伤。采用胸壁绷带固定，将患肢上臂保持在内收、内旋位，肘关节屈曲 60°～90°，类似搭肩试验时体位，维持 2～3 周。

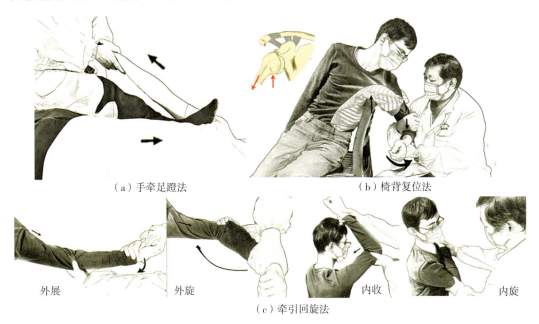

图 3-18 肩关节前脱位手法复位

（四）功能锻炼

肩关节整复后，早期可行手指、腕及肘关节功能锻炼，也可在医生的帮助下适当被动肩功能锻炼，应避免早期肩关节外展、外旋及后伸动作，去除外固定后，可做主被动肩关节康复锻炼，早期以被动为主，循序渐进，肩关节稳定后主被动活动相结合，主动活动逐渐增加。肩关节粘连，活动受限，可以手法按摩并辅以苏木煎、上肢损伤洗方外洗，进而促进肩关节功能的恢复。

（五）手术治疗

1. 手术适应证 ①闭合复位不能成功，考虑肱二头肌长头滑脱或软组织阻挡造成复位困难。②肩胛盂骨折导致肩关节不稳定，需固定肩胛盂骨块以恢复肩关节稳定。③复位后大结节骨折块移位大于 5mm。④肩袖严重撕裂伤导致肩关节复位后不稳定，需行肩袖修补术。⑤合并外科颈骨折的肩关节前脱位。⑥闭合手法复位不能成功的陈旧性肩关节脱位。

2. 手术方式 手术方式包括开放手术及关节镜手术治疗，具体包括单纯 Bankart 修复、喙突截骨转位术骨性重建、移植物骨性重建等。

六、预防调护

肩关节脱位以前脱位多见。前方脱位导致前方关节囊及相关结构损伤，故手法整复后，应避免肩关节的外展、外旋及后伸动作，待前方软组织修复后，再循序渐进行肩关节康复锻炼。患肢固定期间可行局部理疗，注意保暖，避免风寒湿邪外袭。

（梁卫东　杨文龙）

第六节　肱骨干骨折

肱骨干骨折是指肱骨外科颈以下 2cm 至肱骨髁上 2cm 范围内的骨折，约占全身骨折的 3%，骨折好发于青壮年。肱骨干上部较粗，自中下 1/3 逐渐变细，至下 1/3 逐渐成扁平状。桡神经沟位于肱骨干中下 1/3 交界处后外侧，桡神经紧贴骨干，故中下 1/3 交界处骨折易并发桡神经损伤。本病属于中医学"骨折病"范畴。

一、致病机理

肱骨干骨折多因直接暴力引起，多为横断或粉碎骨折。肱骨干骨折后，由于骨折部位肌肉附着点的不同，在不同平面的骨折就会造成不同方向的移位。肱骨干骨折分型见图 3-19。

（一）肱骨干上 1/3 骨折

上 1/3 骨折（三角肌止点以上），近端因胸大肌、背阔肌和大圆肌的牵拉而向前、向内移位。远端因三角肌、喙肱肌、肱二头肌和肱三头肌的牵拉而向上、向外移位。

（二）肱骨干中 1/3 骨折

中 1/3 骨折（三角肌止点以下），近端因三角肌和喙肱肌牵拉而向外、向前移位。远端因肱二头肌和肱三头肌的牵拉而向上移位。

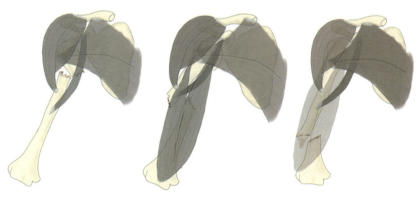

（a）肱骨干上 1/3 骨折　　（b）肱骨干中 1/3 骨折　　（c）肱骨干下 1/3 骨折

图 3-19　肱骨干骨折分型

（三）肱骨干下 1/3 骨折

肱骨下 1/3 骨折，多由间接暴力所致，呈斜形、螺旋形骨折，此处骨折易造成桡神经损伤。骨折移位可因暴力方向、前臂和肘关节的位置而异，多为成角、内旋移位。

二、诊查要点

患者多因暴力直接击打或手掌撑地所致。

（一）症状

伤后上臂局部疼痛、活动功能障碍、肿胀明显，严重者可出现张力性水疱。

（二）体征

上臂短缩或成角畸形，异常活动，可闻及骨摩擦音，有环形压痛；肱骨中下 1/3 骨折容易合并桡神经损伤，则出现腕下垂畸形、掌指关节不能伸直、拇指不能外展、手背虎口区感觉障碍。此外，还需注意有无肱动脉损伤。

三、辅助检查

（一）影像学检查

1. X 线检查　肱骨损伤常规拍摄肱骨正侧位 X 线平片即可，影像应至少包括一段关节。对于骨折范围较大者，应同时包含肩关节及肘关节，以了解骨折与关节面的关系。X 线平片可了解骨折部位及移位特点（图 3-20）。

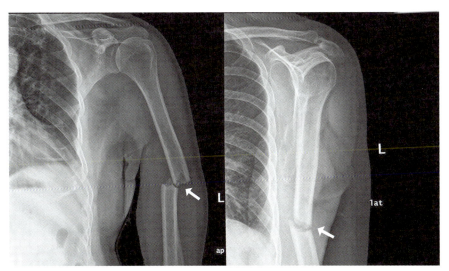

（a）左肱骨正位　　　　　　（b）左肱骨侧位

注：左侧肱骨中段骨折，断端分离、错位并成角。

图 3-20　左肱骨中段骨折 X 线表现

2. CT 检查 对于粉碎性骨折欲了解骨折碎片的情况，可行患侧肱骨 CT 平扫及 CT 三维重建以明确骨折碎片的位置关系及损伤情况。CT 血管造影可明确骨折部位血管的损伤情况。

3. MRI 检查 对于隐匿性骨折、肌肉及软组织损伤，可行患侧肱骨磁共振扫描。

（二）血管彩超

如怀疑血管损伤，可行血管彩超检查，以了解血管损伤的情况。

（三）神经电生理检查

闭合性骨折可引起桡神经损伤，一般在创伤两周后进行神经电生理检查较为准确，可显示神经损伤的类型，也可通过动态观察桡神经损伤恢复的程度。

四、治疗方案

（一）中药治疗

按骨折三期辨证用药，对于骨折迟缓愈合者，应重用接骨续损药，如土鳖、自然铜、骨碎补等。发生闭合性骨折合并桡神经损伤时，可将骨折复位，内服还应加入行气活血、通经活络之品，如黄芪、地龙等，外用海桐皮汤熏洗。

（二）西药治疗

上肢骨折疼痛一般并不剧烈，轻度疼痛一般选择对乙酰氨基酚或 NSAIDs；中度疼痛宜选用弱阿片类，有曲马多、可待因；重度疼痛宜选用强阿片类，有吗啡、羟考酮、芬太尼类、哌替啶等。

（三）手法整复

患者坐位或平卧位，一助手用布带通过腋窝向上，另一助手持前臂在中立位向下，沿上臂纵轴对抗牵引，牵引力不宜过大，否则易引起断端分离移位。待重叠移位完全矫正后，根据骨折不同部位的移位情况进行整复（图 3-21）。

1. 上 1/3 骨折 维持牵引，术者两拇指抵住骨折远端外侧，其余四指环抱近端内将近端托起向外，使断端微向外成角，继而拇指由外推远端向内，即可复位。

2. 中 1/3 骨折 维持牵引，术者以两拇指抵住骨折近端外侧推向内，其余四指环抱远端内侧拉向外。纠正移位后，术者捏住骨折部，助手徐徐放松牵引，使断端互相接触，微微摇摆骨折远端或从前后内外以两手掌相对挤压骨折处，可感到断端骨擦音感逐渐减小，直至消失，骨折处平直表示基本复位。

3. 下 1/3 骨折 多为螺旋或斜形骨折，仅需轻微力量牵引，矫正成角畸形，将两斜面挤紧捺正。

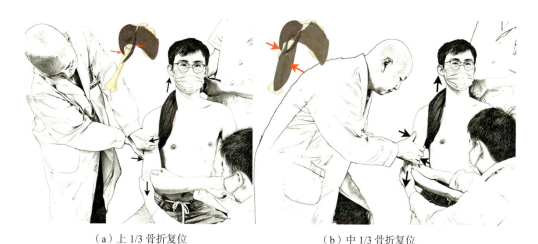

（a）上1/3骨折复位　　　　　　　　（b）中1/3骨折复位

图3-21　肱骨中段骨折手法整复

（四）夹板固定

1. 夹板规格　前后内外4块夹板，其长度视骨折部位而定。上1/3骨折要超肩关节，下1/3要超过肘关节，中1/3骨折可不超过上下关节，并注意夹板下端不能压迫肘窝。如果移位已完全纠正，可在骨折部位的前后方各放一个长方形大固定垫，将上骨折端、下骨折端紧密包围。

2. 固定方法　若仍有轻度侧方移位时，利用固定垫两点加压；仍有轻度成角，利用固定垫三点加压，使其逐渐复位。若碎骨片不能满意复位时，也可用固定垫将其逐渐压回，但应注意固定时间。在桡神经沟部位不能放置压垫，以防桡神经损伤。固定后肘关节维持在屈曲90°位置。必要时以木托板将前臂置于中立位（图3-22）。

3. 固定时间　固定时间成人6～8周，儿童3～5周。定期复查X线，如见足够骨痂生长才能解除定。

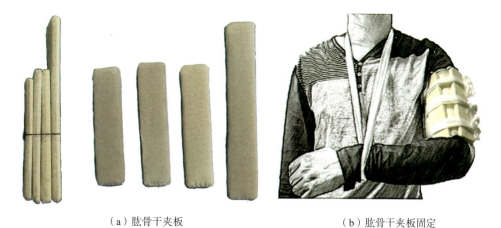

（a）肱骨干夹板　　　　　　　　（b）肱骨干夹板固定

图3-22　肱骨干骨折夹板固定

(五) 物理治疗

固定后早期可做手指、腕关节活动，待骨折初步稳定后，可适当加强肩肘部活动。骨折愈合拆除外固定后，应加强肩肘关节活动，以主动活动为主，结合手法治疗，配合中药熏洗，促进肩肘关节功能的恢复。

(六) 手术治疗

手术治疗肱骨干骨折的目标是通过稳定的固定恢复患肢的长度、成角和旋转，从而使患者能够早期活动和理论上的患肢早期负重。

1. 手术适应证 ①闭合复位失败，骨折对位对线不良。②肱骨中、下段骨折合并血管、神经损伤，需手术探查。③开放性骨折，根据创面情况可行外固定支架或内固定。④肱骨干骨折合并同侧其他长骨骨折或多段骨折。⑤肱骨干的病理性骨折。

2. 手术方式 固定的方法包括钢板固定、髓内钉和外固定支架固定。外固定支架通常用于高能量损、骨折伴有严重软组织损伤或严重感染风险的骨折。

五、预防护理

在对肱骨干骨折夹缚固定后，注意观察末梢血液循环及感觉，避免夹缚过紧产生筋膜间隔综合征，定时调整夹缚松紧度，定期复查 X 线，指导患者进行合理的功能锻炼。对于闭合性骨折合并桡神经损伤，可定期观察神经恢复情况，或进行肌骨神经电生理检查，如显示神经卡压、神经功能恢复差，可考虑神经探查松解术。临床上大部分桡神经损伤可在 3～6 月内自行恢复。

（梁卫东）

第四章　肩及上臂部周围筋伤

【学习目标】
1. 掌握肩部扭挫伤、冈上肌腱炎、冈上肌腱断裂等诊查要点及治疗方法。
2. 熟悉冈上肌腱断裂、肩峰下滑囊炎诊查要点及治疗方法。
3. 了解肱二头肌长头肌腱断裂及滑脱致病机理、诊查要点及治疗方法。

第一节　肩部扭挫伤

肩部扭挫伤，是指肩部受到外力打击或碰撞、过度牵拉或扭曲等因素导致肩关节囊、韧带、肌肉、筋膜等组织的损伤。由于肩关节囊松弛、韧带薄弱、关节盂较浅，主要依靠关节附近的肌肉来维持稳定性。因此，扭挫跌仆易造成肩部扭挫伤。本病在任何年龄均可发生，从事上肢过顶运动或力量训练的人员，如运动员、士兵、农民、搬运工等，亦多见于车祸等外伤。

发生部位多在肩前或外侧，包括肩关节囊、韧带、盂唇等结构损伤，临床上主要有上盂唇损伤（SLAP损伤）、喙锁韧带、盂肱上韧带损伤、盂肱中韧带损伤，甚至发生以冈上肌为主要受累部位的肩袖群损伤等。治疗力求精准诊断、合理固定、早期治愈，以防转变为慢性损伤。本病属于中医学"伤筋"范畴。

一、致病机理

外力导致肩关节囊、肩胛盂唇、韧带和肌腱出血和水肿，病理表现为以纤维撕裂为主，继发无菌性炎症反应可蔓延至肩关节滑囊。较重病例伴有组织部分纤维断裂或并发小的撕脱性骨折。肩部扭挫伤的发病机制为外伤暴力作用，包括直接暴力与间接暴力，起病较急。

（一）直接暴力

因重物直接打击，或遇跌仆碰撞肩部，肩关节处在不同的体位，从不同的方向受到不同形式的旋转力、摆动力、冲压力及撞击力等，所造成的损伤也不同。若碰撞性暴力来自肩关节外侧方，喙锁韧带将首先受到影响；跌仆时来自冠状面的侧向暴力，则易伤及肩锁关节；当上肢处于外展或上举的状态时，冲击外力突然作用易产生牵拉性损伤，重者可导致肌腱部分或全部断裂。暴力损伤严重者，可合并骨折、脱位。

（二）间接暴力

本病多由间接暴力引起。肩关节上举时过度牵拉、扭转，或投掷物体用力过度而造成肩部肌肉、韧带、筋膜或关节囊等不同程度的损伤或撕裂，致使脉络破裂，气血凝滞，瘀肿疼痛，功能障碍。

二、诊查要点

本病的临床表现为肩关节肿痛、压痛和活动障碍。

（一）症状

肩关节肿痛是肩部扭挫伤最常见、最主要的症状，一般受伤当时可出现肩部疼痛、肿胀逐渐加重、局部钝痛。挫伤者，皮下常出现青紫、瘀肿。疼痛具体部位为肩前，以外侧肿胀伴持续性疼痛为主，多在肩关节活动时疼痛加重，适当活动后可缓解，如活动过度易加重。轻度扭挫伤可在休息后开始出现症状，并逐渐加重，1周内症状会明显缓解。较重的患者伴有组织的部分纤维断裂或并发小的撕脱性骨折症状可迁延数周。

（二）体征

1. 压痛 若肩部肿痛范围较大者，要查出肿痛的中心点，根据压痛最敏感的部位，判定受伤的准确部位。压痛区域通常在肩关节上或外侧，以上盂唇、肱骨大结节及肩锁关节为主。

2. 活动障碍 伤后肩关节活动受限，尤其是上举活动受限为明显，外展活动受限次之。

三、临床分型

按损伤部分主要可分为肩关节上盂唇损伤、盂肱中韧带损伤、冈上肌损伤、三角肌血肿、喙锁韧带损伤等。

（一）上盂唇损伤

上盂唇损伤，称为SLAP损伤，多见于从事过头运动（特别是投掷运动）的运动员。上肢牵拉伤，或摔倒时肱骨头挤压盂唇也会造成SLAP损伤。SLAP损伤患者的临床表现多样，大多表现为肩关节外展外旋时肩关节内的疼痛或不稳定感，有的患者主诉为肩关节的交锁，常主诉患肩的疼痛和功能受限，甚至影响日常生活。

（二）盂肱中韧带损伤

盂肱中韧带起自盂上结节和前上部盂唇，止于肱骨小结节，为肩关节前方稳定结构。盂肱中韧带损伤患者多有肩前明显疼痛，并伴肩关节空虚感。

(三)冈上肌损伤

肩关节外展超过60°时,冈上肌开始起作用。如冈上肌腱断裂,则冈上肌肌力消失,上臂无力外展,帮助患肢被动外展至60°以后,就能主动抬举上臂,应仔细检查鉴别。

(四)三角肌血肿

三角肌在肩关节外侧,受伤后多见局部瘀血、肿胀,肩关节外展活动受限。

(五)喙锁韧带损伤

喙锁韧带对维护肩锁关节的稳定性具有一定作用,包括内侧的锥状韧带和外侧的斜方韧带。肩锁关节脱位多见于内收的肩关节遭受直接暴力,以运动损伤和交通事故多见。喙锁韧带损伤可能造成肩关节疼痛和肩锁关节不稳。患者常有外伤史,主诉为患肩疼痛和活动受限。患肩有皮肤擦伤,较瘦的患者或脱位较严重的患者可见明显的畸形。肩锁关节处可触及压痛。为避免增加急性期患者的痛苦,一般采用影像学检查诊断肩锁关节脱位。

四、辅助检查

本病通过影像学检查即可明确诊断。

(一)X线检查

检查部位包括肩关节前后位、穿胸侧位及肩关节冈上肌出口位("Y"位)片等,主要X线表现如下。

1. 肩峰下间隙加大 在肩关节前后位X线片上可见肩峰下关节间隙稍有加大,肱骨头与肩峰下间隙增宽(>12mm),提示肩关节血肿严重。一般而言,骨皮质无明显断裂。

2. 合并损伤 X线常规摄片检查可明确是否合并肱骨外科颈嵌入性骨折、肱骨大结节撕脱性骨折、肩关节脱位及肩锁关节脱位等。

(二)CT检查

肩峰下间隙增宽,骨皮质正常。CT较X线检查更易显示并发的微小骨折。

(三)MRI检查

MRI可清楚地显示肩关节软骨、纤维及肌腱损伤。急性损伤由于局部充血水肿等炎症反应,存在关节积液,可表现为长T_1、长T_2信号。

五、治疗方案

肩部扭挫伤的治疗目的：早期治愈，预防并发症。应注意合理制动与锻炼相结合，适当消炎镇痛类药物辅助。早期以手法点穴、固定、中药治疗为主，中后期配合其他手法练功和理疗等治疗。

（一）中药治疗

按"伤筋"辨证论治，以"肝主筋"理论为主导，应以活血化瘀。

1. 中药内治

（1）血瘀气滞证　见于初期，局部肿胀，疼痛拒按，功能受限，或见瘀血斑，舌质暗或有瘀斑，苔白或薄黄，脉弦或细涩。治以散瘀消肿，生新止痛，方用舒筋活血汤加减。痛重难忍时加服七厘散。

（2）风寒湿阻证　多见于后期，以肩部酸胀疼痛为主，有沉重感，遇风寒则疼痛加重，得温则疼痛减轻，舌质淡，苔薄白或腻，脉紧。治以祛风散寒，除湿通络，方用三痹汤加减。若伴有关节活动不利者，治以活血舒筋，方用小活络丹加减。

2. 中药外治　损伤初期可外敷消瘀止痛药膏、三色敷药、双柏散等后期可外贴麝香止痛膏、伤湿解痛膏，外搽正骨水、跌打万花油等，可配合丁苏桂热奄包热敷患肩。

（二）西药治疗

通过消炎镇痛，能够改善水肿和抑制无菌性炎症反应。消炎镇痛剂多选非甾体消炎药类，又分为 CoX-1 和 CoX-2 两类，CoX-2 对胃肠刺激较小，因此运用较广。

（三）封闭疗法

可选用醋酸泼尼松龙 12.5～25mg 加入 1% 利多卡因 2～6mL，行痛点或关节腔封闭治疗。每周1次，2～3次为1个疗程。

（四）手法治疗

1. 点穴法　在肩前后内、外等处找痛点阿是穴，予以轻柔按压，以缓急止疼。

2. 推摩法　患者坐位，术者立于患侧，嘱患者尽量放松上肢肌肉，一手握腕部，一手以虎口贴于患肩，并自肩部向下推摩至肘部，然后再由肘部向上推摩至肩，重复数次，以行气活血、舒筋通络。

3. 弹拨法　沿肩前、肩外侧、腋后及腋下，拨动、弹提胸大肌、三角肌、斜方肌、大圆肌、小圆肌等，重复数次，以解痉、舒筋、定痛。

4. 旋肩法　患者坐位，术者立于患者身后，一手握患腕上部，徐徐用力让患者被动屈肘由下内胸前上举，再外旋外展后伸放下，重复数次，幅度可由小到大，以促使错位的关节筋肉归位。

（五）固定方法

扭挫伤较重者应用三角巾将伤肢屈肘 90°悬挂胸前，以限制患肩主动外展及主动上举活动 2～3 周，制动时间不宜太长。制动期间可行钟摆运动，在病情允许下应尽早进行被动外展、上举功能锻炼。

（六）针灸疗法

可取肩髎、肩井、肩宗、风池、合谷等，并可"以痛为腧"取穴，常用泻法，或结合灸法，每日 1 次。

（七）物理疗法

1. 冰敷　冰敷时，用普通塑料袋或专用冰敷袋装碎冰块平铺于受伤处，冰敷时间每次 20～30 分钟，一旦加压包扎的局部出现胀感，即可再次冰敷，反复冰敷的时间间隔一般为 40 分钟。

2. 红外线与超声波　红外线与超声波疗法，如短波、超短波、微波具有止痛改善循环的作用，能促进局部炎症吸收及增强组织代谢，可选择使用。

（八）手术治疗

1. 手术适应证　适用于并发肌腱损伤或盂唇损伤者，如肩关节上盂唇损伤（SLAP 损伤）、喙锁韧带、盂肱上/中韧带损伤、肩袖损伤等。治疗前应评估全身情况，确定手术指征，选择最佳治疗方案。

2. 手术方式　面对关节内损伤患者，目前主张微创修复，主要是在关节镜下缝合损伤的肌腱及盂唇。合并肱骨大结节撕脱骨折者，可选用关节镜下缝线桥固定疗法。受伤前已有肩关节严重骨性关节炎者，优先考虑行肩关节置换手术治疗。

（九）康复锻炼

以主动活动为主、被动活动为辅，目的是恢复肌肉的力量及韧带、肌腱关节周围组织的弹性，防止组织粘连，恢复肩关节功能。

1. 主动运动　包括肩关节外展、内收、前屈后伸、旋外、旋内和 360°环旋等，反复进行，每次 5～10 分钟。

（1）耸肩　做肩部上提的耸肩活动，动作由小到大、由慢到快，在悬吊固定期间就可开始。

（2）耸肩环绕　两臂侧平举屈肘，手指松散接触肩部，分别做肩关节顺、逆时针方向环绕。

（3）弯腰旋肩法　患者弯腰患肢自然下垂，先做前后甩动动作，然后做环转运动动作。活动范围应逐步由小到大、时间由短到长。

2. 被动运动　被动活动是借助外力做肩关节运动，多在患者不能做主动活动的情况下采用。被动活动要循序渐进，逐步加大活动量，应保持在基本无痛范围内进行。

六、预防调护

肩部扭挫伤初期出现瘀肿时，局部宜冷敷、忌热敷，以减轻疼痛和抑制患部出血为目的。由于肩部急性筋伤易于迁延成慢性筋伤，因此在治疗过程中自始至终要注意动静结合，限制主动活动，不限制被动活动；有限制动，制动时间不宜过长；进行早期康复锻炼，争取及早恢复功能，尽量预防转变为慢性筋伤。

（王丽华）

第二节　肩关节周围炎

肩关节周围炎是一种因肩关节周围软组织病变而致肩关节疼痛、活动障碍为主要特征的慢性退行性病变，好发于 50 岁左右的中年人，女性发病率高于男性，多为慢性发病，有自愈倾向，大部分预后较好。

其病名较多，有"肩周炎""漏肩风""露肩风""冻结肩""五十肩""肩凝风""肩凝症"等。

由于解剖、病理、生化、免疫学及病因学知识的积累，近代电子技术、光学及影像技术的进步，使更精确、更科学的诊断有了条件。"肩周炎"的名词已逐渐被"肱二头肌长头腱鞘炎""喙突炎""冈上肌腱炎和冈上肌腱钙化""肩峰下滑囊炎或三角肌下滑囊炎""肩撞击综合征"等具体定位定性名词分别所替代。

一、病因病机

《诸病源候论》载："风四肢拘挛不得屈伸候，此由体虚腠理开，风邪在于筋故也。"气血不和，感受风寒湿邪，痹阻经络，致局部粘连，从而出现局部疼痛，活动受限。其症候可以分为气血亏虚、风寒湿阻、气血瘀滞三型。年过五旬，肝肾渐衰、气血虚、筋肉失于濡养、局部组织退变，气血虚弱、血不荣筋。肩部外伤劳损、外感风寒湿邪或因伤长期制动，易致肩部筋脉不通，气血凝滞，肌肉痉挛，诱发本病。

二、致病机理

肩周炎分为原发性和继发性两类。原发性肩周炎的主要病理变化为肩周围软组织的慢性无菌性炎症引起关节囊的挛缩或关节外肌腱、韧带的粘连，关节囊明显增厚，滑膜充血水肿，炎症细胞浸润和纤维化，关节腔容量的减小，致使肩关节活动发生障碍。继发性肩周炎多有外伤或手术史，该病的自然病程仍有争议，较难自愈。

三、诊查要点

肩周炎多见于中老年人，多见于慢性发病，多数无外伤史，少数仅有轻微外伤。

（一）症状

肩周炎主要症状为肩周疼痛、肩关节活动受限或僵硬，当上臂外展、外旋、后伸时疼痛加剧。发病初期疼痛轻微，以后逐渐加重，疼痛一般以肩关节的前侧部、外侧部为重，多为酸痛、钝痛或呈刀割样痛，夜间尤甚，影响睡眠。疼痛可放射至同侧的颈背部、肘部或手部，症状可因肩臂运动加重，患者不能完成梳头、穿衣、洗脸、叉腰等动作。有时因并发血管痉挛发生上肢血循环障碍，出现前臂及手部肿胀、发凉及手指活动疼痛等症状。

（二）体征

1. 压痛 肩前、后方，肩峰下、三角肌止点处有压痛，以肱二头肌长头腱部压痛最为明显。

2. 活动受限 肩关节各方向活动受限，但以外展、外旋、后伸障碍为主，重者出现典型的"耸肩"现象。

3. 肌肉萎缩 检查肩部多无明显肿胀，可有肌肉痉挛，病程长者可见肩臂肌肉萎缩，尤以三角肌明显。

4. 特殊检查 肩外展试验阳性，即用一手触摸患侧肩胛下角，一手将患肩外展，感到肩胛骨随之向外上方转动，说明肩关节已粘连。

四、临床分型

根据不同病理过程和病情状况，可将本病分为急性疼痛期、粘连僵硬期和缓解恢复期。本病属自限性疾病，病程一般为数月，也可长达 2 年。

（一）急性疼痛期

急性疼痛期主要临床表现为肩部疼痛逐渐加重，肩关节活动受限，是因疼痛引起的肌肉痉挛，韧带、关节囊挛缩所致，但肩关节本身尚能有相当范围的活动度。此期病程约为 1 个月，亦可延续 2～3 个月。若积极治疗，可直接进入缓解恢复期。

（二）粘连僵硬期

患者肩部疼痛逐渐减轻，但肩关节因肩周软组织广泛粘连，活动范围严重受限、主动和被动的肩内、外旋和外展活动度全面下降，出现肩外展试验阳性、"耸肩"现象及肩部肌肉挛缩。此期病程 3～6 个月，之后方能进入缓解恢复期。

（三）缓解恢复期

患者肩部疼痛基本消失，肩关节的挛缩、粘连逐渐消除而恢复正常功能，此期约需 6 个月。

五、辅助检查

（一）X 线检查

X 线检查多无阳性发现，有时可见骨质疏松、冈上肌腱钙化或大结节处有密度增高的阴影。肩关节造影见关节囊挛缩、下部皱褶消失等改变。最佳的影像学检查方法为 MRI（图 4-1）。

（二）MRI 检查

肩周炎 MRI 主要表现：①肩部滑囊及盂肱关节腔的积液，表现为肩峰下－三角肌下滑囊、喙突下滑囊、肩胛下肌滑囊及盂肱关节腔内长 T_1、长 T_2、压脂序列呈高信号影。②肩周肌肉及肌腱因出血、充血、水肿及组织液渗出等，T_1 可为高信号、T_2 为高低混杂信号。③肩袖韧带的变性，由于瘢痕、纤维化及粘连的缓慢相继出现，在 T_1、T_2 上信号表现与正常肌腱信号相比差异较小。

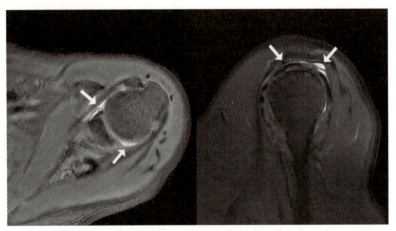

（a）左肩关节 MRI 横断位 T_2WI　　（b）左肩关节 MRI 斜矢状位 T_2WI

注：左肩袖周围 T2 信号增高，结构显示不清。

图 4-1　肩周炎 MR 影像学表现

六、鉴别诊断

（一）钙化性肌腱炎

冈下肌腱钙化，表现为外旋正常、内旋受限，急性发作可致因疼痛难以入睡，常需 Y 位片观察；冈上肌腱钙化，表现外展、前屈受限，而外旋正常；肩胛下肌腱钙化，前方隆起且内收受限显著。

（二）肩袖损伤

两者均可出现肩关节疼痛及活动不利，区别在于早期肩袖损伤表现为主动活动受限、被动活动尚可，而肩关节周围炎主动活动、被动活动均受限，可行 MRI 进一步鉴别诊断。

（三）神经根型颈椎病

神经根型颈椎病也可导致肩部疼痛，甚至继发肩周炎，两者鉴别要点在于神经根型颈椎病可有前臂疼痛，有神经定位体征，伴颈部症状，而肩周炎无此类症状，可行 X 线、CT、MRI 等影像学检查进一步鉴别诊断。

七、治疗方案

（一）中药治疗

本病若急性期疼痛明显、肩关节活动受限者，可选用海桐皮汤等热敷熏洗，外贴伤湿止痛膏、丁苏桂热奄包外敷等。结合患者证型，可进行如下辨证论治。

1. 风寒湿阻证 此型相当于急性期或早期。肩部窜痛，遇风寒痛增，得温痛缓，畏风恶寒，或肩部有沉重感，舌质淡，舌苔白或腻，脉弦滑或弦紧。治以祛风散寒，通络宣痹，方用三痹汤、桂枝附子汤加减。

2. 气血瘀滞证 此型相当于中期，肩部肿胀，疼痛拒按，以夜间为甚，舌质暗或有瘀斑，苔白或薄黄，脉弦或细涩。治以活血化瘀，行气止痛，方用身痛逐瘀汤加减。

3. 气血亏虚证 此型相当于末期、晚期或恢复期。肩部酸痛，劳累后加重，伴头晕目眩，气短懒言，心悸失眠，四肢乏力，舌质淡，苔少或白，脉细弱或沉。治以补气养血，舒筋活络，方用当归鸡血藤汤或黄芪桂枝五物汤加减。

（二）西药治疗

若患者疼痛明显，可口服非甾体消炎药，通过消炎镇痛能够改善水肿和抑制无菌性炎症反应。

（三）手法治疗

本病急性期疼痛严重者不宜用重手法治疗，以免加剧炎症反应。慢性期可用手法治疗以舒筋活络、松解粘连，可以采用国医大师施杞"三步九法"治疗，具体如下。

1. 理筋平衡

（1）揉法　轻度内旋患者上肢，术者由外侧三阳经自远端向近端行弹拨法操作 2～3 遍；再轻度外旋患肢，术者用拇指由上肢内侧三阴经自近端至远端弹拨。对六条经脉选取部分穴位重点按揉弹拨。

（2）拿法　抬高患者上肢，外展；以拿法于肩部三角肌、冈上肌、斜方肌、肱二头肌、肱三头肌自肘部向肩部拿筋 3 遍。

（3）搽法　施术时肘关节微屈并放松，以小指掌指关节背侧为支点，用手背尺侧着力持续的作用于肩关节后侧、外侧及前方肌肉 3 遍。

2. 整骨平衡

（1）牵法　①平牵法：将患肩在外展位置上做拔伸，幅度由小到大；②过牵法：将患肢屈肘后上举过头拔伸。③旋牵法：将患肩在内收位、外展后的内外旋位和患肢反挽至后背位上做拔伸，每个动作重复 3 遍。

（2）扳法　①上举扳法：术者立于患者前方，患肩上肢伸直搭于术者肩部，术者双手交叉扶住其肩关节，缓缓上举，至患者难以耐受时，稍用力向上扳动。②内收扳法：术者立于患者后方，患者患侧手掌搭于健侧肩部，呈搭肩式。术者用患肩同侧手掌扶住其肩关节，另一手扶于患者肘部向内及内后侧扳动。③外展扳法：患者坐位，术者一手按住患肩部、另一手握住其肘部向外牵拉扳动，同时做旋内及旋外动作；也可在上肢外展位，术者站于患者侧方，同上举扳法进行外展扳动。

（3）拔伸法　患者取坐位，术者站于患者患肩前方，嘱患者双手握住自己的腕部，逐渐向上拔伸患肢。在拔伸过程中，可瞬间加大拔伸的力量。

3. 通络平衡

（1）摩肩法　用双手掌合抱患肩揉摩，逆时针、顺时针各 6 次。

（2）摇肩法　①握手摇肩法：患者取端坐位，术者位于患者侧后方，一手扶住患者肩部，另一手与患者握手，做顺时针或逆时针方向小幅度环旋摇动。②拖肘摇肩法：患者取端坐位，术者位于患者侧方，一手扶住患者肩部，另一手托住肘关节，做顺时针或逆时针方向环旋摇动。③大幅度摇肩法：患者端坐位，上肢放松，自然下垂，术者立于其外侧，双手握住患肢腕部上举，然后一手反握虎口向下抓腕部做大幅度摇转肩关节，每个动作各做 6 次。

（3）抖肩法　双手握住患肢腕部，用提抖法抖动患肩，要求患者肌肉充分放松配合。

手法治疗时，会引起不同程度的疼痛，要注意用力适度，切忌简单粗暴，以患者能忍受为度，隔日 1 次，10 次为 1 个疗程。

（四）针灸治疗

局部取穴：患侧肩髃穴、肩髎穴、肩贞；循经远道取穴：患侧曲池、外关、条口、阳陵泉。直刺 25～40mm，行提插捻转平补平泻手法，达到得气效应，留针 20 分钟。温针灸疗法：留针期间，所选穴位行温针灸，取 2cm 长的清艾条，插于针尾上点燃。每日 1 次，10 次为 1 个疗程，连续两个疗程。

（五）封闭治疗

患者取坐位，常规标记肩峰外侧缘、喙突、在肩峰后角下约 0.5 cm 进针，对准喙突推进，有突破感后停止进针，注射无阻力后注入封闭注射药液（醋酸曲安奈德 1mL+2% 盐酸利多卡因 1mL+0.9% 氯化钠注射液 2mL）及玻璃酸钠注射液 2.5 mL，拔出穿刺针，贴输液贴。在肩峰外侧缘中点下约 0.5cm 进针，针尾稍眼下，刺入肩峰下间隙。有突破感后注射无阻力，再注入封闭注射药液及玻璃酸钠注射液 2.5mL，拔出穿刺针，贴输液贴。1周后再次重复治疗1次。

（六）针刀治疗

1. 体位 患者取坐位或侧卧位，患肩充分暴露。

2. 定点 喙突、肱骨大结节、结节间沟、肩峰下、冈上窝、冈下窝、肩胛骨外侧缘为阳性反应点，用记号笔标记选取的治疗点。

3. 消毒与麻醉 局部常规严格消毒，铺无菌洞巾，采用0.5%利多卡因进行局部麻醉，每点注射1~2mL。

4. 针刀操作 选取Ⅰ型4号针刀，针刀体垂直于皮肤，依据四步规程法行针刀操作。

（1）喙突阳性反应点　针刀刀口线平行于人体纵轴，进针刀后在喙突部进行十字切割，继而沿喙突尖外侧缘切开喙肩韧带、喙肱韧带在喙突上的附着部1~3次。

（2）肱骨大结节阳性反应点　针刀刀口线平行于冈下肌纤维走向，进针刀达肱骨大结节后外侧骨面后轻提针刀0.1~0.2cm，再沿大结节骨面切割2~3次。

（3）结节间沟阳性反应点　针刀刀口线平行于上肢纵轴，进针刀达肱横韧带表面后，切割3~5次，然后行纵横摆动1~2次。

（4）肩峰下阳性反应点　针刀刀口线平行于上肢纵轴，进针刀达肩峰外侧端骨面后，移至肩峰下缘，使针刀沿肩峰下缘向刺入肩峰下滑囊并切开囊壁4~5次，继而在囊内通透剥离4~5次。

（5）冈上窝阳性反应点　针刀刀口线平行于人体冠状面，进针刀至冈上窝骨面，调整刀口线方向使之呈矢状位，然后将针刀在冈上窝骨面向外缘切割4~5次，保持刀口线方向不变，轻提针刀至皮下切割冈上窝骨面2~3次。若患者出现触电、窜麻感，立即停止操作，稍调针刀方向。

（6）冈下窝阳性反应点　针刀刀口线平行于冈下肌纤维走向，进针刀沿冈下窝骨面向外侧方向切割2~3次，操作时注意针刀刃应始终不离骨面操作，以免伤动脉。

（7）肩胛骨外侧缘阳性反应点　针刀刀口线平行于大、小圆肌纤维走向，进针刀达小圆肌起点向外调转针刀刃至肩胛骨边缘，轻提针刀0.1~0.2cm，并沿骨面切割3~4下。术闭，拔出针刀，局部压迫止血，并确认无出血后用无菌敷料覆盖刀口，嘱患者24小时内患处不沾水，保持伤口干燥。

5. 疗程 每次治疗点数据患者具体病情而定，同一治疗点隔5~7天后可再行针刀操作。常规4次为1个疗程，因人施术。

（七）体外冲击波治疗

1. 定位 患者取坐位或仰卧位，通过屈肘及外旋上臂，使肱骨结节间沟及其内的肱二头肌长头肌腱朝向肩关节前方，采用体表解剖标志结合痛点定位或超声定位。以触痛点为中心作为治疗点，避开重要的血管、神经。

2. 方法 根据冲击能量由低到高微调，以患者能够忍受为宜，能流密度为

$0.1 \sim 0.14 mJ/mm^2$。每次治疗选 1 个中心治疗点，冲击 $1000 \sim 2000$ 次，每次治疗间隔 $5 \sim 7$ 天，$3 \sim 5$ 次为 1 个疗程，可行多疗程治疗。

（八）功能锻炼

早期肩周炎患者因疼痛和肌痉挛而减少关节活动，易造成后期关节活动受限、粘连加重，不利于关节功能恢复。临床上按照肩部常用功能锻炼方法，如爬墙法、划圈锻炼法、摸耳法、外旋运动法等。

（九）手术治疗

经长期非手术治疗无效者，应考虑关节镜微创手术松解，可切除肩袖间隙处的炎症滑膜，松解盂肱上韧带、喙肱韧带和前方关节囊，松解肩胛下肌腱，分离肩下方关节囊，术后对于缓解肩周炎疼痛和恢复关节活动度具有明显疗效。

八、预防调护

肩周炎有自愈倾向，其自然转归期多在数月至两年，自然病程长、疗效慢、痛苦大、功能恢复不全。因此，要鼓励患者树立信心，配合治疗，加强自主功能锻炼，以增进疗效、缩短病程。平时要注意肩部保暖，勿受风寒湿邪侵袭，坚持合理的运动，以增强肩关节周围肌肉和肌腱的强度。急性期应减少肩关节活动，减轻持重，必要时采取一些固定和镇痛的措施；慢性期以积极进行肩关节练功锻炼为主。练功锻炼要循序渐进、持之以恒，操之过急反而有损无益。

（王丽华）

第三节　冈上肌肌腱炎

冈上肌肌腱炎是骨科常见的肩部疾病，多是因受寒、外伤、劳损后所引起肌腱的退行性改变。中年及以上体力作业者、家庭妇女、运动员是冈上肌肌腱炎的高发人群，临床以肩部疼痛、关节的活动功能障碍（外展受限为主）为主要表现，属于无菌性炎症，多由肩部外伤、劳损或感受风寒湿邪所致，好发于中老年人，多数呈缓慢发病。本病在古籍中称为"肩臂痛""肩胛周痹""肩痹病"等，属于中医学"筋痹"的范畴。

一、病因病机

（一）气滞血瘀

筋经作为连接稳定关节，为节制支配骨与关节运动的重要结构，一旦损伤，会严重影响对生活、工作的质量。在关节运动过程中，因外来力的作用、过度牵拉、撞击伤影响气血的运行，使气血运行瘀滞，不通则痛，故而导致伤筋、痹症的发生，出现疼痛，疼痛以肩背外上部、肱骨大结节为主，并可放射到三角肌止点或手指处，肩部活动、用力、受寒时尤其明显，呈夜间加重，局部可有瘀斑，舌质暗或有瘀斑，脉涩。

（二）肝肾亏损

肝藏血，主筋；肾藏精，主骨。中老年以后身体功能逐渐亏虚，肝血不足则筋脉失其所养，肾精亏虚则骨败筋枯，肝肾亏虚则气血化生不足以濡养筋脉、肌肉及关节，导致关节活动不利。气能行血，血能载气，气血不足则气血凝滞，不通则痛，致使肩部疼痛。故正气亏虚能影响伤筋、痹证的发生。冈上肌部位酸楚隐痛，承重失度，反复劳伤，活动受限，面色无华。偏阴虚者，伴心烦失眠，口燥咽干，手足心热，舌质红，少苔，脉弦细；偏阳虚者，伴精神萎靡，神疲气短，手足不温，小便清利，舌淡，苔白，脉沉细无力。

（三）正虚外感风寒湿

风、寒、湿三邪可阻止气血的运行，病情日久，气血渐虚，复感风寒湿邪，表现为肩部沉重，自觉发凉，得温则减，遇阴雨天加剧，肩部活动受限，舌质淡红，苔白滑，脉沉缓。

二、致病机理

静止时，冈上肌腱静止时承受上肢重力，收缩时所受的拉应力远大于构成肩袖的其他肌腱，而当肩关节从自然内收位 0° 至外展 120° 的运动过程中，冈上肌腱与肩峰、喙肩韧带的距离逐渐缩小；当肩峰下滑囊完全缩进肩峰下面时，冈上肌受到喙间韧带和肩峰的挤压、摩擦而损伤（图 4-2）。

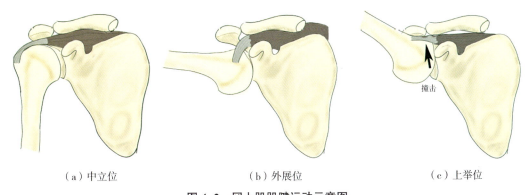

（a）中立位　　　（b）外展位　　　（c）上举位

图 4-2　冈上肌肌腱运动示意图

冈上肌腱在距离肱骨大结节止点 1cm 内存在乏血管区，血液供应差。肩关节长期反复的内收、外展运动，冈上肌腱乏血管区在应力集中、反复使用及慢性劳损的作用下，最易出现冈上肌腱变性和退行性等改变，继而发生局部钙盐代谢异常而导致沉积，逐渐产生无菌性炎症、钙化、撕裂，甚至断裂等。

三、诊查要点

（一）症状

1. 肩关节疼痛 多数呈缓慢发病、肩外侧渐进性疼痛、肩峰大结节处为主的疼痛，并可向颈、肩和上肢放射痛，肩外展时疼痛显著，部分患者可有向颈、肩和上肢放射痛。

2. 活动受限及僵硬 活动受限为肩关节外展 60°～120°，其余角度无活动受限。

（二）体征

1. 压痛 压痛通常位于大结节处，并伴随肱骨头的旋转而移动。

2. 特殊检查 疼痛弧试验阳性、空罐试验阳性。

四、临床分型

按冈上肌腱炎的病程分型分为两大类：①急性冈上肌腱炎：肩部外伤，主要突然的肩外侧的撞击，造成冈上肌腱损伤，不超过两周的急性损伤伴局部疼痛、肿胀。血肿及瘀斑活动明显受限。若患者体质较好，治疗及时，可不致冈上肌腱炎发展为慢性阶段。②慢性冈上肌腱炎：为肩关节的陈旧伤，由于急性损伤失治、治疗不当，或慢性积累劳损病程超过两周的冈上肌腱陈旧性损伤。若冈上肌腱炎为老年患者，日久可出现肌肉僵硬、肌力柔弱、局部苍白浮肿等慢性冈上肌腱炎的症状。

五、辅助检查

（一）X 线检查

X 线检查一般无异常征象，肩关节出口位（"Y"位）偶见冈上肌腱钙化，骨质疏松，为软组织病变晚期变化。

（二）MRI 检查

MRI 检查可清楚地显示肌腱损伤。急性损伤由于局部充血水肿等炎症反应，以及关节积液，可表现为长 T_1、长 T_2 信号。MRI 可以检查骨赘及冈上肌腱钙化，需要注意的是，冈上肌的腱性纤维在 MRI 上表现为长条状低信号，不能认为是撕裂。钙化性冈上肌腱炎主要发生在冈上肌，可以在肌腱的表面，也可以在肌腱的内部，在 MRI 上表现为低信号。冈上肌腱内的不规则钙化性病灶在 MRI 扫描中有时会不连贯，常被误认为是肩袖撕裂。

六、鉴别诊断

（一）肩周炎

肩周炎多无外伤史，发病年龄在 50 岁左右，而冈上肌腱炎发病年龄无明显限制。

初始肩部呈阵发性疼痛，肩关节各个方向活动均可受限制，喙突部明显压痛，可出现上臂、前臂或颈部的放射性疼痛，出现典型的"扛肩"现象，无"疼痛弧"现象。X线检查多为阴性，病程久者可见骨质疏松。

（二）肩峰下滑囊炎

肩峰下方和肱骨大结节附近有局限性压痛，但当肩外展至 90° 时，原肩峰下压痛不明显或消失，有局限性隆起有囊性波动感，撞击试验阳性，肩关节外展及旋转受阻明显。

（三）肱二头肌长头肌腱炎

肱二头肌长头肌腱炎疼痛、压痛以肱骨结节间沟为主，肱二头肌抗阻力曲肘时疼痛加重。

七、治疗方案

冈上肌肌腱炎的治疗目的：早期治愈，预防并发症。应注意合理制动与锻炼相结合，适当辅助消炎镇痛类药物。早期以手法点穴、固定、药物等消炎止疼为主，中后期配合其他手法练功和理疗等。

（一）中药治疗

根据"伤筋"辨证论治，以"肝主筋"理论为主导，应活血化瘀。损伤初期可外敷消瘀止痛药膏、三色敷药、双柏散等，后期可外贴麝香止痛膏、伤湿解痛膏，外搽正骨水、跌打万花油等。

1. 血瘀气滞证 见于初期，肱骨大结节部位疼痛，如针刺固定不移，夜间加重，肩部活动受限，舌质暗或有瘀斑，脉涩。治以活血化瘀，通络止痛，方用桃红四物汤、身痛逐瘀汤或舒筋活血汤加减。

2. 风寒湿阻证 多见于后期，以肩部酸胀疼痛为主，有沉重感，遇风寒则疼痛加重，得温则疼痛减轻，舌质淡，苔薄白或腻，脉紧。治以祛风散寒，除湿通络，方用三痹汤加减。若伴有关节活动不利者，治以活血舒筋，方用小活络丹加减。

3. 肝肾亏虚证 疼痛多为酸楚隐痛，承重失度，反复劳伤，活动受限，面色无华。偏阴虚者，常伴心烦失眠，口燥咽干，手足心热，舌质红，少苔，脉弦细。治以滋阴补肾，填精益髓，方用左归丸加减；偏阳虚者，伴精神萎靡，神疲气短，手足不温，小便清利，舌淡，苔白，脉沉细无力，治以温补肾阳，益髓填精，方用右归丸加减。

（二）西药治疗

若患者疼痛明显，可口服非甾体消炎药，必要时可选用痛点或关节腔封闭治疗，每周 1 次，2～3 次为 1 个疗程。

（三）手法治疗

1. 拿法 先用拿法拿捏颈项部、肩部、上臂部，自上而下，疏松筋结；然后以颈项及肩部为重点，自上而下揉摩，以达舒筋活络的功效。

2. 擦法 肩外及肩后施于擦法（柔和），配合肩关节的外展、内收与内旋活动。

3. 摇法 患者坐位，术者立于患侧，握住腕由前、上、后、下划圈，范围由小变大。在大摇摆过程中，外展90°～120°，轻度上举。

4. 牵抖法 患者坐位，术者双手握腕之两侧，松臂，在做向下牵引动作的同时，以臂用力均匀颤动3～5次。

（四）固定方法

对于急性期局部肿痛难忍者，应用三角巾将伤肢屈肘90°悬挂胸前，以限制患肩主动外展及主动上举活动2～3周。制动时间不宜太长，固定期间可行钟摆运动，在病情允许下应尽早进行被动外展、上举功能锻炼。

（五）针灸疗法

穴针刺治疗以患部取穴为主，如肩髎、肩井、肩宗，辅以曲池、外关，并可"以痛为腧"取穴，常用泻法，或结合灸法，每日1次。

（六）物理疗法

1. 冰敷 有镇痛、缓解肌肉痉挛、促进局部炎症吸收等作用。损伤初期可尽早采用冰袋冷敷疗法，每次20分钟，2小时1次，每天6次。

2. 红外线与超声波 红外线与超声波疗法，如短波、超短波、微波具有止痛改善循环的作用，能促进局部炎症吸收和增强组织代谢。

3. 体外冲击波疗法

（1）定位 患者可取坐位或仰卧位，上臂中立位或轻度内旋，使冈上肌腱朝向肩关节上方，采用体表解剖标志结合痛点定位或超声定位，有明显钙化者可结合X线定位。以触痛点为中心作为治疗点，避开重要的血管、神经。

（2）方法 根据冲击能量由低到高微调，以患者能够忍受为宜，能流密度为0.10～0.24mJ/mm²。每次治疗选定1个中心治疗点，冲击1500～3000次。有钙化灶者，可选择较高的能流密度和冲击次数，每次治疗间隔5～7天，3～5次为1个疗程，可多疗程治疗。

（七）手术治疗

一般选择保守治疗，但如果通过非手术治疗方式，症状仍然没有得到很好的缓解，那么说明可能合并肩袖损伤，必要时考虑手术治疗。

八、预防调护

中老年人,尤其是平时缺乏锻炼者,在肩部活动时要避免突然、强力的动作,特别是在大角度的外展、后伸、上举等动作时更要注意,以防止本病的发生。平素注意护理,避免运动时再次受伤。发病后肩部疼痛明显时,应避免上肢外展、外旋等用力动作。

(王丽华)

第四节 肩袖损伤

肩袖又称旋转袖,是包绕在肱骨头周围的一组肌腱复合体,由冈上肌、冈下肌、小圆肌及肩胛下肌的肌腱组成,主要功能是稳定盂肱关节的作用。肩袖损伤会导致肌腱发生水肿和炎性改变,甚至产生断裂,从而导致肩关节的疼痛、乏力及活动受限。若不及时治疗,病变还会进一步恶化,严重妨碍肩关节的功能。肩袖损伤在临床上较为常见,随着年龄的增长,肩袖肌腱逐渐发生退行性变,以致肌腱变脆,其弹性和韧性均降低,轻微外力即可造成肌腱断裂而发生肩袖损伤。本病多见于40岁以上患者,特别是重体力劳动者。本病在古籍称为"肩臂病",属于中医学"筋痹"的范畴。

一、病因病机

肝主筋,肝气血足则筋强盛,肝气血衰则筋弱。冈上肌腱断裂常见于中老年人,因年长者肝气渐衰,气血渐弱,筋骨失于肝之气血充养,使筋骨发生退行性变,易于受损,青少年创伤致冈上肌腱断裂者,多因强大暴力致局部气血不通,不通则痛,故多为气滞血瘀。

二、致病机理

肩袖损伤的发病机制主要包括肩袖退行性病变、撞击、局部应力环境改变、创伤、职业因素等,继而造成肩袖出血水肿(可逆型病变)、继发炎症向纤维化转换(不可逆型病变)及明显的肌腱退变并有撕裂等病理改变。有些职业和工种易发生肩袖劳损,如棒球运动员、游泳运动员、举重运动员、搬运工等,需要肩关节在活动范围的极限下反复运动而使肌腱袖充血、水肿、增厚,导致局部组织粘连和肌腱退变。在此基础上,肩部的过度牵拉或扭转等轻微外伤或感受风寒之邪均可加速肩袖肌腱退变,也常因其诱发本病而出现明显的临床症状。直接暴力很少造成肩袖破裂,由于肩袖受肩峰保护,直接外力不易损伤。间接暴力多因跌倒时手外展着地或手持重物,肩关节突然外展上举,或上肢外展位骤然内收而导致肩袖破裂。

三、诊查要点

对肩袖损伤做出及时正确的诊断比较困难,临床上常出现漏诊、误诊,尤其对于新鲜外伤性肩袖断裂，由于未及时诊断治疗，常导致慢性肩部疼痛、肩关节活动受限。因此，早期做出及时正确的诊断十分重要。凡有肩部外伤史、肩前方疼痛伴大结节近侧或肩峰下区域压痛者，同时合并某一项或多项特殊体征，都应考虑肩袖损伤的可能。

（一）症状

1. 疼痛 初期表现为肩部疼痛不适，肩关节前屈、外展 60°～120° 疼痛加重。经休息后可缓解，初期呈间歇性，在劳作后及夜间患侧卧位症状加重，休息后减轻。如有慢性肩峰下滑囊炎存在，疼痛呈持续性和顽固性。疼痛分布在肩前方及三角肌区，疼痛发作与撞击发生的频率密切相关。

2. 活动受限 患肩力量下降，不能抬肩、持重，影响梳头、穿衣等动作。部分断裂者仍能外展上臂，完全断裂者患者外展功能严重受限。

（二）体征

1. 压痛 肱骨大结节与肩峰间，肩峰前下方与大结节之间的间隙压痛。

2. 肌肉萎缩 冈上肌、冈下肌和三角肌萎缩，活动时可闻及或触及砾轧音。明显的砾轧音多见于撞击征三期，尤其是完全性肩袖撕裂伤者。

3. 特殊检查 针对不同肌腱损伤选择相应的检查方法：①冈上肌损伤：落臂试验、空罐试验、冈上肌腱断裂试验阳性。②冈下肌、小圆肌损伤：坠落试验阳性、外旋抗阻力试验阳性。③肩胛下肌损伤：抬离试验阳性。

四、临床分型

肩袖损伤根据断裂程度，可分为部分断裂和完全断裂两大类。部分断裂仅发生在肩袖某一部分，可分为肩袖滑囊侧断裂、肩袖骨膜侧断裂、肩袖内肌纤维断裂和肩袖纵行断裂 4 种病理类型。完全断裂则是整层肩袖破裂，关节腔与肩峰下滑囊直接相通，又可分为完全横行断裂、完全纵行断裂、完全断裂肩袖挛缩和完全断裂大部分撕裂等类型。

（一）按肩袖损伤大小分类

根据断裂程度将其分为四类：①小撕裂：断裂口＜1cm；②中度撕裂：断裂口为 1～3cm；③大撕裂：3～5cm；④特大撕裂：断裂口宽度＞5cm 以上为特大撕裂或 2 条以上的肌腱损伤。

（二）按病理改变分期

肩袖损伤按病理改变进行分期又称为 Neer 分期，具体如下（图 4-3）。
Ⅰ期：为肩袖肌腱的水肿和出血，肩袖组织仅有炎性改变，多见于冈上肌腱。
Ⅱ期：为纤维化和肌腱炎期，肩袖已开始出现磨损、退变（包括肩袖部分撕裂）。
Ⅲ期：为肩袖全层撕裂，肩袖肌腱的完整性被破坏。

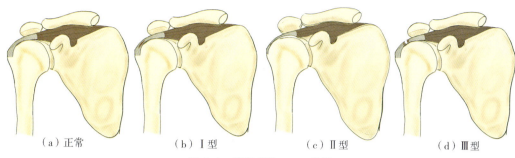

（a）正常　　　（b）Ⅰ型　　　（c）Ⅱ型　　　（d）Ⅲ型

图 4-3　肩袖损伤 Neer 分期

五、辅助检查

（一）X 线检查

X 线片对肩袖撕裂无直接诊断价值，只能排除其他病变并作为鉴别诊断的依据。肩关节造影若见肩峰下滑囊与关节相通，则为完全断裂。

（二）MRI 检查

MRI 检查为本病的金标准，是目前临床上最常用检查肩袖损伤的方法。冈上肌肌腱完全撕裂在 MR 平扫中表现为有高信号影贯穿冈上肌腱的全层；冈上肌肌腱部分撕裂表现为在 T_2WI 和 STIR 上有灶性的、达冈上肌腱一侧面的，但未贯穿全层的高信号影（图 4-4）。

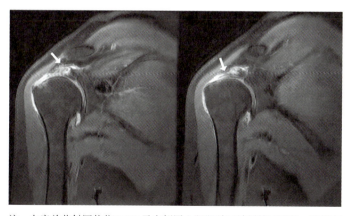

注：右肩关节斜冠状位 T_2WI 示右侧冈上肌肌腱远端纤维不连续，断端挛缩，提示冈上肌腱变性并部分断裂回缩。

图 4-4　冈上肌腱断裂 MR 影像学表现

六、治疗方案

肩袖损伤的治疗目的：早期治愈，预防并发症。患者应注意合理制动与锻炼相结合，适当辅助消炎镇痛类药物。早期以固定、药物等消炎止疼治疗为主，中后期配合其他手法练功和理疗等治疗。对于完全断裂者应手术治疗，根据不同的情况，选择不同的手术方式，部分断裂可选择手术或保守治疗。

（一）中药治疗

根据"伤筋"辨证论治，以"肝主筋"理论为主导，应以舒筋活血化瘀、强壮筋骨为法。早期气血不通，疼痛为重，治疗时因缓解患者的症状，可内服活血化瘀止痛类的方剂，如桃红四物汤、身痛逐瘀汤等，后期宜用壮筋养血汤等。急性期可外敷消瘀止痛膏、云南白药膏、三色膏等，后期可用坚骨壮筋膏。

（二）西药治疗

肩袖损伤制动后能够有效缓解疼痛，若疼痛明显者可结合消炎镇痛中药治疗，必要时予以封闭疗法。

（三）手法治疗

治疗急性发作手法宜轻柔，慢性期手法宜重。
1. 拿法 由远及近捏拿肱二头肌腹及肌腱，疏松筋络。
2. 推法 由上臂远端向肩部顺推 5～6 次，治以理顺筋络，舒筋活血。
3. 摇肩法 术者握住患腕以顺时针和逆时针反复划圈，范围均由小变大，摇晃过程中避免过度上举。

（四）固定方法

对于肩袖不完全断裂者、急性期局部肿痛难忍者，应用外展支架固定肩关节于外展、外旋、屈曲位，以限制患肩主动外展及主动上举活动。固定的时间原则上应达 5～7 周，具体时间视损伤的类型程度而定，固定应保证肩袖断端之间充分黏合。

（五）针灸疗法

穴针刺治疗以患部取穴为主，如肩髎、肩井、肩宗，辅以曲池、外关，并可"以痛为腧"取穴，常用泻法，或结合灸法，每日 1 次。

（六）物理疗法

1. 冰敷 早期肩部肿胀疼痛明显者，应冰敷，具有镇痛、缓解肌肉痉挛、促进局部炎症吸收等作用。损伤初期可尽早采用冰袋冷敷疗法，每次 20 分钟，每两小时 1 次，每天 6 次。
2. 红外线与超声波 贴敷药物或针刺时，可配合红外线和超声波疗法，如短波、超短波、微波，具有止痛改善循环的作用，能促进局部炎症吸收及增强组织代谢。

（七）手术治疗

肩袖撕裂＞50% 者，应考虑肩关节镜手术治疗。伤后 3 周内手术效果最好，早期手术可恢复肩袖原有的张力，防止肌肉萎缩和软组织病变的发展。手术原则是切除撕裂口边缘坏死组织，恢复肌腱的解剖连续性，恢复肩袖的功能。完全断裂及保守治疗无效的部分断裂患者，应根据情况选择不同的手术方式。

七、预防调护

肩袖断裂无论手术与否，都应将患手或患肩固定。固定的体位很重要，关系到断裂的肌腱两端能否相互贴近。肌腱断裂后，肩关节的功能恢复时间比较长，易引起肩间关节僵硬，宜做握拳和腕部功能锻炼。解除外固定后，应积极进行肩部功能锻炼。开始时可在旁人的帮助下被动上举，循序渐进，逐渐练习侧方外展、上举无痛至最大范围，并配合做增强肌力训练。3个月内应避免提举重物和攀岩等活动。

（王丽华）

第五节　肩峰下撞击征

撞击综合征是指任何原因造成的致使肩袖肌肉所在间隙变狭窄的情况，病因包括骨刺形成、肩袖损伤及钙化等。肩袖肌肉应在一个宽松而平滑的空间内进行收缩和活动，若此空间变得狭窄，会造成肩袖肌肉的磨损和断裂，造成疼痛和肩关节的活动受限。本病多见于中老年人，常合并肩袖损伤。本病在古籍称为"肩臂病"，属于中医学"筋痹"的范畴。

一、致病机理

肩峰下撞击征主要原因在于肩峰对其下软组织的物理撞击所造成的损害。肩部外侧最上方是由肩峰、喙肩韧带、喙突组成的喙肩弓，喙肩弓与肱骨头之间形成的三角形间隙，称为"肩峰下间隙"，包含冈上肌、肩峰下滑囊等结构。肩峰下撞击综合征是指各种原因导致肩峰下通道狭窄和肩肱间隙变窄，当肩部上举或者外展时，肩峰与肱骨头之间的肩袖、滑囊和韧带等软组织结构受到反复撞击和摩擦，引起的炎症和损伤等病理改变。

肩峰可分为三种形态（图4-5）：Ⅰ型：肩峰下面平坦，从肱骨头前缘向外延伸。Ⅱ型：肩峰平行于肱骨头有轻微弧度。Ⅲ型：在狭窄的出口处有前方的骨赘向下凸出。

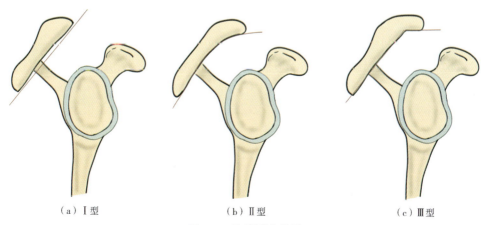

(a) Ⅰ型　　　　　　(b) Ⅱ型　　　　　　(c) Ⅲ型

图4-5　肩峰形态分型

二、诊断要点

患者有肩部劳损史，以肩部疼痛、活动受限和局限性压痛为主要表现。

（一）症状

肩前方慢性钝痛、外展上举 60°～120° 疼痛加重为其典型表现。上臂做内外旋运动及前屈、后伸运动时，出现患肩力量下降，不能抬肩、持重，影响梳头、穿衣等活动。

（二）体征

1. 一般体征　肩前外侧压痛，肩关节外展、前屈或内外旋转活动受限。
2. 特殊检查　疼痛弧试验、撞击试验、霍金斯征阳性。

三、辅助检查

（一）X 线检查

可拍摄肩关节"Y"位片以观察肩峰形态；肩峰下和肱骨大结节致密变或骨赘形成；前肩峰或肩锁关节、肱骨大结节脱钙、侵蚀、吸收或骨致密；肱骨大结节圆钝，肱骨头关节面与大结节之间界限消失，肱骨头变形。

（二）肌骨超声检查

肌骨超声能清晰地显示肩峰下间隙内结构和肱二头肌长头腱等肩关节周围组织的病理变化，通过动态观察，对肩袖的完整性、连续性进行详细评估。

四、治疗方案

本病多保守治疗，辨证、针灸疗法、物理治疗适用于肩袖损伤，肩峰形态明显可考虑手术治疗。

（一）手法治疗

患者俯卧位于治疗床，术者站于患侧，采用常规放松手法于颈椎、肩关节以松筋解凝，缓解疼痛；然后按压天宗、曲池、内关、髀关、伏兔、三阴交、阳陵泉。给予牵抖手法使肩关节局部肌肉放松，术者两手交叉握住患者手腕，在拔身牵引下缓慢做肩关节的内旋、外旋运动，然后术者一手按住患者肩胛骨，另一手按住肩部，将患肢屈肘，然后由前上方向斜上方逐渐用力提拉，力度以患者能够感受忍耐最为适宜。

（二）固定方法

急性期可用三角肌悬吊患肢于上肢休息位，利于炎症消退、水肿缓解、减轻疼痛。

（三）手术治疗

经正规保守治疗 3～6 个月无效者应该手术治疗。经典手术方式为肩峰成形术，此术式可解除撞击因素，又可保留三角肌肩峰的附着点，避免肩峰切除术对肩部外观及三角肌功能的影响；手术切口小，早期进行功能锻炼是较为成熟的治疗方法。

五、预防调护

对肩峰下撞击综合征患者进行肩胛骨运动康复训练时，肩胛骨稳定性训练和肩胛骨定向复位训练可以改善患者的疼痛和功能情况，潜在机制可能是改善了肩胛骨的位置、肩胛骨周围肌群的肌力及肌肉激活情况。肩胛骨手法治疗对改善肩峰下撞击征的效果仍不明确，而对肩胛骨周围肌群进行贴扎可作为一种辅助的治疗方法。

（杨文龙）

第六节　肩峰下滑囊炎

肩峰下滑囊，又称三角肌下滑囊，儿童时两者分开，成人时常互相交通，可视为一个整体。滑囊顶部附着于肩峰和喙肩韧带的下面，以及三角肌发自肩峰的深面纤维上，底部附着于肱骨大结节的上方内外方各 2cm 处和肩袖上。肩关节外展、内旋时，此滑囊随肱骨大结节滑入肩峰的下方而不能被触及。肩峰下滑囊炎，是指因肩部的急慢性损伤、炎症刺激等肩峰下滑囊，从而引起肩部疼痛和活动受限为主症的一种病症，又称三角肌下滑囊炎，临床以肩部疼痛及外展活动受限为主要特征，多见于中老年人，是临床肩部的常见病之一。本病在古籍称为"肩臂痛"，属于中医学"筋痹"的范畴。

一、致病机理

肩峰下滑囊炎多不是原发性的，而是继发于邻近组织的病变，尤以冈上肌的损伤、退行性变、钙盐沉积和肌腱袖破裂的影响最大，如钙化性冈上肌腱炎，在急性期能破溃至滑囊内引起急性滑囊炎，称为钙化性滑囊炎。当然，也可由直接或间接的外伤所引起。肩峰下滑囊由于损伤或长期受挤压、摩擦等机械性刺激，使滑囊壁发生充血、水肿、渗出、增生、肥厚粘连等无菌炎症反应（图 4-6）。

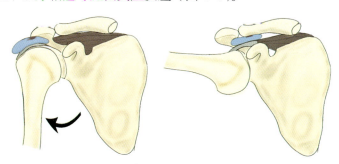

图 4-6　肩峰下滑囊在运动中受压

二、诊断要点

患者有肩部劳损史，以肩部疼痛、活动受限和局限性压痛为主要表现。

（一）症状

1. 疼痛 疼痛逐渐加重，夜间痛较为显著，运动时疼痛加重，尤其在外展和外旋时。为减轻疼痛，患者常使肩处于内收、内旋位。疼痛一般位于肩部深处，涉及三角肌的止点，亦可向颈部、肩胛部、手等处放射。

2. 活动受限 随着滑囊壁的增厚和粘连，肩关节活动范围逐渐缩小甚至完全消失，以外展及上举受限为主。

（二）体征

压痛点多在肩关节、肩峰下、大结节等处，常可随肱骨的旋转而移位，当滑囊肿胀或积液时，在肩关节区域或三角肌范围内都有压痛。

三、辅助检查

X线检查一般无异常，有时见肩峰下有密度增高的圆形阴影或不规则的钙化阴影。CT检查由于是断层成像，对软组织及积液情况显示优于X线平片，但软组织分辨力不及MRI检查，特定的序列对关节液显示更加清晰（图4-7）。在X线及CT诊断有困难时，可行MRI进一步检查。

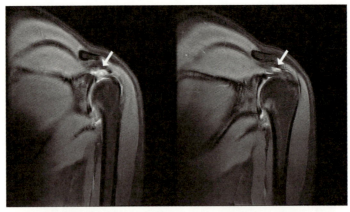

注：左肩关节斜冠状位 T_2WI 示左侧肩锁关节间隙变窄，关节面下骨质增生硬化，关节面软骨变薄，冈上肌腱见稍高信号，肩峰下滑囊、喙突下滑囊积液，提示冈上肌肌腱损伤、肩峰下滑囊炎。

图 4-7 肩峰下滑囊炎 MR 影像学表现

四、鉴别诊断

（一）肩峰撞击综合征

肩前方慢性钝痛，在上举或外展活动时症状加重；患臂上举 60°～120° 范围出现疼痛或症状加重；肌力明显减弱与广泛性肩袖撕裂的晚期肩峰撞击综合征密切相关；Neer 征阳性。X 线检查示大结节骨赘形成；肩峰过低及钩状肩峰；肩峰下面致密变、不规则或有骨赘形成；肩锁关节退变、增生，形成向下凸起的骨赘，致使冈上肌出口狭窄等。

（二）肩周炎

起初肩部呈阵发性疼痛，多数为慢性发作，以后疼痛逐渐加剧或钝痛，或为刀割样痛，且呈持续性，肩痛昼轻夜重为本病一大特点；肩关节向各方向活动均可受限，以外展、上举、内旋、外旋更为明显；肩部怕冷；多数患者在肩关节周围可触及明显的压痛点，压痛点多在肱二头肌长头肌腱沟处、肩峰下滑囊、喙突、冈上肌附着点等处。肩关节 MRI 检查可以确定肩关节周围结构信号是否正常，是否存在炎症，可以作为确定病变部位和鉴别诊断的有效方法。

五、治疗方案

（一）中药治疗

风寒湿阻型，治以祛风散寒，舒筋通络，方用独活寄生汤或三痹汤加减；瘀血阻滞型，治以活血化瘀，行气止痛，方用身痛逐瘀汤加减；气血亏虚型，治以益气养血，舒筋通络，方用当归鸡血藤汤加减。中药外治法可选用消瘀止痛膏、三色敷药、复方南星止痛膏或中药热敷等。

（二）西药治疗

若患者疼痛明显，可口服非甾体类抗炎药，必要时可选用痛点或关节腔封闭治疗，每周 1 次，2～3 次为 1 个疗程。

（三）手法治疗

手法治疗适用于亚急性期或慢性期，可采用局部按揉手法，促进炎症吸收与组织修复。患者取端坐位，术者站在患者患肢前外方，先用拇指在肩髎穴上，由轻而重、由表及里，按揉 3～5 分钟；再用拇指在肩峰下、三角肌与肱骨头之间揉按 3～5 分钟；最后在肩部施以弹拨分筋手法，治以理顺筋络，活血止痛。

（四）针灸治疗

可取曲池、手三里、合谷、肩宗、肩井等穴。常用泻法，留针 20 分钟，或结合灸法，每日 1 次。慢性期者，亦可用拔火罐法治疗，以攻逐瘀血，或祛风寒湿邪，利于气血疏通。

（五）物理治疗

物理治疗可选用红外线治疗仪、电子脉冲理疗仪、中药离子导入等理疗方法治疗。

（六）手术治疗

如果长期非手术治疗仍不见效，且疼痛仍较剧烈，严重影响工作生活时可考虑手术治疗，手术包括滑囊切除和冈上肌腱中的钙化部分。如因滑囊增厚严重影响肩关节外展功能时，可将肩峰切除。

六、预防调护

急性疼痛期应以卧床休息为主。中老年人，尤其是平时缺乏锻炼者，在做肩部活动时避免突然、强力的动作，特别是在大角度的外展时更要注意。平时要注意肩部保暖，勿受风寒湿邪侵袭，坚持合理运动。可在休息或睡眠前用湿毛巾对肩关节进行热敷，以缓解疼痛症状。慢性期以积极进行肩关节功能锻炼为主。

（王丽华）

第七节　肱二头肌长头肌腱损伤

肱二头肌长头肌腱损伤，是指肱二头肌长头肌腱在鞘内长期遭受摩擦劳损而发生退变、断裂或脱位等，使肌腱滑动功能受限引发疼痛的病症，包括肱二头肌长头肌腱炎、肱二头肌腱断裂和肱二头肌腱滑脱。

一、肱二头长头肌腱炎

肱二头肌长头肌腱炎是指肱二头肌长头肌腱在肩关节活动时，反复在肱骨结节间沟摩擦而引起的退行性改变，腱鞘充血、水肿、纤维化、黏连和增厚，使腱鞘的滑动功能发生障碍。以肱骨结节间沟疼痛、压痛和肩关节活动受限为主要表现的炎症性疾病，又称肱二头肌长头腱鞘炎。本病属于中医学"肩痹病"范畴。

（一）病因病机

病因主要是慢性劳损，但与肩部外伤和风寒湿邪侵袭等因素有关。本病可以辨证为气滞血瘀证和寒湿内阻证。

1. 气滞血瘀证　多见于急性发作期，肩部疼痛较局限，以夜间为明显，局部肿胀，压痛较重，可触及硬结或活动有摩擦音，舌质暗或有瘀斑，脉弦或细涩。

2. 寒湿内阻证 肩部沉重冷痛、顽麻，或有肿胀，畏寒肢冷，遇寒痛剧，得温痛缓，舌质淡红，苔白滑或腻，脉弦滑。

（二）致病机理

由于肩关节经常不断的不协调活动，使肱二头肌长头肌腱长期遭受磨损而发生退行性变，进而引起腱鞘充血、水肿、纤维化、黏连和增厚，造成肌腱滑动困难，出现肩部疼痛和活动功能障碍等症状。本病多见于肩部长期反复过度活动的体力劳动者，常因肩部外伤或受凉后急性发病。盂唇的撕裂也可以影响二头肌腱附着点，导致功能失调，产生疼痛。又因肱二头肌长头有一部分在肩关节囊内，故任何肩关节的慢性炎症均可引起该腱鞘充血、水肿而出现症状。

（三）诊断要点

本病的临床表现为肩前方疼痛和肩关节活动障碍。

1. 症状

（1）肩前方疼痛　肩前方疼痛是肱二头肌长头肌腱炎典型的症状，主要位于肱骨结节间沟处，并可向上臂和颈部放射，有时难以指出确切的疼痛部位，疼痛呈间歇性、持续性，夜间加剧，患侧手提重物时，疼痛会加重，休息后减轻。

（2）肩关节活动障碍　早期肩关节活动受限不明显，但是外展、后伸及旋转时会出现疼痛。随着病情逐渐加重，肩关节活动明显受限，患侧手不能触及对侧肩胛下角。

2. 体征

（1）压痛　检查时见肩前相当于肱骨结节间沟内的肱二头肌腱长头部位局限性深压痛。肩部外展、外旋、前屈、外展活动可因疼痛而受限。

（2）肱二头肌抗阻力试验阳性　抗阻力屈肘及前臂旋后时，在肱二头肌长头肌腱处出现剧烈疼痛。

（四）辅助检查

肩部后前位X线片多无明显异常。X线片显示部分患者结节间沟变窄、变浅，沟底或沟边有骨刺形成。MRI显示肌腱周围伴有腱鞘内积液或滑膜增生信号，肌腱水肿增粗和信号不均匀增高，但肌腱的连续性仍存在。MRI是显示肌腱损伤最佳的影像学检查方法（图4-8）。

（五）治疗方案

肱二头肌长头肌腱炎的治疗原则：早期治愈，消除炎症，缓解症状，恢复患病部位的相关功能，预防并发症。应注意合理制动与锻炼相结合，适当辅助消炎镇痛类药物。早期以手法治疗、固定、中药治疗为主，中后期配合其他锻炼和理疗等治疗。

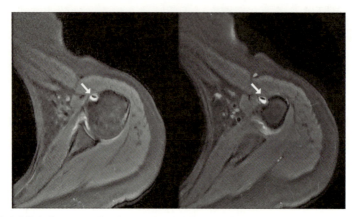

注：左肩关节横断位 T_2WI 示肱二头肌长头肌腱腱鞘见积液信号，提示肱二头肌长头肌腱炎。

图 4-8　肱二头肌长头肌腱炎 MR 影像学表现

1. 中药治疗　根据"伤筋"辨证论治，以"肝主筋"理论为主导，治以活血化瘀，气滞血瘀，治以活血祛瘀，通络止痛，方用舒筋活血汤加减。寒湿内阻，治以温经散寒，除湿通络，方用羌活胜湿汤或当归四逆汤等加减。急性疼痛者，外敷消瘀止痛药膏或外贴狗皮膏。局部沉重冷痛顽麻者，可外敷温经通络膏、温通散等。若疼痛明显者可结合服用消炎镇痛的中药，必要时予以封闭疗法。

2. 手法治疗　先用㨰法㨰、按肩关节周围，点按肩周诸穴位以舒筋活血、解痉止痛、扩大肩部痛阈。再用拨络法弹拨肌筋，以松解肌腱和腱鞘的粘连，软化局部的硬结，并用摇肩法以恢复肩部功能。最后用揉法、摩法、搓擦法、散法等按摩舒筋，以牵抖、捋顺等手法结束。

3. 固定方法　急性期最好使肘关节处于屈曲 90° 位 1～2 周，并用三角巾悬吊患肢，使肌腱松弛，制动，促进愈合。

4. 针灸疗法　取肩髎透极泉、肩前、曲池，配合天宗、巨骨等，使肩关节有酸胀、麻木感，留针 20 分钟。

5. 针刀疗法

（1）体位　患者取坐位或仰卧位，患肘屈曲平稳放于治疗床面。

（2）定点　用记号笔标记选取的治疗点。

（3）消毒与麻醉　局部常规严格消毒，铺无菌洞巾，采用 0.5% 利多卡因进行局部麻醉，每点注射 1～2mL。

（4）针刀操作　选取Ⅰ型 4 号针刀，针刀体垂直于皮肤，依据四步规程法行针刀操作。针刀刀口线平行于上肢纵轴，进针刀达结节间沟骨面，顺肌腱纵行剥离 1～3 次，调转刀口线方向，再横行剥离 1～3 次。术闭，拔出针刀，局部压迫止血，并确认无出血后用无菌敷料覆盖刀口，嘱患者 24 小时内患处不沾水，保持伤口干燥。

（5）疗程　每周 1 次，常规 4 次为 1 个疗程，因人施术。

6. 物理治疗

（1）局部热敷治疗　可有效促进肱二头肌长头肌腱处的血液循环，达到消除炎症和加快症状恢复的目的。

（2）电子脉冲理疗仪、红外线治疗仪　选用电子脉冲理疗仪、红外线治疗仪等理疗方法治疗，可改善局部血液循环，解除肌肉痉挛，减轻肿胀和疼痛。

（3）体外冲击波治疗

1）定位：患者取坐位或仰卧位，通过屈肘及外旋上臂，使肱骨结节间沟及其内的肱二头肌长头肌腱朝向肩关节前方，采用体表解剖标志结合痛点定位或超声定位。以触痛点为治疗点，避开重要的血管、神经。

2）方法：按冲击能量由低到高微调，以患者能够忍受为宜，能流密度为 $0.10 \sim 0.14 mJ/mm^2$。每次治疗选定1个中心治疗点，冲击 1000～2000次，每次治疗间隔5～7天，3～5次为1个疗程，可行多疗程治疗。

7. 手术治疗　对慢性疼痛难忍、症状久、反复发作者，可行手术治疗，将长头肌腱切断，远断端绕过结节间沟，固定于肱骨上端。

二、肱二头肌长头肌腱滑脱

肱二头肌长头腱滑脱系因长期反复或突然受到外力的牵拉、扭转、磨损及肌腱的伸缩运动失调等因素，导致肌腱的位置发生移位，从而引起局部疼痛和功能障碍的一种病症，称为肱二头肌长头腱滑脱。该病属于中医学"筋出槽"的范畴。

（一）病因病机

肝肾亏损，气血不足。年龄增长，肝肾精气衰退，气血不足，肩关节周围血运较差，肱二头肌长头肌腱失于濡养，肱二头肌长头肌腱本身退变或邻近骨质退变，长期活动使肌腱与粗糙的骨质发生摩擦，日久生痛而发病。肩部感受风寒，肱二头肌长头肌腱血运迟滞，瘀结不通，不通则痛而诱发本病。

（二）致病机理

正常情况下，肱二头肌长头腱在肱骨结节间沟内滑动并有滑膜保护，沟峭上有横韧带覆盖。当保护肱二头肌长头腱的胸大肌、肩胛下肌抵止部发生撕裂，致使该肌腱在结节间沟的内缘之上滑动，即可发为本病。

（三）诊断要点

本病的临床表现为肩前方局部疼痛肿胀和肩关节活动障碍。

1. 症状　上臂无力，局部疼痛肿胀。患者多用健手托扶患肢前臂，以减少因活动或上肢重量所造成的疼痛。若移位的长头腱发生交锁，则肩关节各个方向的活动功能均丧失。

2. 体征　上臂由前屈位至外展外旋位时，可触摸长头腱在小结节上滑动，或闻弹响声，肩部疼痛亦加重。进行肩关节各个方向（除内收内旋外）的被动活动时，均可使症状加重。局部压痛明显，主要在结节间沟处有明显压痛。

（四）辅助检查

1. X线检查 肩部后前位线片多无明显异常。严重外伤者应拍X线片以排除骨折和关节脱位等。

2. MRI检查 肌腱周围伴有积液或滑膜增生信号，肌腱从结节间沟处脱出，但肌腱的连续性仍存在。

（五）治疗方案

肱二头肌长头肌腱滑脱的治疗原则：活血散瘀，理筋整复。

1. 中药治疗 根据"伤筋"辨证论治，以"肝主筋"理论为主导，治以活血化瘀，理筋整复。

（1）内服药 肩部疼痛较局限，局部肿胀，压痛较重，舌质暗或有瘀斑，脉弦或细涩，治以活血祛瘀，通络止痛，方用舒筋活血汤加减。

（2）外用药 急性疼痛者，外敷消瘀止痛药膏或外贴狗皮膏。

2. 手法治疗 患者坐位，术者站于患侧，用一手托起前臂，将肩关节轻度外展、内旋，先用推揉、拿捏等轻柔手法在肩前及肩外侧治疗，同时配合按揉肩内陵、肩髃、肩贞、肩髎、曲池、手三里等，以达舒筋活血的目的。术者一手握住患者腕部，掌心向前，另一手扶住患肩前内侧，用拇指抵住肱骨小结节内侧缘，两手用力做对抗牵引，同时将患肩外展至60°、前屈40°，随即将患肩迅速内旋，同时另一手拇指用力向外上方弹拨滑脱的肱二头肌长腱，重复3～4次，指下有跳动感，即示筋复原位。如肱二头肌长腱向上嵌入于腱管内，则需在肱二头肌长腱联合处弹拨，将嵌入的肌腱向外拨出，再行复位。

3. 固定方法 整复成功后，将患肢内收内旋，用三角巾把前臂固定于胸前2～3周，以减少肩部活动，有利于损伤组织的修复。

4. 针灸疗法 局部阿是穴及肩内陵、肩髃、肩髎、肩贞等，使肩关节部均有酸胀、麻木感，留针20分钟。

5. 物理治疗 急性长头腱滑脱者，施手法后应配合冷敷两日（每日3～4次，每次4～7分钟）；然后改为热敷或中药熏洗（每日两次，每次25分钟为宜）。

6. 手术治疗 肩部有持续症状者适于手术治疗。根据二头肌肌腱不稳的关节镜分类，所有的前脱位如不能得到可靠的复位，推荐进行二头肌肌腱固定术。

三、肱二头肌长头肌腱断裂

肱二头肌肌腱在遭受强大外力和肌腱退变的基础上，可发生肱二头肌肌腱断裂，其中以长头肌腱断裂多见，主要临床表现为突然肩痛和屈肘功能障碍。本病属于中医学"筋伤"范畴。

（一）病因病机

年龄增长，肝肾精气衰退，气血不足，肱二头肌长头肌腱失于濡养，肱二头肌长头肌腱本身退变或邻近骨质退变，长期活动使肌腱与粗糙的骨质发生摩擦，日久生痛而发病，或突遭外力牵拉所致。

（二）致病机理

肱二头肌长头肌腱断裂多见于青年运动员在未做好准备的情况下，突然抗阻力屈肘，由于肱二头肌强力收缩，引起此肌腱断裂。中年以上的患者，肩部肌腱或关节已有退行性改变，肱二头肌长头肌腱在关节囊外已有粘连或由于结节间沟有骨赘，肱二头肌突然强力收缩，也可引起肌腱断裂。很多职业需要做举手过头的动作，在此位置时二头肌长头腱容易半滑脱，使此肌腱与肱二头肌腱结节间沟骨嵴相摩擦，加重其退行性改变。若肱二头肌突然强力收缩，可引起肌腱的断裂。

（三）诊断要点

本病主要临床表现是突然肩痛和屈肘功能障碍。

1. 症状 急性外伤性肌腱断裂时，可听见肌腱断裂的响声，继而出现肩部剧烈疼痛，并沿上臂前侧放射到肘部，肌腱断端处多有明显压痛。而发生退行性变而断裂者，多无压痛。

2. 体征 ①完全断裂时大力水手征阳性。不完全断裂时则可触摸到裂隙。②屈肘功能减弱（屈肘无力）。

（四）辅助检查

1. X 线检查 右肩关节及右肱骨骨质一般未见明显异常。

2. 超声检查 在肱骨结节间沟部位未见正常的肱二头肌长头肌腱回声，可见肌腱断端回声略显紊乱，失去正常的肌腱纤维样结构回声，且远心端挛缩可见肌腹回声较健侧明显增厚、回声紊乱，患者屈肘时可见断端回声移动肌腹增厚更明显。

3. MRI 检查 MRI 显示肱骨结节间沟内空虚，内有积液。完全断裂的肌腱向远侧收缩，呈小片状或类圆形。T_2WI 信号略高腱鞘内积液呈周围环状 T_2 高信号，不全断裂表现肌腱连续性存在，但局部变细远侧略粗肌腱整体张力存在。肌腱断裂首选 MRI 扫描。

（五）治疗方案

肱二头肌长头肌腱断裂的治疗原则：活血化瘀，养血壮筋。

1. 中药治疗 根据"伤筋"辨证论治，以"肝主筋"理论为主导，治以活血化瘀，养血壮筋。

（1）内服药 肩部肿胀，或见瘀血斑，血瘀气滞，治以活血化瘀，选用活血止痛汤类。伤后迁延，筋脉失养，治以养血壮筋，选用壮筋养血汤加减。

（2）**外用药** 急性疼痛者，外敷消瘀止痛药膏、红花油、万花油等

2. 针灸疗法 局部阿是穴及肩内陵、肩髃、肩髎、肩贞等，使肩关节部均有酸胀、麻木感，留针20分钟。

3. 物理治疗 急性长头腱断裂者，应配合冷敷（每日3～4次，每次4～7分钟）；慢性断裂者，可用热敷或中药熏洗（每日两次，每次25分钟为宜）。

4. 手术治疗 严重功能障碍者可行手术治疗。肌腱上1/3断裂，断裂平面在关节囊以下，可将断裂的远侧端缝合于喙突，将近端缝合固定于结节间沟局部。如断裂在肌腱联合处，可行褥式缝合，或有时需用阔筋膜加强修补外部。一般术后用外展架将肩关节固定于外展前屈位，肘关节屈曲90°位，3～4周拆除固定，伤侧肢体功能活动锻炼。

（王丽华）

第五章　肘及前臂部创伤

【学习目标】

1. 掌握肱骨髁上骨折的诊断要点、鉴别诊断、手法整复要点；肘关节脱位的致病机理及肘关节后脱位的手法整复要点；尺骨上 1/3 骨折合并桡骨头脱位的诊断、分型与治疗要点；桡骨下 1/3 骨折合并下尺桡关节脱位的诊断及治疗要点；桡骨头半脱位的手法整复要点。

2. 熟悉肱骨髁间骨折、桡骨头骨折诊断、分型；桡尺骨干骨折的手法整复要点和小夹板固定；肘关节的解剖；肘关节脱位的分型、固定方式和并发症；尺骨鹰嘴骨折的治疗要点；桡骨头骨折的分型。

3 了解肱骨外髁骨折、肱骨内上髁骨折的诊断、分型及治疗要点；肘关节内外翻畸形的诊断与治疗；桡骨头半脱位的病因、诊断要点；桡尺骨干双骨折的致病机理。

第一节　肱骨髁上骨折

肱骨髁上骨折是发生于肱骨远端内外髁以上 2～3cm 的骨折，是儿童常见的肘关节骨折，约占儿童所有骨折的 16%。该骨折容易造成肘部神经和血管损伤，若复位不良，易形成骨折畸形愈合的并发症，导致肘关节局部变形和关节功能障碍。本病属于中医学"骨折病"范畴。

一、致病机理

根据受伤机制的不同，可以将肱骨髁上骨折分为伸直型、屈曲型和粉碎型（图 5-1）。

（一）伸直型

伸直型最多见，占 90% 以上。患者跌倒时肘关节在半屈曲或伸直位，手掌触地，暴力经前臂传达至肱骨下端，将肱骨远端推向后方。由于重力将肱骨干推向前方，造成肱骨髁上骨折。骨折线由前下斜向后上方，骨折近端常刺破肱肌损伤正中神经和肱动脉，若骨折远端侧方或旋转移位严重时，亦可损伤桡神经或尺神经。肱骨下端除接受前后暴力外，还可伴有侧方暴力。根据移位情况，又可分为尺偏型和桡偏型。

1. 尺偏型 骨折暴力来自肱骨前外方,骨折时肱骨远端被推向后内方。内侧骨皮质受挤压,产生一定塌陷,前外侧骨膜破裂,内侧骨膜完整。骨折远端向尺侧移位,因此复位后远端容易向尺侧再移位,即使达到解剖复位,因内侧皮质挤压缺损也会向内偏斜,故该型骨折易并发肘内翻畸形。

2. 桡偏型 与尺偏型相反,骨折断端桡侧骨皮质因挤压而塌陷,外侧骨膜保持连续性。尺侧骨膜断裂,骨折远端向桡侧移位。此型骨折易产生肘外翻畸形。

(二) 屈曲型

受伤时肘部后方着地,鹰嘴背侧将暴力传导至肱骨远端并继续向掌侧延伸,骨折断端向掌侧移位。肘关节在屈曲位跌倒,暴力由后下方向前上方撞击尺骨鹰嘴,骨折后远端向前移位,骨折线常为后下斜向前上方,与伸直型相反。屈曲型很少发生血管、神经损伤。屈曲型髁上骨折也可分为分尺偏型和桡偏型。

(三) 粉碎型

粉碎型因肱骨远端受压缩暴力所致,归于肱骨髁间骨折,多见于成年人。根据骨折线形状,可分为"T形"和"Y形"或粉碎型骨折。

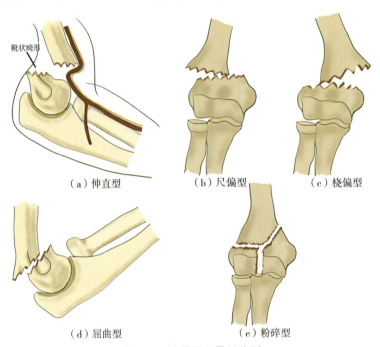

图 5-1 肱骨髁上骨折分型

二、诊查要点

肱骨髁上骨折有手掌撑地或肘关节背侧着地史。发生严重暴力致伤时,应注意检查是否合并神经及血管损伤。

(一) 症状

1. 疼痛和肿胀　因骨的连续性断裂，肱骨远端广泛性疼痛，局部出血形成瘀斑或血肿，若肿胀严重，可形成张力性水疱。

2. 活动受限　肘关节屈伸活动障碍，严重者前臂旋转活动也受到影响。

(二) 体征

1. 压痛和骨擦音　按压骨折部位可有明显压痛，多以内外侧压痛同时存在为主，可扪及骨擦音。

2. 特殊畸形　局部可见"靴状畸形"，骨折近端尖头向前凸出，骨折远端向后伸直造成。肱骨髁上骨折患者肘后三角位置正常，可以与肘关节脱位患者相鉴别。

(三) 并发症

1. 神经支配区域麻木　肱骨髁上骨折合并神经损伤在所有的并发症中发生率最高，其中以桡神经损伤的发病率最高，伸直尺偏型比较容易损伤桡神经，伸直桡偏型容易损伤正中神经，而尺神经损伤较少见，多见于屈曲型肱骨髁上骨折及医源性损伤，闭合性肱骨髁上骨折合并的神经损伤一般在复位后 3 个月可以康复，无须手术探查。

2. 血管损伤　极少部分患者出现患肢远端血流灌注较差、皮肤苍白、皮温下降、感觉减退等症状，需立即行血管探查修复术。血管损伤主要表现为桡动脉搏动的减弱、消失或肢体的缺血症状。

3. 肘内翻畸形　肘内翻是肱骨髁上骨折最常见的远期并发症。肘内翻的发生机制与骨折远端尺偏移位向内倾斜、尺骨皮质塌陷、骨折远端旋转、骨折断端间持续存在的内倾和内旋相对运动有关。

三、辅助检查

(一) X 线检查

X 线检查在肱骨髁上骨折运用最为常见（图 5-2）。肘关节正侧位 X 线摄片能够明确断端的移位方式，其中伸直型骨折远端向尺背侧移位多见，屈曲型以桡掌侧移位多见。根据移位方式进一步印证受伤机制，辅助术者修改诊疗计划，尤其在手法复位方面指导意义较强。通常在手法复位后，应复查以了解复位的情况。

(二) CT 检查

对于患儿因疼痛无法配合摄片得到标准正侧位影像及 X 线平片检查显示不清的细微骨折等，可借助 CT 进一步检查以明确。CT 检查及后处理技术能清楚地显示骨折部位和移位程度，尤其对是否涉及关节面骨折、合并肱骨髁间骨折的判断优于 X 线检查。对于肱骨髁上骨折怀疑合并血管损伤者，CT 血管造影可显示血液损伤的情况。

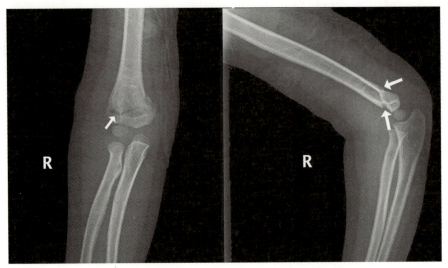

（a）右肘关节正位　　　　　　　　　　（b）右肘关节侧位

注：右肱骨髁上见自后上向前下斜形骨折线，累及冠突窝。

图 5-2　肱骨髁上骨折（伸直型）X 线表现

四、治疗方案

治疗方案主要取决于合并同侧肢体骨与软组织损伤的情况，特别是神经血管是否有损伤。通常先尝试闭合复位，以骨折移位程度为准而制定不同的治疗方案，对于无移位、轻度移位或一侧骨皮质断裂，可以行手法整复及石膏或夹板外固定。肱骨髁上骨折造成的神经损伤一般为挫伤，可在 3 个月左右自行恢复。对于骨折断端完全移位的不稳定骨折或合并严重神经血管损伤者，则需考虑手术干预。

（一）中药治疗

根据三期辨证结合个人体质用药，治以活血化瘀，消肿止痛，内服血府逐瘀汤加减，外敷接骨止痛膏；中期治以接骨续筋，补益气血，内服续骨活血汤加减，外敷接骨续筋药膏；后期治以补肝肾，强筋骨，内服六味地黄丸，外敷坚骨壮骨膏。

（二）西药治疗

布洛芬是儿童最常使用的 NSAID。其他常用的非选择性 NSAID 还包括酮洛芬、萘普生、酮咯酸，其中酮咯酸为静脉给药，尤其适用于急诊和住院患者。现行指南中推荐可用于儿童的 NSAIDS 为布洛芬、双氯芬酸钠、塞来昔布。

（三）手法整复

患者仰卧，助手分别握住其上臂，顺势拔伸牵引，术者两手分别握住远近段，相对挤压，先用端挤手法矫正侧方移位，再纠正前后重叠移位。若远端旋前（或旋后），应首先纠正旋转移位，使前臂旋后（或旋前）。纠正上述移位后，若整复伸直型骨折，则以拇指从肘后推按远端向前，两手其余四指重叠环抱骨折近端向后提拉，并在牵引下徐徐屈曲肘关节，常可感到骨折复位时的骨擦感（图5-3）；整复屈曲型骨折时，手法与上述相反，应在牵引后将远端向背侧压下，并徐徐伸直肘关节。

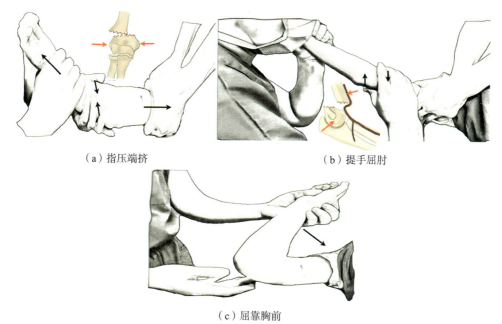

（a）指压端挤　　　　　（b）提手屈肘

（c）屈靠胸前

图 5-3　肱骨髁上骨折手法整复

（四）固定方法

1. 夹板固定法

（1）夹板规格　肱骨髁上骨折夹板共有4块，两块L型夹板嵌有铝钉，可使最下一条布带斜跨肘关节缚扎而不致滑脱。

（2）固定方法　选取肱骨髁上夹板，夹板长度应上达三角肌中部水平，内外侧夹板下达（或超过）肘关节，前侧板下至肘横纹，后侧板远端呈向前弧形弯曲；采用杉树皮夹板固定时，最下一条布带不能斜跨肘关节，而在肘下仅扎内、外侧夹板。为防止骨折远端后移，可在鹰嘴后方加一梯形垫；为防止内翻，可在骨折近端外侧及远端内侧分别加塔形垫。夹缚后用颈腕带悬吊（图5-4）。

（3）固定时间　伸直型骨折复位后肘关节固定于屈曲90°～110°位3周；屈曲型骨折应固定肘关节于屈曲40°～60°位1～2周，以后逐渐屈曲至90°位置1～2周。如外固定后患肢出现血循环障碍，应立即松解全部外固定，置肘关节于屈曲45°位置进行观察。

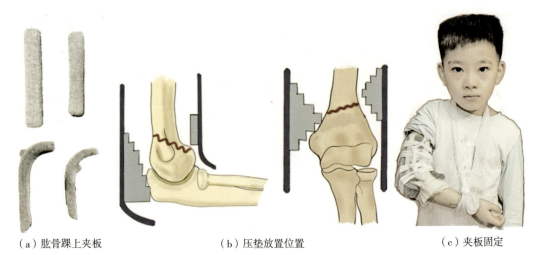

（a）肱骨髁上夹板　　　　　　　（b）压垫放置位置　　　　　　　（c）夹板固定

图 5-4　肱骨髁上骨折夹板固定

2. 石膏固定法　通常选择肘腕石膏，复位后行长臂石膏固定在前臂中立位，肘关节屈曲 60°～90° 位固定于胸前，固定 3 周，根据影像学结果选择性拆除。

（五）手术治疗

1. 手术适应证　神经损伤、血管损伤、开放性骨折、骨折近断端支于肘前，以及皮下瘀血明显且软组织挫伤严重、年龄偏大、复位后不能稳定的骨折。

2. 手术方式　闭合复位、经皮穿针固定为治疗大多数肱骨髁上骨折首选方法。若合并严重神经血管损伤或成人骨折，可用切开复位内固定术。

五、预防调护

早期做手指、腕、肘关节屈伸功能锻炼，中期循序渐进做肘部功能活动，以被动活动为主，待骨折愈合后，主被动逐渐增加，在医生的指导下有序进行，避免粗暴锻炼产生新的损伤。复位后注意观察手指的末梢血运及感觉，如有症状及时调整绷带的松紧度。骨折中后期，骨折断端相对稳定，可行局部手法治疗，防止粘连形成而影响肘关节活动。

（吴凡）

第二节　肱骨髁间骨折

肱骨髁间骨折是较为常见且严重的肘部复杂损伤，以粉碎性骨折多见。由于是关节内骨折，骨折粉碎常伴明显的移位，闭合复位十分困难，即使切开复位，往往亦难以达到解剖复位，因此，临床治疗较为困难。若治疗不当，常引起肘关节畸形、创伤性关节炎和功能障碍。发病集中在两个人群：12～19 岁的青年男性，往往由高能量损伤引起；80 岁以上的老年女性，低能量损伤即可造成此类骨折。本病属于中医学"骨折病"范畴。

一、致病机理

肱骨髁间骨折的受伤机制与肱骨髁上骨折相似，但所受暴力较后者更为严重。骨折多由间接暴力引起，直接暴力（如打击、挤压等）致伤比较少见。根据受伤机制和骨折移位方向，分为伸直型和屈曲型（图5-5）。

（一）伸直型

跌倒时，肘关节处于伸直位或微屈位，手掌接触地面，暴力由手掌沿前臂传导至肱骨远端，将肱骨髁推向后方，造成肱骨髁上骨折的同时，尺骨鹰嘴半月切迹撞击滑车沟，将肱骨远端劈裂，造成"T"型、"Y"型或粉碎型骨折，远端骨块向两侧及后方移位，而骨折近端则向前方移位，此为伸直型骨折。

（二）屈曲型

跌倒时，肘关节如处于屈曲位，肘尖先着地，或者肘后部遭受暴力的打击，暴力作用于尺骨鹰嘴，尺骨鹰嘴向上、向前撞击滑车沟，在造成肱骨髁上骨折的同时，也将肱骨远端劈裂成两块或两块以上，严重时尺骨鹰嘴可嵌插在肱骨远端两骨块之间，骨折远端向前方移位，而骨折近端向后方移位，为屈曲型骨折。

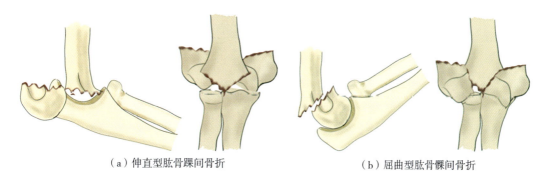

（a）伸直型肱骨髁间骨折　　（b）屈曲型肱骨髁间骨折

图5-5　肱骨髁间骨折分型

二、诊查要点

患者有明显的外伤史，伤后可表现为肘部疼痛、肿胀、压痛和骨擦音等。

（一）症状

伤后肘部疼痛明显，严重肿胀，皮下可见瘀血，肘关节伸屈活动受限，少数患者出现手指麻木感。

（二）体征

伤后肘关节呈半伸直位，前臂处于旋前位，肘部严重肿胀，可见张力性水疱。肘部压痛明显,肘后三角可发生改变,局部可扪及骨擦音和异常活动,肘关节屈伸功能障碍。体格检查时需注意是否合并神经或血管损伤,如检查桡动脉的搏动,以及腕和手指的感觉、活动、温度及颜色等。另外,基于受伤机制,还应排外手部、腕部、肩部损伤的可能性,以防漏诊。

(三)并发症

发生肱骨髁间骨折严重移位时,骨折端可损伤肱动脉及桡神经、尺神经、正中神经。

三、辅助检查

肘关节正侧位 X 线平片有助于观察骨折类型及移位情况,对整体空间结构和位置关系显示良好(图 5-6)。但由于骨折移位和粉碎,加上患者疼痛通常难以标准体位摄片,仅通过 X 线片往往很难判断骨折的具体情况,CT 检查及三维后处理可以进一步明确骨折类型、移位及粉碎程度。

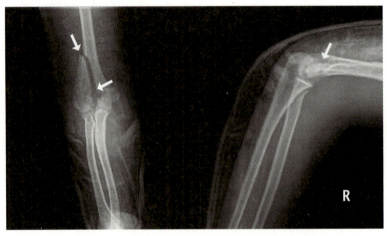

(a)右肘关节正位　　　　(b)右肘关节侧位

注:右肘肱骨下段可见纵行骨折影线,骨折线通过髁间及关节面。

图 5-6　肱骨髁间骨折 X 线表现

四、临床分型

根据受伤机制及骨折端移位方向,可分为伸直型和屈曲型。根据照骨折移位及粉碎程度,可分为以下四型(图 5-7)。

Ⅰ型:骨折无移位,关节面平整。
Ⅱ型:"T"型骨折,有移位,但两髁无旋转移位。
Ⅲ型:骨折远端有旋转移位,关节面不完整。
Ⅳ型:粉碎型骨折,骨折远端较大的骨块超过 3 块,关节面严重不平整。

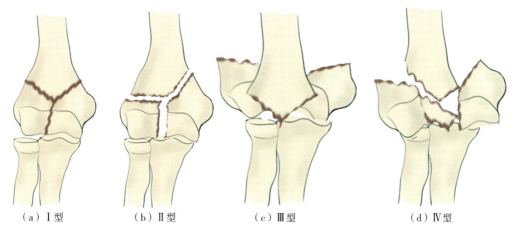

（a）Ⅰ型　　　　（b）Ⅱ型　　　　（c）Ⅲ型　　　　（d）Ⅳ型

图 5-7　肱骨髁间骨折分型

五、治疗方案

肱骨髁间骨折为关节内骨折，治疗上要求包括尽量恢复骨折断端和关节面的解剖关系，维持可靠的固定，争取早期进行患肢功能锻炼，防止关节僵硬的发生。

（一）中药治疗

根据骨折三期辨证用药，初期治以活血化瘀，消肿止痛，方用桃红四物汤加减，外敷活血化瘀药物；中期治以和营生新，接骨续筋，方选壮筋养血汤加减；后期治以益气养血，补益肝肾，方用补肾壮筋汤加减。解除夹板或石膏固定后，可用中药熏洗以舒筋活络，方选海桐皮汤等。

（二）西药治疗

上肢骨折疼痛一般并不剧烈，轻度疼痛一般选择对乙酰氨基酚或 NSAIDs，中度疼痛宜选用弱阿片类，有曲马多、可待因，重度疼痛宜选用强阿片类，有吗啡、羟考酮、芬太尼类、哌替啶等。

（三）手法整复

以伸直型肱骨髁间骨折为例。患者取平卧位，肩外展 70°～80°，肘关节半伸直位，前臂取中立位。术者站于患肢的前外侧，两助手分别站于头侧和患肢末端外侧（图 5-8）。

1. 抱髁　在半伸直位牵引下，术者两手掌在内外髁旁，手指交叉，使两掌对挤，以免牵引时造成两髁分离移位加重。

2. 矫正侧方移位　牵引 3～5 分钟后，重叠移位基本得到纠正。当骨折远端向尺侧移位时，术者用抱外髁的手掌根部徐徐往上移动至髁上。移动时，腕部掌面移动到外髁处紧贴皮肤，代替手掌大鱼际的抱髁作用。用大鱼际将骨折断端向尺侧推按，抱内髁的另一手掌将两髁向桡侧推按,以纠正尺偏移位;当骨折远端向桡侧移位时,轻者可不必整复,重者可将骨折近端向桡侧推按,骨折远端向尺侧推按,但切勿矫枉过正;然后两手掌恢复原来的位置并持续抱髁,再对向挤压,矫正两髁近端的侧方分离。

3. 矫正前后移位 术者两手仍为抱髁状,两手四指上移,环抱肘前。两手拇指移到尺骨鹰嘴处,推骨折远端向前,两手四指拉近端向后,两手虎口同时对向挤压两髁。持握并牵引前臂的助手,同时徐徐屈肘至90°,使四个方向的力量联合一致,以纠正前后移位。

4. 向中心推挤 一般骨折经上述手法即可基本复位,但常因远端的两髁近端受两侧关节囊韧带的牵拉,各向内外张口,使滑车关节面不平。因此术者一手继续抱髁,另一手在髁上向中心推按。

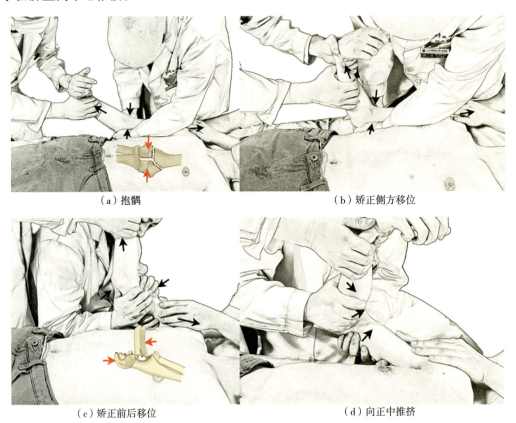

(a) 抱髁　　　　　　　　　　(b) 矫正侧方移位

(c) 矫正前后移位　　　　　　(d) 向正中推挤

图 5-8　肱骨髁间骨折手法复位

(四) 固定方法

骨折整复后维持牵引,用上臂超肘关节小夹板固定,固定垫的放置和包扎方法与肱骨髁上骨折相同。如两髁旋转分离移位严重时,可在内上髁部、外上髁部加一个空心垫。对于伸直型骨折,应在肘关节屈曲位固定,三角巾或绷带悬吊,固定4～6周;屈曲型骨折,应先将肘关节伸直位固定3周,再换成肘关节屈曲位固定2～3周(图

6-28）。

（五）功能锻炼

复位 1 周内进行手指、腕关节及肩部功能活动锻炼，2～3 周后开始肘关节主动屈伸活动，一般从 10°～20° 活动范围起，3 周左右逐步加大锻炼范围至 40°～50°。解除外固定后，在肘关节锻炼过程中，还可在药物熏洗及手法按摩的辅助下，适当增加被动活动，但切忌使用强力进行活动，切忌使用暴力，以免导致肘关节异位骨化，从而影响肘关节功能。

（六）手术治疗

1. 手术适应证 ①经手法整复，复位不满意。②粉碎性骨折，有碎骨折块落入关节影响关节活动。③陈旧性骨折，肘关节功能明显受限。④开放性骨折。⑤骨折伴血管、神经损伤者，需手术探查修复者。

2. 手术方式 对于肱骨髁间骨折，切开复位内固定手术是目前治疗的主要方法，内固定材料可选接骨钢板、螺钉或克氏针等。

六、预防调护

在夹板或石膏固定期间，密切关注患肢末端血运情况和外固定松紧度，如出现患肢剧痛，指端发绀、麻木，桡动脉搏动消失，应解除外固定，做进一步检查和处理。注意预防肱骨内外髁部位皮肤压疮。手术治疗者应预防切口感染，定期复查肘关节 X 线片。

（杨阳）

第三节　肱骨外髁骨折

肱骨外髁骨折是指肱骨外髁带肱骨小头和部分滑车骨骺的关节内骨折，又称肱骨外髁骨骺骨折。肱骨外髁骨折容易导致外侧骨骺生长停止或生长缓慢，日后造成肘内翻畸形，影响关节活动与功能。本病好发于 5～10 岁儿童，其发生率仅次于儿童肱骨髁上骨折，占肘部骨折的 12%～17%。本病属于中医学"骨折病"范畴。

一、致病机理

本病多由间接暴力所致，跌倒时手部先着地，外力沿桡骨向上撞及肱骨外髁而引起骨折，或因附着肱骨外髁的前臂伸肌群强烈收缩而将肱骨外髁撕脱。分离的骨折块包括整个肱骨外髁、肱骨小头骨骺、邻近的肱骨滑车部分和属于肱骨小头之上的一部分干骺端。外髁骨折后，由于前臂伸肌群的牵拉，骨折块可发生翻转移位，有的甚至可达 180°。

二、诊查要点

（一）症状

本病主要临床症状为外伤后肘关节疼痛、活动受限、前臂旋后、伸腕、伸指无力。肘外侧肿胀，并逐渐扩散至整个关节，骨折脱位型肿胀最严重。肘外侧出现瘀斑，逐渐扩散可达腕部。

（二）体征

肘外侧明显压痛，移位型骨折者可触及骨擦音和活动骨块。后期可出现骨折不愈合、进行性肘外翻畸形和牵拉性尺神经麻痹。肘后三角关系改变。

三、临床分型

根据骨折块的移位情况，分为 Jacob Ⅰ型（无移位骨折）、Jacob Ⅱ型（轻度移位骨折）、Jacob Ⅲ型（翻转移位骨折）（图 5-9）。翻转移位骨折又可分为前移翻转型和后移翻转型。若旋转发生在两个轴上，表明骨折块上的筋膜完全被撕裂，由于前臂伸肌群的牵拉，致使关节面指向内侧、骨折面指向外侧。在纵轴上旋转，还可导致骨折块的内侧部分转向外侧，而外侧部分转向内侧。

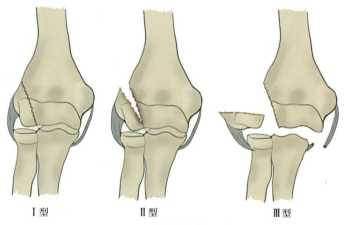

Ⅰ型　　　　Ⅱ型　　　　Ⅲ型

图 5-9　肱骨髁间骨折分型

（一）无移位骨折（Jacob Ⅰ型）

暴力的作用较小，仅发生骨折，骨折处软骨性铰链存在，骨折线宽度＜2mm，如裂缝骨折或移位很小的肱骨外髁骨折。

（二）轻度移位骨折（Jacob Ⅱ型）

骨折处软骨性铰链完全断裂，骨折线宽度 2～4mm。骨折块向外移位或有 45°以内的旋转移位。

(三）翻转移位骨折（Jacob Ⅲ型）

远端骨折块旋转，向外侧和远端移位。翻转移位骨折又可分为后移翻转型和前移翻转型。后移翻转型又被称为伸直翻转移位型，此类型相对多见；前移翻转型又被称为屈曲翻转移位型，此型少见。

四、辅助检查

（一）X 线检查

X 线是主要的检查手段，常规摄取患侧肘关节正侧位片。部分出现畸形的病例，同时拍摄健侧肘关节正侧位片进行比较。骨折线通过骨骺软骨，呈不规则的骨折线形透光区，可通过肱骨小头骨骺、滑车间沟、滑车中心，可有骨折线单一或多条性波及肘部组成骨结构的骨骺。骨折块骨骺骨折块有不同程度、不同大小的分离，包括肱骨小头骨骺、肱骨小头骨骺上方的干骺端骨片、邻近滑车部分骨片，常合并肘部其他损伤，如骨鹰嘴骨折、肘关节后脱位、桡骨头帽状骨折等。（图 5-10）

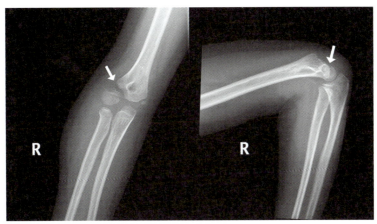

（a）右肘关节正位　　　　　（b）右肘关节侧位
注：左肱骨外髁骨折线累及关节面，骨折块向外移位。
图 5-10　肱骨外髁骨折 X 线表现

（二）CT、MRI 检查

对于复杂或隐匿性肱骨外髁骨折，结合肘关节 CT 扫描及其三维重建可明确诊断。对于合并软组织、肌腱、韧带、神经损伤，应进一步行 MRI 检查明确诊断。

五、治疗方案

（一）中药治疗

1. 中药内治　早期治以活血化瘀，消肿止痛，方用桃红四物汤加田三七等；中期治以舒筋活络，补养气血，方用舒筋活血汤；后期治以补益肝肾，强壮筋骨，方用壮筋养血汤。

2. 中药外治 外治初期可选用消肿散、消肿止痛膏；中后期用接骨续筋膏或接骨膏。

（二）手法整复

对于单纯向外移位者，屈肘、前臂旋后，将骨折块向内推挤，使骨折块进入关节腔而复位。有翻转移位，凡属前移翻转型者，先将骨折块向后推按，使之变为后移翻转型然后用以下方法整复。

1. 内翻复位法 复位时可先用拇指指腹触摸骨折部，明确骨折块的滑车端和骨折面，辨清移位的方向及翻转、旋转程度。术者左手握患者腕部，置肘关节屈曲45°前臂旋后位，加大肘内翻使关节腔外侧间隙增宽，腕背伸以使伸肌群松弛，并以右手食指或中指扣住骨折块的滑车端，拇指扣住肱骨外上髁端，先将骨折块稍平行向后方推移，再将滑车端推向后内下方，肱骨外上髁端推向外上方以矫正旋转移，后用右手拇指将骨折块向内挤压，将肘关节屈伸、内收、外展以矫正残余移位。若复位确已成功，则可触及肱骨外髁骨嵴平整，压住骨折块时肘关节伸屈活动良好且无响声。

2. 摇晃牵抖复位法 患肢外展，术者一手拇指在患肘外侧按压翻转的骨折块，使其移位向关节腔内；其余四指托住患肘，避免在摇晃时过度内翻、外翻。另一手握持患肢腕部，在屈肘位或伸肘位时做左右摇晃与牵抖动作，动作要协调配合。先做尺侧摇晃（即肘内翻），在摇晃时要有牵抖的力量。摇晃牵抖的幅度由小到大，动作轻柔均匀，切不可粗暴过猛。在旋转摇晃过程中，肱桡关节间隙便呈一开一合的状态，同时利用伸肌总腱及旋后肌的拉力，达到自行复位。在一次或数次的手法动作过程中，当听到有清脆响声时，即提示骨折块翻转并恢复原位。肘关节伸屈活动时骨擦音消失，并可扪及肱骨外髁骨峰平整，表示复位确已成功。经以上手法仍不能达到满意复位时，可加用屈肘、旋前或旋后迅速伸直的牵抖，同时内翻肘关节。前移翻转型，采用旋后伸直牵抖摇晃；后移翻转型，采用旋前伸直牵抖摇晃；当移位判断不明确时，可先试旋前，或旋前、旋后交替牵抖摇晃（图5-11）。

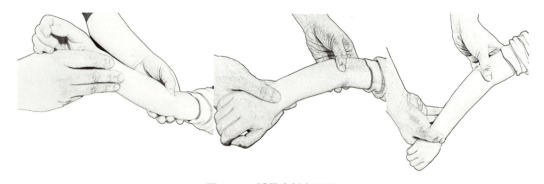

图5-11 摇晃牵抖复位法

（三）夹板固定

有移位的骨折闭合整复后，肘关节伸直，前臂旋后位，在肱骨外髁处放一个固定垫，肘关节尺侧上下各放一个固定垫，四块夹板从上臂中上段到前臂中下段，用四条布带缚扎，肘关节伸直而稍外翻位固定两周，以后改为屈肘90°固定1周。

可将后侧夹板塑成屈曲30°～60°，其余三块夹板长度改为上达三角肌中部水平，内侧、外侧夹板下超肘关节，前侧夹板下达肘横纹，固定垫的位置同上，将肘关节固定于屈曲30°～60°位3周，骨折临床愈合后解除固定。

（四）物理治疗

物理疗法可采用红外线照射、超声波、超短波、中频、微波等，通过电、热或振动等刺激，舒缓和刺激神经肌肉，加速血液循环和淋巴通畅，以促进消肿、止痛及骨折愈合。

（五）手术治疗

1. 手术适应证 对于肱骨外髁翻转移位骨折复位不成功及陈旧骨折，应切开复位。

2. 手术方式 幼儿新鲜骨折可用粗线缝合固定，儿童或陈旧骨折可用两枚钢针平行或交叉固定，亦可采用螺丝钉固定。后期肘关节畸形，如引起牵拉性尺神经麻痹，可行尺神经前置术。

六、预防调护

固定期间应注意观察患肢的血液循环情况，经常调节夹板松紧度，若肱骨外髁处有疼痛时应拆开夹板检查有无压疮，如皮肤呈局限性暗红时，应放松夹板或稍移动位置。固定期间，限制患者强力伸腕，以免骨折块移位。早期肘关节活动度训练要以被动屈伸旋转活动为主，应掌握循序渐进的原则，有条件的可使用持续被动活动机进行功能锻炼，中后期逐渐加强肘关节主动活动。

（曹端广）

第四节　肱骨内上髁骨折

肱骨内上髁骨折，是指因暴力外伤（做投掷动作，或跌仆时手掌撑地，肘关节伸直而前臂过度外翻）导致前臂屈肌及旋前圆肌腱附着处内上髁部分骨折，又称肱骨内上髁骨骺分离。儿童肱骨内上髁骨化中心形成于5岁左右，于17岁左右闭合。肱骨内上髁骨折多见于儿童和青少年，尤以7～17岁多见，约占肘关节骨折的10%，仅次于肱骨髁上骨折和肱骨外髁骨折。本病属于中医学"骨折病"范畴。

一、致病机理

肱骨内上髁骨折多由间接暴力所致,常见于儿童跌倒时手掌着地引起,或青少年的体操、举重和投掷等运动损伤。受伤时,肘关节处于伸直、过度外展位,使肘部内侧受到外翻应力的同时,前臂屈肌群急骤强力收缩,而将其附着的内上髁撕脱,骨折块被拉向前下方,甚至产生旋转。亦可因直接暴力打击或碰撞于肱骨内上髁部而造成骨折,但甚为少见。

二、诊查要点

(一) 症状

外伤后肘关节疼痛、内上髁周围软组织肿胀,以肘关节内侧明显。肘关节屈伸活动受限,前臂旋前、屈腕、屈指疼痛加重。若合并有尺神经损伤,可出现前臂和手的尺侧麻木、感觉迟钝。

(二) 体征

受伤后肘关节呈半屈曲位,肘内侧皮下瘀斑、患侧内上髁压痛。早期肿胀尚不明显时,骨折分离移位时在肘内侧可扪及活动的骨折块和近端锐利的骨折端。

三、临床分型

损伤类型:根据撕脱骨折片移位及肘关节变化,可分为四度(图5-12)。

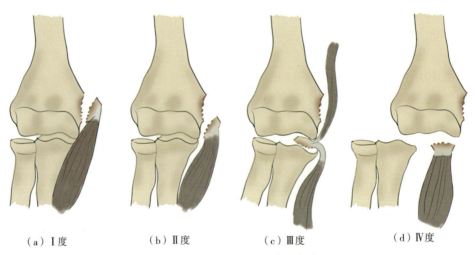

(a) Ⅰ度　　　(b) Ⅱ度　　　(c) Ⅲ度　　　(d) Ⅳ度

图 5-12　肱骨内上髁骨折分型

Ⅰ度:裂纹骨折或仅有轻度移位,因其部分骨膜尚未完全断离。
Ⅱ度:骨折块有分离和旋转移位,但骨折块仍位于肘关节间隙的水平面以上。
Ⅲ度:骨折块有旋转移位,且进入肘关节间隙。这是由于肘关节遭受强大的外翻暴力,使肘关节内侧关节囊等软组织广泛撕裂,肘关节腔内侧间隙张开,致使撕脱的内上髁被带进其内,并有旋转移位,且被肱骨滑车和尺骨半月切迹关节面紧紧夹住。

Ⅳ度:骨折块有旋转移位并由肘关节向桡侧脱位。骨折块的骨折面朝向滑车,为内上髁骨折最严重的损伤,少数有合并尺神经损伤。

四、辅助检查

(一) X 线检查

5～7岁以上的儿童肱骨内上髁骨骺已经骨化,肱骨内上髁骨骺分离 X 线表现为点状骨骺与肱骨远端分离较远,可并有向下移位,局部软组织肿胀(图 5-13)。成年人的肱骨内上髁骨折,损伤程度差异很大,可为整个肱骨内上髁骨折,亦可仅为少量撕脱骨片。同时应注意有无合并其他损伤,如桡骨头、颈、尺骨鹰嘴骨折等。对于肱骨内上髁骨折,首选患侧肘关节正侧位 X 线平片检查,必要时加拍对侧以对比。

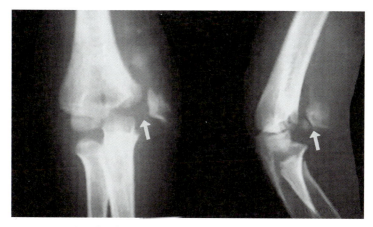

注:肱骨内上髁见撕脱骨片,碎骨片向前外侧游离。

图 5-13 肱骨内上髁骨折 X 线表现

(二) CT、MRI 检查

复杂或隐匿性肱骨内上髁骨折需结合肘关节 CT 及三维重建来明确诊断。对于合并软组织、肌腱、韧带、神经损伤,则应行 MRI 进一步扫描以明确。

五、治疗方案

肱骨内上髁为前臂屈肌群和旋前圆肌的附着处,其后方有尺神经紧贴尺神经沟通过。肱骨内上髁骨折多数有严重移位。若骨折块被嵌入关节内,给骨折整复造成困难,治疗不当会引起肘关节功能障碍。

(一) 中药治疗

1. 中药内治 早期治以活血化瘀,消肿止痛,方用桃红四物汤加田三七等;中期宜舒筋活络，补养气血，方用舒筋活血汤；后期治以补益肝肾，强壮筋骨，方用壮筋养血汤。

2. 中药外治 外治初期可选用消肿散、消肿止痛膏；中后期用接骨续筋膏或接骨膏。

（二）手法整复

Ⅰ度骨折者用夹板固定屈肘90°，三角巾悬吊胸前约两周即可。

Ⅱ度骨折手法整复时，在屈肘45°前臂中立位，术者以拇指、食指固定骨折块，拇指自下方向上方推挤，使其复位。若骨折块旋转移位大于90°者，应将患肢屈曲90°，前臂旋前位，术者一手握住患肢前臂，另一手放置于肘部，在体表摸清骨块位置，将骨块由远端向近端，由掌侧向背侧翻转，再行推挤复位。

Ⅲ度骨折手法复位时，在拔伸牵引下伸直肘关节，前臂旋后展、外展，造成肘外翻，使肘关节的内侧间隙增宽。当术者拇指在肘关节内侧触及骨折块的边缘时，助手强力背伸患肢手指和腕关节，使前臂屈肌群紧张，将关节内的骨折块拉出，必要时术者还可用拇指和食指抓住尺侧屈肌肌腹的近侧部向外牵拉，以辅助将骨折块拉出关节间隙，然后再按Ⅱ度骨折做手法整复（图5-14）。

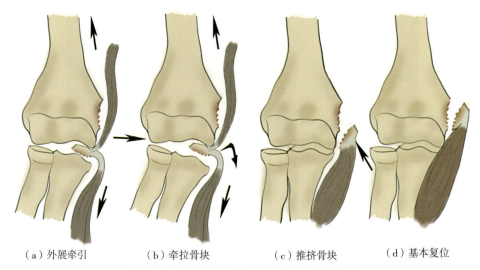

（a）外展牵引　　　（b）牵拉骨块　　　（c）推挤骨块　　　（d）基本复位

图5-14　肱骨内上髁骨折（Ⅲ度）复位方法

Ⅳ度骨折应先将脱位的肘关节整复，两助手分别握住患肢远、近端，尽量内收前臂使肘内侧间隙变窄，防止骨折块进入关节腔内，术者用推挤手法整复肘关节侧方脱位，使其转化为Ⅰ度或Ⅱ度骨折，再按上法处理。整复时应注意勿使转变为Ⅲ度。整复后应及时进行X线复查，并应常规检查尺神经有无损伤。

（三）夹板固定

骨折复位满意后，骨折远端的尺侧放置一个半月形加压垫用以兜住骨折块，再将预制好的 4 块超肘关节夹板于肘关节前后左右放置恰当,屈肘 70°～100° 超肘关节前臂中立位或旋前位固定,颈腕带或三角巾悬吊胸前,固定时间 2～3 周。因内上髁骨折骨块较小,活动度较大,若固定不当容易再次移位,应加强随诊观察,及时调整扎带松紧度。

(四)物理治疗

物理治疗可采用红外线照射、超声波、超短波、中频、微波等,通过电、热或振动等刺激,舒缓和刺激神经肌肉,加速血液循环和淋巴通畅,以促进消肿、止痛及骨折愈合。

(五)手术治疗

1. 手术适应证 肱骨内上髁骨折手术适应证:①手法整复失败或合并尺神经损伤。②陈旧性骨折导致肘关节不稳,骨折畸形愈合。

2. 手术方式 Ⅱ度骨折手法整复不良或不宜夹板固定者,可采用钢针经皮撬拨复位法。Ⅲ度、Ⅳ度骨折手法整复失败,可考虑切开复位内固定术,并做尺神经前置术。对于陈旧性内上髁骨折无骨性连接者,可考虑切开复位,或切除骨块并将肌腱止点缝合于近侧骨折端处。对于年龄较小、骨骺仍未闭合的儿童。肱骨内上髁骨折建议选择克氏针固定。

六、预防调护

本病容易并发肘内翻,因此对本病的患者除了进行积极治疗外,还要注意预防肘内翻得发生。固定期间密切观察骨折处有无压痛,防止局部形成压迫性溃疡,定期拍片复查,防止骨折块移位,限制患者强力屈腕。早期肘关节活动度训练要以被动屈伸旋转活动为主,应掌握循序渐进的原则,有条件可持续被动活动以进行功能锻炼,中后期逐步加强肘关节主动活动。

(曹端广)

第五节　肘关节脱位

肘关节是屈戌关节,由肱尺关节、肱桡关节与近侧尺桡关节组成,是人体比较稳定的关节之一。肘关节脱位是指组成肘关节的各关节之间失去正常的对合关系,包括肱尺关节脱位、肱桡关节脱位、近侧尺桡关节脱位通常所称的肘关节脱位是指肱尺关节脱位。肘关节脱位约占人体全部脱位的 20%,发病率仅次于肩关节脱位,多见于青少年,儿童及老年人则较少见。本病属于中医学"脱位"范畴。

一、致病机理

肘关节后脱位多因间接暴力(传达暴力或扭转暴力)所致。当肘关节后脱位合并肘关节前方的冠状突和桡骨头骨折时，称为肘关节损伤三联征（恐怖三联征），常造成肘关节预后不良。肘关节脱位按照移位方向不同，可分为后脱位、侧方脱位、前脱位及分裂脱位，其中后脱位最为常见，分裂脱位罕见（图5-15）。

（一）肘关节后脱位

跌倒时，处于前臂旋后、肘关节过度后伸位，手掌着地，地面反作用力使鹰嘴突尖端向前推顶鹰嘴窝，在肱尺关节处产生杠杆作用，肱骨远端前移，尺骨鹰嘴后移，肱骨远端滑车从半月切迹处脱出，形成肘关节后脱位，常合并尺骨粗隆的关节囊及肱肌撕裂。

（二）肘关节前脱位

肘关节前脱位非常少见。当外伤跌倒时，肘关节处于屈曲位，肘尖先着地，地面反作用力由后向前，导致尺骨鹰嘴骨折。当暴力继续作用，可将尺桡骨近端推移至肱骨远端的前方，发生肘关节前脱位，也可称为经鹰嘴肘关节骨折脱位。

（三）肘关节侧方脱位

肘关节后脱位时，由于暴力方向的倾斜或当前臂处于内翻位或外翻位时，可引起肘关节的外侧副韧带或内侧副韧带撕脱或断裂，但环状韧带仍保持完整，故尺骨鹰嘴及桡骨头除向后移位外，还向外侧或内侧移位，形成后外侧或后内侧脱位。对于后外侧脱位严重者，可引起尺神经损伤。

（四）肘关节分裂脱位

肘关节分裂脱位，即肘部肱尺关节、肱桡关节及桡尺近侧关节联合性脱位，多由纵向侧偏或扭转等复合暴力所致。由于上、下传达暴力集中于肘关节时，前臂呈过度旋前位，环状韧带和尺桡骨近侧骨间膜被劈裂，引起桡骨小头向前方脱位，而尺骨近端向后脱位，肱骨下端便嵌插在两骨端之间。

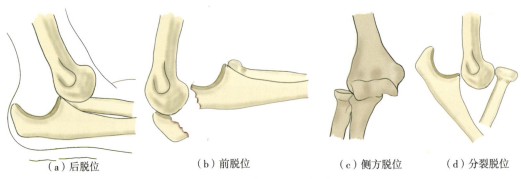

（a）后脱位　　（b）前脱位　　（c）侧方脱位　　（d）分裂脱位

图 5-15　肘关节脱位分型

二、诊查要点

患者有明显的外伤史，伤后可表现为肘部疼痛、畸形、肿胀、弹性固定和关节活动障碍等，偶伴有尺神经损伤症状，表现为前臂尺侧及第 4、5 指麻木感。后脱位可合并肱骨内或外上髁撕脱骨折，尺骨冠状突骨折，桡骨头或桡骨颈骨折，肘内、外侧副韧带断裂，桡神经或尺神经牵拉性损伤，肱动、静脉压迫性损伤；前脱位并发鹰嘴骨折。后期并发症为侧副韧带骨化、骨化性肌炎、创伤性关节炎及肘关节僵硬等。根据肘关节脱位类型的不同，临床表现有所区别。

（一）肘关节后脱位

就诊时健侧手掌托住患侧前臂或腕部，肘关节呈靴状畸形（图 5-16），肘窝前饱满，肘关节弹性固定于屈曲 45° 左右的半屈曲位，可触及扁圆形光滑的肱骨远端，尺骨鹰嘴后凸，鹰嘴上方凹陷或有空虚感。与前侧对比，肘关节的前后径明显增宽，内外径没有变化，前臂的掌侧变短，肘后三角关系异常。

（二）肘关节前脱位

肘关节呈过伸畸形，屈曲明显受限，呈弹性固定，肘窝部隆起，可触及脱出的尺桡骨近端，在肘后可触及肱骨远端和游离的鹰嘴骨折片。与健侧相比，前臂掌侧较健侧明显变长。

（三）肘关节侧方脱位

肘关节侧方脱位包括外后方脱位和内后方脱位，两者除了都具有肘关节后脱位的症状、体征外，可呈现肘内翻或肘外翻畸形，皆可见肘部的内外径增宽。外后方脱位除还可表现为前臂向外移位外，移位严重者，常可引起尺神经损伤，肱骨髁明显凸出，鹰嘴位于外髁外后方，桡骨头突出；内后方脱位者，肱骨髁明显突出，尺骨鹰嘴、桡骨头向内后方移位。

（四）肘关节分裂脱位

若桡尺骨近端分别位于肱骨远端内、外侧，肘关节左右径明显增宽；若桡尺骨近端分别处于肱骨远端前、后侧，肘关节前后径明显增宽。

三、辅助检查

肘关节正侧位 X 线片（图 5-16）可观察脱位类型及是否存在骨折移位的情况。对于合并肘关节骨折者，必要时可进一步进行肘关节 CT 及三维重建检查，以明确骨折块来源、移位及粉碎程度，怀疑有韧带或神经损伤者，应予以肘关节 MRI 进一步检查。复位固定后，需再一次行肘关节正侧位 X 线摄片以明确对位情况。

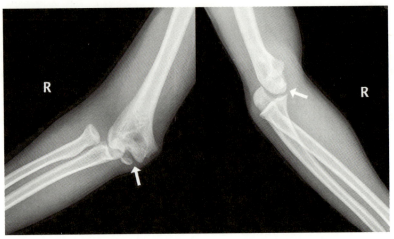

（a）右肘关节正位　　　　　　　（b）右肘关节侧位

注：右侧肘关节侧方脱位，尺桡骨外侧移位，肱骨滑车前缘骨质缺损，尺骨鹰嘴旁见撕脱骨块。

图 5-16　肘关节侧方脱位 X 线表现

四、鉴别诊断

肘关节后脱位与伸直型肱骨髁上骨折都可见肘部靴状畸形，临床上应加以鉴别，鉴别要点如下（表 5-1）。

鉴别要点	肘关节后脱位	伸直型肱骨髁上骨折
发病年龄	青壮年	儿童多见
肿胀	轻度	严重
肘后三角	改变	不变
骨擦音	无	有
弹性固定	有	无
X 线片	脱位，可合并骨折	骨折，无脱位

五、治疗方案

对于单纯新鲜性肘关节后脱位者，应以手法整复为主（图 5-17），宜早期复位及固定。对于并发骨折者，先整复脱位，后处理骨折。对于多数骨折，如肱骨内或外髁撕脱骨折、尺骨冠状突骨折，可随脱位的复位一并复位。对于肘关节损伤三联征患者，经手法整复后，能维持肘关节同心圆稳定者，可选择保守治疗，否则采取手术治疗，重建肘关节稳定结构。

（一）中药治疗

按脱位三期辨证论治。早期治以活血祛瘀，消肿止痛。肿胀严重、血运障碍者，加

三七、丹参,并重用祛瘀、利水、消肿药物,如白茅根、木通之类;合并神经损伤者,加行气活血、通经活络之品。

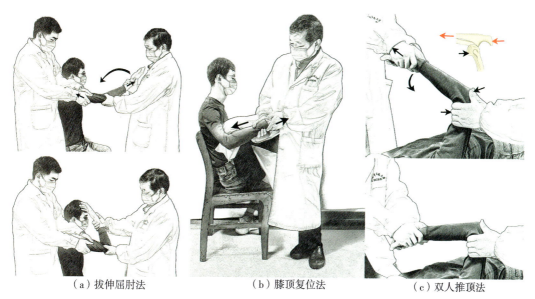

（a）拔伸屈肘法　　　　　　（b）膝顶复位法　　　　　　（c）双人推顶法

图 5-17　肘关节后脱位手法整复

（二）手法整复

1. 肘关节后脱位

（1）卧位拔伸屈肘法　患者仰卧位,术者一手以掌根按住肱骨下端,另一手握住腕部,置前臂于旋后位,牵引3~5分钟后,用力向下按肱骨远端,同时徐徐屈肘,闻及入臼声,则复位成功。卧位拔伸屈肘法可由术者单人完成。

（2）坐位拔伸屈肘法　患者取坐位,助手立于患者背侧,以双手握其上臂,术者站在患者前面,以双手握住腕部,置前臂于旋后位,屈肘30°位与助手相对牵引3~5分钟后,若闻及入臼声,说明脱位已复位。若牵引后仍未复位,术者则以一手握腕部保持牵引,另一手的拇指抵住肱骨下端向后推按,其余四指置于鹰嘴处,向前端提,并缓慢地将肘关节屈曲,如闻及入臼声,则复位成功。

（3）膝顶复位法　患者端坐于椅上,术者立于患侧前面,一手握其前臂,一手握住腕部,同时用一足踏于椅面上,以膝顶在患肢肘窝内,沿前臂纵轴方向用力拔伸,然后逐渐屈肘,有入臼感后,则复位成功。

（4）双人推顶法　患者仰卧位,术者双手拇指按住患侧尺骨鹰嘴,另一手四指握住患肘前部,助手双手握住患肢远端,置前臂于旋后位,牵引3~5分钟后,嘱助手维持牵引并屈曲患肘,术者拇指加大用力,闻及入臼声,则复位成功。

2. 肘关节前脱位　
先整复肘关节脱位,再处理尺骨鹰嘴骨折。患者取仰卧位,一助手握住上臂,另一助手握住腕部牵引,术者两手拇指置于上尺桡骨掌侧,向下后方推挤,余指置于肱骨远端背侧,向上向前端提,即可复位。

3. 肘关节分裂脱位 前后型脱位者，在助手对抗牵引下，术者先整复尺骨脱位，再整复桡骨脱位。内外脱位者，肘关节伸直位，两位助手的对抗牵引，术者用两手掌直接对挤尺桡骨近端，内外侧移位矫正后，逐渐屈肘关节即可复位。

（三）固定方法

脱位整复后，若肘关节瘀血较多，可在无菌操作下穿刺，抽出瘀血后再行固定，以防血肿纤维化或骨化，发生肘关节僵硬或骨化性肌炎。一般用肘关节夹板或石膏超肘关节固定，肘关节屈曲90°，前臂中立位或旋前位，三角巾或绷带悬吊前臂于胸前，两周后去除固定。

（四）功能锻炼

固定期间，可做肩、腕及掌指关节的活动；去除固定后，循序渐进地进行肘关节的主动活动。

（五）手术治疗

1. 手术适应证 ①新鲜性肘关节前脱位合并尺骨鹰嘴骨折。②肘关节后脱位有内上髁骨折块嵌入关节腔。③肘关节损伤三联征经手法整复后不能维持肱尺关节同心圆稳定。④肘关节脱位合并神经、血管损伤而手法整复失败。⑤超过3周的陈旧性脱位等。

2. 手术方式 手术入路方式较多，可概括为单一入路和联合入路，其中外侧入路在目前应用最为广泛，方便修复外侧副韧带复合体，但不方便处理尺骨冠突，而且还易增加皮下血肿、皮瓣坏死、异位骨化等发生率。内外侧联合入路可良好暴露尺骨冠突与桡骨头，而且还便于修复内侧副韧带。

六、预防调护

肘关节脱位后，血肿极易纤维化或骨化，产生肘关节僵硬或异位骨化，故脱位整复后，制动时间不宜过长，应鼓励患者尽早主动锻炼肘关节活动，避免粘连。但需禁止肘关节的粗暴被动活动，以免增加新的损伤，诱发异位骨化。同时，需加强患侧肩、腕及指间关节的功能锻炼。

（杨阳）

第六节　尺骨鹰嘴骨折

尺骨鹰嘴骨折是波及半月切迹的关节内骨折，若处理不当，容易引起创伤性关节炎，影响肘关节的伸屈活动。该骨折在肘部较为常见，多见于成年人和老年人。儿童尺骨鹰嘴的骨化中心出现于10岁，至14岁左右骺线闭合。由于儿童尺骨鹰嘴短而粗，且较肱骨下端骨质坚强，故较少发生骨折。本病属于中医学"骨折病"范畴。

一、致病机理

尺骨鹰嘴骨折多为间接暴力致伤，直接暴力亦不少见。

（一）间接暴力

跌倒时手掌撑地，突然屈肘时肱三头肌强烈收缩，此时肱骨滑车顶在鹰嘴尖部和腰部交界处，成为支点并形成杠杆作用，导致尺骨鹰嘴骨折。骨折近端被肱三头肌牵拉而向上移位，骨折线多为横形或斜形。如果撕脱骨折块较小，骨折线可不累及关节，则属于关节外骨折。此骨折在青少年为骨骺分离，在儿童则为纵行裂纹骨折或青枝骨折。

（二）直接暴力

少数病例由直接暴力导致，鹰嘴受到直接打击或跌倒时肘部鹰嘴直接撞击地面，多表现为粉碎性骨折或开放性骨折，软组织损伤往往较严重。若肘后遭受严重暴力，在造成尺骨鹰嘴骨折的同时，可并发肘关节前脱位。

二、诊查要点

患者有明显的外伤史，伤后可表现为肘部疼痛、肿胀、压痛和骨擦音等。

（一）症状

伤后尺骨鹰嘴部疼痛明显，肘后部明显肿胀，皮下可见瘀血，肘关节伸屈活动受限，尤其主动伸肘活动受限。偶伴有尺神经损伤症状，表现为前臂尺侧及第4、5指麻木或感觉减退。开放性骨折可见皮肤创面出血及骨骼外露等。

（二）体征

肘后部压痛明显。骨折多呈分离移位，在局部可扪及骨折端和断端间的凹陷，并能闻及骨擦音、触及骨擦感。

三、辅助检查

肘关节正侧位X线片可观察骨折类型及移位情况（图5-18）。对儿童怀疑有鹰嘴骨折及骨骺分离者，应加拍健侧肘关节正侧位X

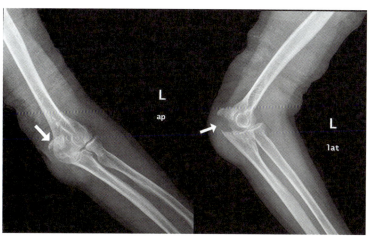

（a）左肘关节正位　　　　　（b）左肘关节侧位

注：左侧尺骨鹰嘴骨折，断端上下分离，左肘部软组织肿胀。

图5-18　尺骨鹰嘴骨折影像学表现

线片，结合病史、症状及体格检查做出诊断。对于尺骨鹰嘴粉碎性骨折，必要时可进一步进行肘关节 CT 检查以评估骨折粉碎程度及关节面有无压缩塌陷等。

四、临床分型

尺骨鹰嘴骨折目前应用较多的为改良 Schatzker 分类（图 5-19）。

（一）横形骨折

在尺骨鹰嘴尖部发生骨折，提示突然暴力时肱三头肌及肱肌牵拉导致的撕脱性骨折，由间接暴力所致，采用张力带技术固定。

（二）横形压缩骨折

由于鹰嘴关节面与肱骨滑车之间直接撞击造成关节面有部分压缩，适合钢板固定。

（三）近端斜形骨折

由间接暴力所致，骨折线位于尺骨近端半月切迹中，适合张力带固定。

（四）远端斜形骨折

损伤机制同近端斜形骨折，但骨折线向更远处延伸，超越半月切迹的范围，到达冠突的远端，属于不稳定骨折，单纯张力带技术不能提供稳定的固定。

（五）粉碎性骨折

由直接暴力引起，骨折可能包括冠状突，适于钢板固定。后方放置的钢板可以提供张力带样作用，与内侧、外侧放置的钢板相比较，后方钢板能提供有效和稳定的固定。

（六）骨折－脱位

常由高能量外伤导致，为尺骨鹰嘴及桡骨头骨折合并肘关节脱位。

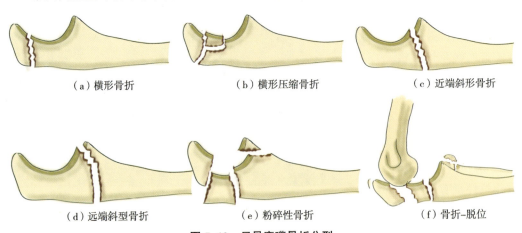

（a）横形骨折　　（b）横形压缩骨折　　（c）近端斜形骨折
（d）远端斜型骨折　　（e）粉碎性骨折　　（f）骨折-脱位

图 5-19　尺骨鹰嘴骨折分型

五、治疗方案

尺骨鹰嘴骨折的治疗目的：①维持伸肘装置的完整性。②恢复关节面的平滑完整。③防止肘关节僵硬。

（一）中药治疗

根据骨折三期辨证用药，初期治以活血化瘀，消肿止痛，方用正骨紫金丹或桃红四物汤加减，外敷活血化瘀药物；中期治以和营生新，接骨续筋，方选壮筋养血汤或八厘散加减；后期治以益气养血，补益肝肾，方用补肾壮筋汤或健步虎潜丸等。解除夹板或石膏固定后，可用中药熏洗以舒筋活络，方选海桐皮汤等。

（二）西药治疗

上肢骨折疼痛一般并不剧烈，轻度疼痛一般选择对乙酰氨基酚或NSAIDs，中度疼痛宜选用弱阿片类，有曲马多、可待因，重度疼痛宜选用强阿片类，有吗啡、羟考酮、芬太尼类、哌替啶等。

（三）手法整复

对关节内积血较多、肿胀较严重者，可先在无菌条件下把血肿抽吸干净，然后行手法整复。

1. 拇推伸肘法 患者取坐位或仰卧位。肘关节半屈曲位，助手握持患肢前臂，术者站在患肢外侧，面向患肢远端。术者双手环握患肢，以两手拇指推挤骨折近端向远端靠拢，其余四指使肘关节缓缓伸直，两手拇指再将骨折端轻轻摇晃，使两骨折端紧密嵌合。此时，术者用力紧推骨折近端，令助手做缓慢轻度的屈伸患肘数次，使半月切迹的关节面平复如旧，最后将患肢置于屈曲0°～20°位，助手进行夹板固定。

2. 捏挤伸肘法 患者侧卧，患肢在上，肘关节伸直，术者站在患者背后，一手握持患肢前臂，另一手拇指、食指捏住向近侧移位的骨折近端，由近侧向远侧推挤，使骨折近端向远端靠拢，然后将患肘缓慢伸屈数次，直至两骨折面紧密嵌合及粗糙的骨擦音消失为止。再将患肢置于屈曲0°～20°位，术者拇指、食指仍推按住已经复位的骨折近端，助手进行夹板固定。

（四）固定方法

无移位的骨折或对关节面影响不大者，用超肘关节夹板或肘后石膏托固定于屈肘20°～60°位两周，再行肘关节屈曲位60°位固定1～2周，3周后拆除外固定；有移位的骨折经手法整复后，在尺骨鹰嘴近端用抱骨垫固定，并用超肘关节夹板固定肘关节于屈曲0°～20°位3周，以后再逐渐改固定在肘关节屈曲60°～90°位1～2周。

（五）功能锻炼

对于无移位或轻度移位骨折者，可适当缩短固定制动时间，早期进行肘关节锻炼。对于切开复位内固定者，应鼓励患者尽早进行肘关节伸屈活动。对于不稳定骨折或保守治疗者，3 周以内做手指伸屈、腕关节伸屈、肩关节各方向活动，禁止做肘关节伸屈活动，4 周左右才可逐步行肘关节屈伸锻炼，严禁暴力被动屈肘。此外，应注意进行患侧肩部及腕部功能锻炼。

（六）手术治疗

1. 手术适应证 大部分鹰嘴移位骨折需要手术治疗，适应证：①手法复位后，鹰嘴凹关节面仍不平整。②手法复位后，骨折裂隙仍大于 3mm。③开放性鹰嘴骨折。④尺骨鹰嘴骨折同时合并肌腱、神经损伤者。⑤陈旧性鹰嘴骨折有功能障碍，需要复位者。

2. 手术方式 可选择克氏针张力带固定、钢板螺钉内固定等。

六、预防调护

在夹板或石膏固定期间，注意观察患肢末端血运和外固定松紧度，预防骨突部位压疮；肘关节伸直位或稍屈曲位固定制动时间不宜过长，以免引起肘关节屈曲功能障碍。手术治疗者应注意预防切口感染，定期复查肘关节 X 线片，指导患者进行功能康复锻炼。

（杨阳）

第七节　桡骨头骨折

桡骨头骨折包括桡骨头部、颈部骨折和桡骨头骨骺分离，亦称桡骨小头骨折，占全身骨折的 1.7%～5.4%，多见于少年儿童，青壮年亦可发生。儿童时期则发生骨骺分离。桡骨头的骨化中心出现于 5～6 岁，至 15 岁左右骺线闭合。桡骨头骨折临床上易被忽略，若未能及时治疗，将造成前臂旋转功能障碍或引起创伤性关节炎。本病属于中医学"骨折病"范畴。

一、致病机理

桡骨头骨折多由间接暴力造成。跌倒时手掌先着地，肘关节处于伸直外翻位，前臂可处于旋前位，也可处于旋后位，暴力沿前臂桡侧向上传达，引起肘部过度外翻，使桡骨头撞击肱骨小头，产生反作用力，使桡骨头受挤压而发生骨折。桡骨头骨折可分为青枝骨折、无移位或轻度移位骨折，以及有移位的嵌插、粉碎和劈裂骨折等。

二、诊查要点

无移位骨折或轻度移位骨折，若血肿被关节囊包裹，局部症状较轻，可无明显肿胀，临床上容易漏诊。损伤较重者，肘部疼痛，肘外侧明显肿胀，桡骨头局部压痛。肘关节屈伸旋转活动受限制，尤以前臂旋后功能明显受限。合并肘内侧副韧带损伤可表现为肘内侧明显触痛、肿胀和瘀斑，伸肘位外翻应力试验阳性。

三、辅助检查

肘关节正侧位 X 线片可观察骨折类型及移位情况（图 5-20）。对儿童怀疑有桡骨头骨折者，应加拍健侧 X 线片对照，结合病史、症状及体格检查做出诊断；5 岁以下儿童，该骨骺尚未出现，只要临床表现符合，即可诊断，不必完全依赖 X 线片。对于桡骨头粉碎性骨折，必要时可进一步行肘关节 CT 检查，结合 CT 及后处理技术可评估骨折范围、骨块大小、移位及粉碎程度。若怀疑合并内侧、外侧副韧带或神经损伤，应进一步行肘关节 MRI 检查以明确诊断。

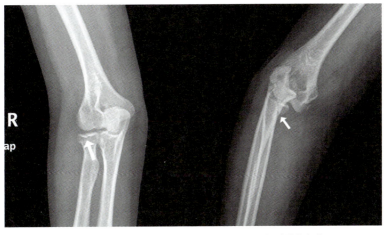

（a）右肘关节正位　　　　（b）右肘关节侧位

注：右侧桡骨小头骨折，累及关节面，关节面略有塌陷。

图 5-20　桡骨头骨折影像学表现

四、临床分型

桡骨头骨折目前应用较多的为改良的 Mason 分型（图 5-21）。

Ⅰ型：关节面边缘骨折、无移位。

Ⅱ型：部分关节面骨折或边缘骨折，伴移位。

Ⅲ型：粉碎骨折累及整个桡骨头关节面。

Ⅳ型：桡骨头骨折伴有肘关节脱位。

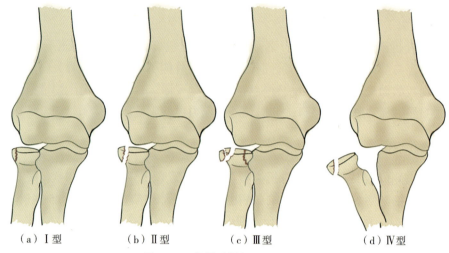

(a) Ⅰ型　　(b) Ⅱ型　　(c) Ⅲ型　　(d) Ⅳ型

图 5-21　桡骨头骨折 Mason 分型

五、治疗方案

桡骨头骨折属于关节内骨折，复位要求相对较高。对无移位或轻度移位的嵌插骨折而关节面倾斜度在 30°以下者，估计日后影响肘关节功能的可能性不大，不必强求解剖复位。对明显移位骨折，应施行整复。

（一）中药治疗

儿童骨折愈合较快，可不用内服药物。成人骨折早期表现以肿痛、瘀血为主，治以活血祛瘀，消肿止痛；中期治以和营生新，接骨续筋；后期治以益气养血，补益肝肾。在中后期可采用中药熏洗等方法。

（二）手法整复

1. 手法整复　术者一手牵引前臂在肘关节伸直内收位来回旋转，另一手拇指先准确摸出移位的桡骨头，再将其向上、向内侧按挤。同时使患者轻轻来回旋转，使骨折远端来回转动，促其复位。当原先触诊骨折远端消失，肱尺关节位置正常则复位成功。

2. 撬拨复位法　若手法整复不成功，可使用钢针撬拨复位法：麻醉成功后局部皮肤消毒，铺巾，在 X 线透视下，术者用不锈钢针自骨骺的外后方刺入，针尖顶住骨骺，向内、上方拨正。应注意避开桡神经，并采用无菌操作（图 5-22）。

（三）固定方法

骨折复位后，在桡骨头部放置一个长方形平垫，弧形包绕桡骨头前侧、外侧、侧后侧，肘关节固定于屈曲 90°，前臂旋前位受伤者应固定于前臂旋转中立位或旋后位；反之，旋后位受伤者应固定于前臂旋前位或中立位，超肘关节夹板固定 2～3 周。

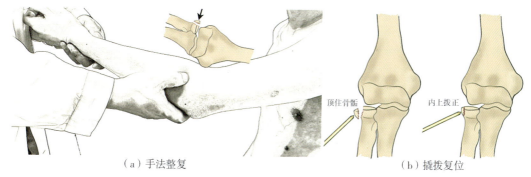

（a）手法整复　　　　　　　　　　　　（b）撬拨复位

图 5-22　桡骨头骨折复位方法

（四）手术治疗

对于移位严重、手法整复不成功者，应切开复位螺钉或钢板内固定（图 5-23）。如成年人的粉碎、塌陷、嵌插骨折，切开复位难以重建关节面者，可行桡骨头切除术或人工桡骨头置换术，儿童桡骨头切除术会引起发育畸形；肘关节损伤三联征患者或合并前臂骨间膜损伤者，禁止切除桡骨头。

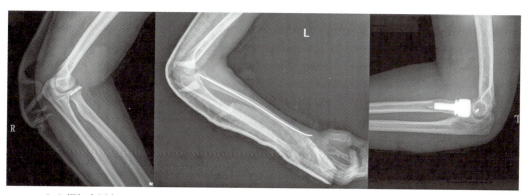

（a）螺钉内固定　　　　　（b）弹性钉内固定　　　　　（c）人工桡骨头置换术

图 5-23　桡骨头骨折内固定

（五）功能锻炼

整复后，可做手指、腕关节屈伸活动，2～3 周后做肘关节屈伸活动，解除外固定后应逐渐练习前臂旋转活动。桡骨头切除或人工桡骨头置换术后，肘关节稳定性恢复可尽早循序渐进地进行肘关节康复训练。

六、预防调护

复位固定后，要注意患肢的血运情况，定期检查石膏、夹板固定情况及松紧度。术后要注意检查腕部和手指的感觉及运动情况，以了解是否损伤桡神经深支。3 周内应谨慎行前臂旋转活动，3 个月内应禁止行手掌撑地等上肢轴向负重动作。

（杨阳）

第八节　桡骨头半脱位

桡骨头半脱位是一种非暴力性损伤，多为手腕和前臂受到纵向牵拉，桡骨头向远端滑移。当恢复原位时，环状韧带的上半部不及退缩，卡压在肱桡关节内。本病好发于4～5岁以下的儿童，故又被称为牵拉肘，俗称"肘错环""肘脱环"。临床上也存在患儿独自玩耍时不慎前臂扭转，导致半脱位。本病属于中医学"脱位"范畴。

一、致病机理

由于幼儿期桡骨头发育未健全，桡骨小头和桡骨颈的直径基本相同。环状韧带相对松弛，对桡骨小头的旋转控制并不稳定。当肘关节处于伸展、前臂旋前位，手腕或前臂突然受到纵向牵拉（如幼儿前臂被举起或摇摆时，或幼儿被家长牵手时突然从阶梯摔下或被石头绊倒），桡骨头即可由环状韧带内向下脱位，而环状韧带近侧边缘滑向关节间隙并嵌入肱桡骨关节腔内（图5-24）。随着年龄的增长，环状韧带下间膜的远端附着和桡骨颈处的环状韧带已有足够的力量防止撕脱和并发移位。

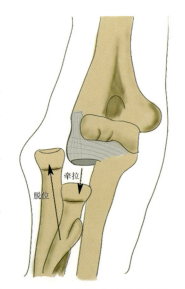

图5-24　桡骨头半脱位机制

二、诊查要点

患儿有明确的牵拉损伤史。肘部疼痛伴随哭闹，伤肢不能活动、桡骨头部位压痛等即可诊断。桡骨头半脱位后，患儿哭闹不止并拒绝伤肢的活动和使用，以无法上举为主要表现，肘关节呈略屈或伸展位前臂处于旋前位。桡骨骨小头和环状韧带局部压痛可能出现，部分患儿同时存在腕部疼痛症状，需要鉴别。幼儿表述不明确，必须轻柔仔细地检查方可确定。

三、辅助检查

桡骨头半脱位牵拉史结合体格检查，即可与肘部其他损伤区别，无需常规行肘关节正侧位X线摄影，复位困难时可予以X线平片以判断是否合并骨折，合并桡骨头细微骨折X线平片显示不清，但症状明显时可行CT进一步扫描以明确；合并肌腱及韧带损伤时，可行MRI进一步检查。

四、治疗方案

（一）手法整复

采用轻柔手法都可达到复位目的，术者一手托起并握住前臂，将肘关节屈曲约90°，并适当牵引，使前臂充先分旋前，以便将松弛关节囊和环状韧带从关节间隙中拉出；另一手掌托住肘内侧，大拇指置于桡骨小头部位加压。前臂迅速旋后，通常在叩压的拇指处有一弹响或弹跳感，表示已复位成功（图 5-25）。随即利用玩具等物体令患儿进行患肢上举等活动。若存在延误就诊患儿或因病症时间长而出现组织水肿的情况，即使复位后因疼痛无法进行患肢活动。若复位未成功，也可屈肘 90°，反复做前臂旋前旋后动作，亦可复位。

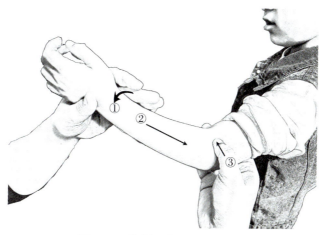

图 5-25　桡骨头半脱位手法整复

（二）固定方法

复位后可选择用颈腕吊带、三角巾或绷带悬吊前臂于屈肘位 2～3 天，避免做前臂牵拉动作。

五、预防调护

对于经常复发的习惯性半脱位防止牵拉伤肢，或手法复位后选用石膏外固定肘关节 90°，前臂稳定 1 周，从而降低复发概率。告知家属对患儿进行肘肌训练，增强关节张力，一般在 6 岁后极少再发。

（吴凡）

第九节　尺桡骨干骨折

尺桡骨干骨折是常见的前臂损伤之一，单纯尺桡骨干单骨折临床上比较少见，而前臂双骨折比较常见。骨折多发生于前臂中 1/3 和下 1/3 部，临床以前臂功能障碍、局部肿胀及疼痛等为主要表现，多见于儿童或青壮年，临床检查可发现前臂成角、缩短或旋转变形。本病属于中医学"骨折病"范畴。

一、致病机理

尺桡骨干双骨折可由直接暴力、传达暴力或扭转暴力所造成（图 5-26）。有时导致骨折的暴力因素复杂，难以分析确切的暴力因素，常为复合暴力致伤，导致前臂完全骨折。由于暴力的作用和前臂肌肉的牵拉，桡尺骨两骨折断可发生重叠、成角、旋转和侧方移位。

（一）直接暴力

多由于重物打击、机器或车轮的直接压轧，或刀砍伤，导致同一平面的横断或粉碎性骨折。由于暴力的直接作用，多伴有不同程度的软组织损伤，包括肌肉、肌腱断裂，神经血管损伤等。完全移位时，由于暴力的作用和前臂肌肉的牵拉，尺骨、桡骨骨折端可发生重叠、成角、旋转和侧方移位。

（二）间接暴力

1. 传达暴力 跌倒时手掌着地，暴力通过腕关节向上传达，由于桡骨负重多于尺骨，暴力作用首先使桡骨骨折，若残余暴力比较强大，则通过骨间膜向内下方传导，引起低位尺骨斜形骨折。骨折线多数是桡侧外上斜向尺侧内下，多为高位桡骨骨折和低位尺骨骨折。在儿童多发生在下 1/3 段青枝骨折，骨折端向掌侧成角，其背侧骨间膜完整。

2. 扭转暴力 前臂被旋转及其绞伤，或跌倒时手掌着地，同时前臂发生旋转，导致不同平面的尺桡骨螺旋形骨折或斜形骨折，骨折线多数是尺侧内上斜向桡侧外下，多为高位尺骨骨折和低位桡骨骨折。

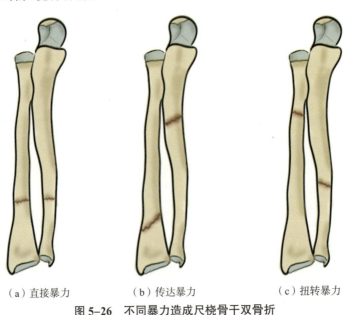

（a）直接暴力　　　　（b）传达暴力　　　　（c）扭转暴力

图 5-26　不同暴力造成尺桡骨干双骨折

二、诊查要点

有明确的受伤史，如重物打击、跌倒或机器绞伤等。

（一）症状

伤后，发生前臂疼痛、肿胀及前臂旋转功能障碍。有移位的完全骨折，前臂可有短缩、成角或旋转畸形。对于开放性骨折者，伤口可见渗血、骨质外露等。对于肿胀严重者，可表现为患肢疼痛剧烈、皮肤发绀、手指发凉和麻木等。

（二）体征

1. 畸形和异常活动 骨折后前臂肿胀，严重者可表现为皮肤张力性水疱，甚至出现前臂骨筋膜室综合征。典型体征是当被动活动手指时，患者出现剧烈疼痛。发生尺桡骨干双骨折时，前臂局部可见明显畸形，并可有异常活动。发生尺桡骨干单骨折或儿童青枝骨折时，畸形和异常活动不明显。

2. 压痛和骨擦音 前臂骨折断端环形压痛，局部可触及骨擦音或骨擦感。需要指出，体格检查应注意肘部及腕部有无压痛，以防漏诊。

三、辅助检查

前臂正侧位 X 线片可明确骨折类型和移位方向（图 5-27）。X 线检查必须包括肘关节、腕关节，以免遗漏上下尺桡关节脱位的诊断。根据受伤史、临床表现和 X 线检查可做出诊断。诊断时应注意尺桡骨皮质的光滑和正常弧度，以防漏诊其他骨折脱位。对于尺桡骨粉碎性骨折，可行 CT 检查及三维重建以便更好地显示骨折碎片的情况，为手术方案提供指导性意见。单纯尺桡骨骨折一般不需要磁共振检查，但合并肌腱、韧带及神经损伤，磁共振检查具有无法比拟的优势。

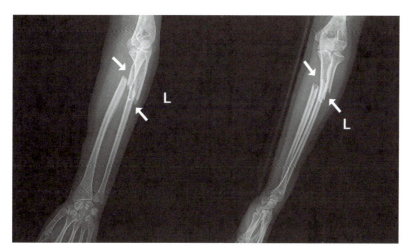

（a）右前臂正位　　　　　　　　（b）右前臂侧位

注：右侧尺桡骨上 1/3 双骨折，断端骨折线清晰，局部软组织肿胀。

图 5-27　尺桡骨双骨折 X 线表现

四、治疗方案

前臂主旋转功能，对手部功能的发挥非常重要。由于尺桡骨干的特殊性，不应将前臂双骨折视为一般骨干骨折，而应将其视为关节内骨折，复位要求相对较高。若治疗不当，可发生尺桡骨畸形愈合、交叉愈合或骨间膜瘢痕挛缩等不良后果，影响前臂旋转功能。

（一）中药治疗

根据骨折三期辨证用药，初期治以活血化瘀，消肿止痛，方用活血止痛汤或桃红四物汤加减；中期治以和营生新，接骨续筋，方选八厘散加减；后期治以益气养血，补益肝肾，方用补肾壮筋汤或健步虎潜丸等。解除夹板或石膏固定后，可用中药熏洗以舒筋活络，方选海桐皮汤等。

（二）西药治疗

轻度疼痛一般选择对乙酰氨基酚或NSAIDs，中度疼痛宜选用弱阿片类，有曲马多、可待因，重度疼痛宜选用强阿片类，有吗啡、羟考酮、芬太尼类、哌替啶等。

（三）手法整复

前臂肌肉较多，有屈伸肌群、旋前旋后肌群等。骨折后可出现重叠、成角、旋转及侧方移位，故整复较难。在处理尺桡骨干双骨折时，为了保持前臂的旋转功能，应使骨间膜上下松紧一致，并预防骨间膜挛缩，故应尽可能在骨折复位后将前臂固定在中立位。若骨间膜出现瘢痕挛缩，将造成前臂旋转功能受限。

1. 复位原则 ①上1/3骨折：应先整复尺骨，因其上段较粗，复位后相对稳定，再整复桡骨。②中1/3骨折：先整复相对稳定性好的骨干。③下1/3骨折：整复时采用中立位或旋前位，桡骨下段较粗，故应先整复，再整复尺骨。

2. 整复体位 患者仰卧位，患肩外展90°，肘屈曲90°，以松弛肱二头肌及旋前圆肌，减轻对骨折端的牵拉。桡尺骨上1/3骨折，整复时前臂应置于旋后位；中、下1/3骨折，整复时采用前臂中立位。

3. 整复方法

（1）拔伸牵引　两助手先顺势拔伸牵引，以矫正骨折的重叠和成角畸形。根据骨折远端对近端的原则，将前臂远端依据近端旋转方向置于一定的位置继续进行牵引，以矫正旋转畸形。如桡尺骨干上1/3骨折时，桡骨骨折近端受肱二头肌、旋后肌的牵拉而呈屈曲旋后位，骨折远端受旋前圆肌和旋前方肌的牵拉而呈旋前位，故应将骨折远端置于旋后位进行拔伸牵引，以纠正旋转移位。

（2）反折折顶　经牵引后重叠移位未完全矫正，可用折顶手法复位。进行折顶时注意角度不宜过大，以免损伤神经、血管，并应注意骨折端勿刺破皮肤，以免使闭合性骨折转化为开放性骨折。

（3）捏挤分骨　桡尺骨骨干骨折后，骨间膜松紧不均，骨折段容易互相成角向前臂轴心靠拢，而影响前臂的旋转功能，故必须使其骨间隙恢复正常。夹挤分骨是整复前臂骨折的重要手法。术者两手分别置于患臂桡侧和尺侧，两手的拇指及食指、中指、无名指分别置于骨折部的掌侧、背侧，沿前臂纵轴方向夹挤骨间隙。在夹挤的同时，两手分别将桡尺骨向桡、尺两侧提拉，使向中间靠拢的桡尺骨断端向桡、尺侧各自分开，悬于两骨间的骨间膜恢复紧张度，以牵动桡尺骨的骨间嵴，使两骨恢复正常的相互对峙位置，并可矫正部分残余侧方移位。

（4）回旋捻正　斜形或螺旋形骨折，若骨折端有背向移位时，单靠拔伸牵引无法矫正者。若用暴力推按复位，容易将骨尖折断，甚至造成骨折端劈裂，而影响骨折部位的稳定性，应先施行回旋手法予以纠正。回旋时，两骨段要互相紧贴，沿造成骨折背向移位的路径，逆向回旋，注意避免损伤血管神经或加重软组织损伤。

（5）提按推挤　横断或斜形骨折有侧方移位者，可在牵引下采用提、按、推、挤的方法予以矫正。若骨折断端分别向桡、尺侧移位，须向中心推按桡、尺侧的骨折断端。若骨折断端向掌、背侧移位，需将下陷的骨折断端向上扳提，同时将上凸的骨折断端向下推按。

（四）固定方法

1. 小夹板固定

（1）夹板规格　前臂夹板包括掌侧、背侧、尺侧和桡侧四块夹板。其中掌背两侧夹板要比尺桡两侧夹板宽，掌侧板长度为由肘横纹至腕横纹，背侧板长度为由鹰嘴至腕关节或掌指关节，桡侧板应由桡骨头至桡骨茎突；尺侧夹板最长，自肱骨内上髁下达第5掌骨基底部（图5-28）。

（2）固定方法　助手维持前臂牵引，可外敷活血消肿药物，准备夹板，两相邻夹板间距离约1cm。复位前尺、桡骨相互靠拢者，可采用分骨垫放置在两骨之间。若骨折原有成角畸形，则采用三点加压法。各垫放置妥当后，依次放掌侧、背侧、桡侧、尺侧夹板；缚扎后，再用铁丝托或有柄托板固定，屈肘90°，三角巾或肩肘悬吊带悬吊，前臂原则上放置在中立位，固定至临床愈合。

（3）固定时间　固定时间成人6～8周，儿童3～4周。

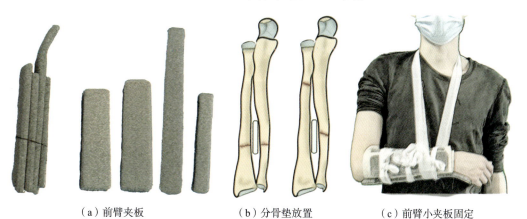

（a）前臂夹板　　　（b）分骨垫放置　　　（c）前臂小夹板固定

图5-28　前臂小夹板固定方法

2. 石膏固定 复位满意后，可使用石膏外固定。采用长臂石膏前后托固定时，应在石膏凝固之前，以手指指腹在尺桡骨骨间掌、背侧塑形，使其呈双凹状，起到分骨的作用。石膏凝固之后，应立即纵形劈开，重新包扎，以防造成患肢血液循环障碍。石膏应超肘关节及腕关节固定于前臂中立位 4 周，再改为短臂石膏或夹板固定 2～4 周。

（五）功能锻炼

伤后初期抬高患肢，在无痛的情况下鼓励患者做手指、腕关节屈伸活动及上肢肌肉收缩活动以利于消肿；中期开始做肩、肘关节活动，如弓步云手，活动范围逐渐增大，以防出现患肢肩、肘功能受限，但不宜做前臂旋转活动，以防骨折再次移位。解除固定后做前臂旋转活动。

（六）手术治疗

1. 手术适应证 ①开放性骨折或软组织损伤严重者或怀疑前臂骨筋膜间室综合征者。②多发骨折，特别是同侧肢体多处骨折者。③多段骨折或不稳定骨折，手法复位失败或复位后难以维持固定者。④陈旧性骨折对位不良，或骨折不愈合，或骨折畸形愈合影响前臂旋转功能者。

2. 手术方式 虽然髓内钉有一定的适应证，但最普遍的还是钢板螺钉内固定，对于儿童前臂骨折可采用弹性钉内固定术（图 5-29）。

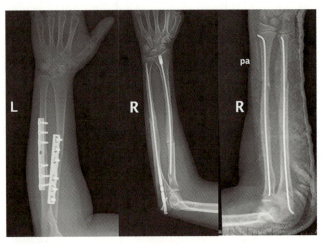

（a）钢板螺钉内固定　（b）髓内钉内固定　（c）弹性钉内固定
图 5-29　前臂内固定方法

五、预防调护

复位固定后，应抬高患肢以利消肿。注意患肢远端血运情况以及时调整夹板松紧度。若固定后患肢疼痛剧烈、肿胀严重，手指麻木发凉、皮肤发绀，应及时解除外固定。若肿胀消退后，扎带松动应及时绑紧扎带，以其能在夹板表面上下移动 1cm 为度。

在固定期间，应使前臂维持在中立位，要鼓励和正确指导患者做适当的功能锻炼。固定早期应每隔 3～4 天复查 X 线片 1 次，注意有无发生再移位，发现再移位，应及时纠正。此外，在更换外敷伤药、调整夹板松紧度及拍片复查时，应用双手托平患肢小心搬动，切不可行前臂的任何旋转活动，以防骨折再移位。采用石膏固定者，应及时根据肿胀程度更换石膏，注意预防患侧肩、肘关节发生僵硬。

（杨阳）

第十节　尺骨上 1/3 骨折合并桡骨头脱位

尺骨上 1/3 骨折合并桡骨头脱位，是指尺骨半月切迹以下的上 1/3 骨折，桡骨头同时自肱桡关节、桡尺近侧关节脱位，又称为孟氏骨折（Monteggia 骨折），是一种少见但较为复杂损伤。意大利外科病理学家 Giovanni Batista Monteggia 于 1814 年首先对此骨折脱位加以描述，后来即以孟氏骨折（Monteggia 骨折）命名此种损伤。大量学者对该损伤病理、分类、诊断、治疗及并发症做出重大研究，强调了该损伤漏诊风险。尽管如此，孟氏骨折（Monteggia 骨折）仍然存在很多问题有待解决。陈旧性 Monteggia 骨折在治疗和预后上远比急性新鲜损伤复杂，因此更应得到妥善处理。本病可发生于任何年龄，但以儿童多见。本病属于中医学"骨折病"范畴。

一、致病机理

孟氏骨折（Monteggia 骨折）与尺桡骨干骨折受伤机制类似，但仍存在不同，直接暴力和间接暴力均能引起，而以间接暴力所致者为多。根据暴力方向和程度的传导发展不同，出现不同水平尺骨骨折及桡骨头向前、外、后脱位等不同病理改变。成人患者多因强大暴力所致，往往常涉及肘关节周围韧带损伤或合并其他骨折。1967 年 Bado 将其归纳为以下四型（图 5-30）。

（一）伸直型（Bado Ⅰ型）

伸直型约占 60%，为尺骨任何水平的骨折，向掌侧成角，并合并桡骨头前脱位。此型最多见，多见于儿童跌倒时前臂旋前，手掌先撑地，肘关节处于伸直位或过伸位，传达暴力由掌心通过尺、桡骨传向上前方，造成尺骨斜形骨折，骨折断端向掌侧及桡侧成角移位。由于暴力继续作用和尺骨骨折端向桡侧的推挤作用，迫使桡骨头冲破或滑出环状韧带，向前外方脱出。对于成人，外力直接打击尺骨背侧，亦可造成伸直型骨折，为横断或粉碎骨折。

（二）屈曲型（Bado Ⅱ型）

屈曲型约占 15%，为尺骨干骨折，向背侧成角，并合并桡骨头后脱位。本型多见于成人跌倒时，前臂旋前，手掌撑地，肘关节处于屈曲位，传达暴力由掌心传向后上方，先造成尺骨横断或短斜形骨折，并突向背侧、桡侧成角，继而迫使桡骨头向后外方脱出。

(三) 内收型 (Bado Ⅲ型)

内收型约占20%，为尺骨近侧干骺端骨折，合并桡骨头的外侧或前侧脱位。本型仅见于儿童跌倒时，手掌着地，身体向患侧倾斜，肘关节处于内收位，传达暴力由掌心传向外上方，造成尺骨冠状突下方横行或劈裂骨折，骨折向桡侧成角，桡骨头向外侧脱出。

(四) 特殊型 (Bado Ⅳ型)

特殊类型约占5%，为桡骨头前脱位，桡骨近1/3骨折，尺骨任何水平的骨折。本型多见于成人，临床较少见，从高处跌下或平地跌倒，肘关节呈伸直或过伸位，手掌先着地，自掌心向上较大的传达暴力，先造成桡、尺骨干中上1/3双骨折，并迫使桡骨头向前方脱出；也可由机器绞轧或重物撞击伤造成。

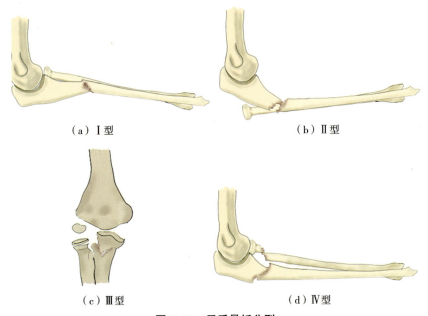

(a) Ⅰ型　　(b) Ⅱ型

(c) Ⅲ型　　(d) Ⅳ型

图 5-30　孟氏骨折分型

二、诊查要点

对儿童的尺骨上1/3骨折，必须仔细检查桡骨头是否同时脱位，即肘关节疼痛及活动有必要进行相应检查。

(一) 症状

患者有明确的外伤史，伤后肘关节及前臂均有疼痛。前臂近端外侧明显肿胀，局部可见瘀斑，有明显压痛，屈肘及前臂旋转活动受限，部分Ⅰ、Ⅱ型骨折可见前臂短缩、尺骨成角畸形。

（二）体征

骨折和脱位处压痛明显，可闻及骨擦音，局部畸形及异常活动。因受伤机制不同，可于肘关节前、外或后方触及脱出桡骨头。患者不能活动肘关节和旋转前臂。检查时应注意腕和手指感觉和运动功能，以便确定是否因桡骨头向外脱位而合并桡神经挫伤。

三、辅助检查

（一）X线检查

X线片应包括前臂全长及上、下尺桡关节的前臂正侧位片。桡骨头脱位和尺骨骨折在X线片上极易判断，但孟氏骨折的漏诊率极高，X片检查中应仔细评估桡骨头是否脱位。正常情况下，无论肘关节处于何种前臂正位X线体位，桡骨干轴线一定通过桡骨头、肱骨小头中点，否则应高度怀疑桡骨头脱位，需进一步评估桡骨小头、尺骨冠状突、尺骨鹰嘴骨折的情况（图5-31）。肱骨小头骨骺一般在1～2岁时出现，因此对1岁以内的患儿，应同时拍摄健侧X片以便对照。

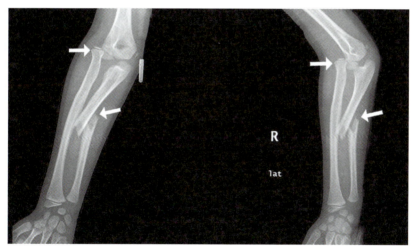

（a）右前臂正位　　　　　　　　（b）右前臂侧位

注：右侧尺骨中上段骨折，断端向掌侧成角，桡骨头向前脱位。

图 5-31　伸直型孟氏骨折X线表现

（二）CT检查

对于大龄儿童及成人患者，合并其他隐匿骨折或严重粉碎性损伤可行CT检查以明确诊断。由于其横断面图像结合三维重建技术能清楚地显示骨折的部位骨折碎片情况和移位的程度，尤其对上尺桡关节对位情况的显示优于X线检查。

四、治疗方案

儿童新鲜孟氏骨折的治疗目的在于纠正尺骨畸形、提供桡骨头稳定的复位和维持尺骨长度及骨折复位稳定性。目前，多数认为儿童新鲜孟氏骨折的治疗应以保守治疗为主，成人的孟氏骨折需要手术干预。

（一）中药治疗

根据三期辨证结合个人体质用药，初期治以活血化瘀，消肿止痛，内服血府逐瘀汤加减，外敷接骨止痛膏；中期治以接骨续筋，补益气血，内服续骨活血汤加减，外敷接骨续筋药膏；后期治以补肝肾，强筋骨，内服六味地黄丸，外敷坚骨壮骨膏。

（二）西药治疗

布洛芬是儿童最常使用的NSAID。其他常用的非选择性的NSAID还包括酮洛芬、萘普生、酮咯酸，其中酮咯酸为静脉给药，尤其适用于急诊和住院患者。现行指南中推荐可用于儿童的NSAIDS为布洛芬、双氯芬酸钠、塞来昔布。

（三）手法整复

原则上先整复桡骨头脱位，后整复尺骨骨折（图5-32）。桡骨头复位后，以桡骨为支撑，尺骨则容易整复。

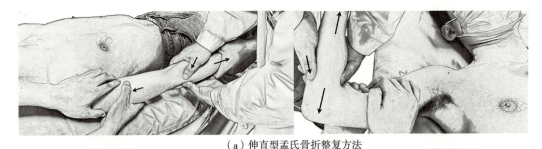

（a）伸直型孟氏骨折整复方法

（b）屈曲型孟氏骨折整复方法　　（c）内收型孟氏骨折整复方法

图5-32　孟氏骨折复位方法

1. 伸直型骨折　患者前臂置于中立位，两助手顺势拔伸，矫正重叠移位。术者两拇指放在桡骨头外侧和前侧，向尺、背侧按挤，同时肘关节徐徐屈曲90°，使桡骨头复位。

2. 屈曲型骨折　两拇指放在桡骨头的外侧、背侧，向尺侧、掌侧挤按，同时肘关节徐徐伸直至 0°位，使桡骨头复位，先向背侧加大成角，再逐渐向掌侧挤按，使尺骨复位

3. 内收型骨折　助手在拔伸牵引的同时，外翻患侧的肘关节，术者拇指放在桡骨头外侧，向内侧推按桡骨头，使之还纳，尺骨向桡侧成角亦随之矫正。

4. 特殊型骨折　首先整复桡骨头的脱位，在桡骨头脱位复位后，术者用手捏住复位的桡骨头用于临时固定，然后按照尺桡骨双骨折的方法复位。

（四）固定方法

1. 夹板外固定法

（1）压垫放置　先以尺骨骨折平面为中心，在前臂的掌侧和背侧各置一个分骨垫，在尺骨内侧的上下端分别放一个平垫，再根据不同类型骨折放置不同压垫：①伸直型骨折于掌侧放置一个平垫，在桡骨头的前外侧放置葫芦垫。②屈曲型骨折于背侧放置一个平垫，在桡骨头后外侧放置葫芦垫。③内收型于桡骨头外侧放置葫芦垫。放置好压垫后用胶布固定。

（2）夹板选择　在前臂掌、背侧和桡侧、尺侧分别放上长度适宜的前臂夹板，用四道布带捆绑（图 5-33）。

（3）固定时间　伸直型骨折脱位应固定于屈肘位 4～6 周；屈曲型或内收型宜固定于伸肘位 2～3 周后，改屈肘位固定 2～3 周。

2. 石膏外固定法　通常选择肘腕石膏，伸直型孟氏骨折复位后固定肘关节于屈曲 110°～120°位，前臂中立位固定于胸前，固定 4～6 周，每 1～2 周行 X 线摄片复查直至骨折愈合，根据影像学结果选择性拆除。屈曲型孟氏骨折选取伸肘位石膏固定，维持桡骨头和尺骨的复位，固定 4～6 周。

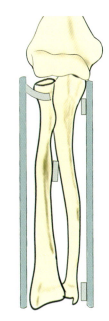

图 5-33　孟氏骨折压垫放置

（五）手术治疗

1. 手术适应证　①开放性骨折。②合并严重桡神经损伤，经观察或保守治疗无效甚至症状加重。③同一肢体多发骨折或全身多发骨折。④尺骨骨折、桡骨头脱位闭合复位失败，尺骨骨折复位的质量直接影响桡骨头复位稳定性；桡骨头脱位闭合复位失败或因软组织嵌顿，如关节囊、环状韧带或嵌入肱桡关节或上尺桡关节的软骨或骨软骨碎片。⑤陈旧性骨折。

2. 手术方式　对于横断和短斜形骨折，儿童及青少年患者尺骨中上段骨折可选择经皮弹性钉维持尺骨复位，干骺端骨折可选择克氏针内固定术；对较少见的长斜形、粉碎性骨折及成年患者，选择开放复位钢板螺钉固定尺骨骨折；对桡骨头无法复位或不稳定

的，可用 Boyd 入路等探查确定原因，清除阻挡异物，如软骨、碎裂关节囊、环状韧带等，进一步复位桡骨头，极少患者需进行环状韧带修补。陈旧性孟氏骨折根据骨折延误治疗时间及骨性畸形改变的不同，选择尺骨近端截骨纠正尺骨弓形征或尺骨截骨外固定架延长术等纠正尺骨成角及恢复尺骨长度（图 5-34）。

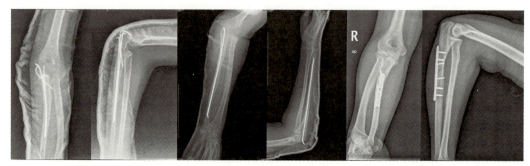

（a）克氏针固定　　　　（b）弹性髓内钉内固定　　　　（c）钢板螺钉固定

图 5-34　孟氏骨折内固定

五、预防调护

早期可做手指、腕关节屈伸功能锻炼。中期可循序渐进做肘功能活动，以主动活动为主，待骨折愈合后，主被动活动逐渐增加，在医生的指导下有序进行，避免粗暴锻炼产生新的损伤。注意观察手指的末梢血运及感觉，如有症状及时调整绷带的松紧度。骨折中后期阶段，骨折断端相对稳定，可行局部手法治疗，防止黏连形成而影响肘关节活动。

（吴凡）

第六章　肘部筋伤

【学习目标】

1. 掌握肘关节扭伤、肱骨外上髁炎的诊断、临床表现及处理原则。
2. 熟悉肱骨内上髁炎、尺骨鹰嘴滑囊炎、旋后肌综合征的诊断、发病原因及临床表现。
3. 了解肱骨外上髁炎、肱骨内上髁炎的针刀治疗。

第一节　肘部扭挫伤

凡是肘关节发生超过正常活动范围的运动，均可引起肘关节内软组织、外软组织损伤，是常见的肘关节闭合性损伤，多在劳动、运动、玩耍时致伤，好发于青壮年及重体力劳动者。肘关节扭挫伤包括肘关节尺、桡侧副韧带撕裂，关节囊、肱二头肌腱部分撕裂及其他肘部肌肉、韧带、筋膜撕裂。其撕裂程度差异性较大，有的在骨折、脱位纠正后，肘关节扭挫伤就成为突出的病症；也有某些运动造成肘关节扭挫伤，损伤后并未引起注意，至出现并发症引起肘关节活动受限时，才引起重视。本病属于中医学"伤筋"范畴。

一、致病机理

直接暴力可造成肘关节软组织挫伤，如跌仆滑倒。间接暴力致伤较多见，手掌撑地，传达暴力致使肘关节过度外展、伸直或扭转，造成肘关节扭伤。由于关节的稳定性主要依靠关节囊和韧带的约束，而侧副韧带又有防止肘关节侧移的作用，所以肘关节扭挫伤常可损伤侧副韧带、环状韧带、关节囊和肌腱，造成肘关节尺侧和桡侧副韧带、关节囊、肘部肌肉和筋膜的撕裂。

二、诊查要点

（一）症状

局部肿胀、疼痛、功能障碍为肘部扭挫伤最常见、最主要的症状。初起时肘部疼痛，活动无力。肿胀常因关节内积液和鹰嘴窝脂肪垫炎，或肱桡关节后滑膜囊肿胀而逐渐加重，以致伸肘时鹰嘴外观消失。重者关节伤侧肿痛明显，皮下有瘀斑，甚至有波动感。

（二）体征

肘部有明显的压痛点，压痛点多在肘关节内后方和尺侧副韧带附着部。前臂旋后位伸直内收时肘外侧疼痛，表示关节囊外侧或桡侧副韧带损伤；反之，肘内侧痛表示关节囊内侧或尺侧副韧带损伤。

三、辅助检查

常规拍摄肘关节正、侧位 X 线片，排除是否合并有骨折等。对可疑病例在进行局部麻醉后，伸直肘关节，做被动肘外翻 30° 摄片，若内侧关节间隙明显增宽，则说明肘关节尺侧副韧带撕裂。同样，亦可做桡侧副韧带损伤检查。在儿童骨骺损伤时较难区别，可与健侧同时拍片以检查对比，可以减少漏诊。对于韧带损伤，X 线及 CT 直接征象通常不明显，应行 MRI 扫描。

四、治疗方案

应用固定、练功、药物、手法等治疗。

（一）中药治疗

1. 中药内治　初期治以活血化瘀，消肿止痛，方用桃红四物汤加减；后期治以消肿活络，方用舒筋丸加减。

2. 中药外治　初期外敷消肿止痛膏或清营退肿膏；后期用海桐皮汤熏洗。

（二）西药治疗

非甾体消炎药可迅速有效地缓解症状，可选用 COX-2 抑制药（如塞来昔布等）或 COX-1 抑制药（如双氯芬酸等），具有镇痛及抗炎的作用，在症状缓解时应停止服用。

（三）手法治疗

急性扭挫伤肿胀明显时，一般忌用手法治疗，尤其是粗暴的理伤手法。如怀疑有关节的微小错位，可在伸肘牵引下将肘关节做一次被动屈伸活动，能起到整复作用，但不宜反复操作。尤其在恢复期，粗暴的屈伸活动后，会增加新的损伤，甚至诱发异位骨化。在触及压痛点后，术者以两手掌环握患者患侧肘部，轻揉按压数次，有减轻疼痛的功效。以患侧为中心，术者用大拇指顺侧副韧带行走方向理顺剥离的肌纤维，一般两周左右逐渐修复。此外，为了防止撕裂的关节囊反折于关节间隙，宜将关节在牵引下被动屈伸活动一次，以纠正微细的关节错缝，同时能拽出嵌入关节内的软组织，并将渗入关节内的血肿压出关节间隙外。

(四)固定治疗

早期可在肘关节屈曲 90° 位以三角巾悬吊，必要时采用屈肘石膏托外固定 2～3 周，以限制肘关节的屈伸活动。

(五)功能锻炼

早期功能锻炼可做握拳活动，中后期做肘关节屈伸等活动。如做被动屈伸活动，动作必须轻柔，以不引起明显的疼痛为准，禁止做粗暴的各种主动、被动活动。

五、预防调护

严重的肘关节扭伤，治疗不及时或者处置不当，或进行不适当的反复按摩，都可造成关节周围组织的钙化及异位骨化。因此，肘关节损伤后的功能恢复应主动、被动活动相结合。

（邹文）

第二节　肱骨外上髁炎

肱骨外上髁炎是指前臂伸肌总腱起点受到反复牵拉，以肱骨外上髁局部疼痛，并影响伸腕和前臂旋转功能为特征的慢性劳损性疾病。本病名称较多，如肱骨外上髁综合征、肱桡关节外侧滑膜囊炎、肱骨外上髁骨膜炎、网球肘等。本病属于中医学"筋伤""筋痹"等范畴。

一、致病机理

气血虚弱，血不荣筋，肌肉失去温煦，筋骨失于濡养为内因；肱骨外上髁腕伸肌附着点慢性劳损及牵拉是外因。肱骨外上髁为腕伸肌的起点，特别是桡侧桡侧腕短伸肌，在进行手腕伸直及向桡侧用力时，张力十分大，容易出现伸肌总腱肱骨附着处的部分纤维过度拉伸，严重时可形成轻微撕裂或断裂。长期慢性的拉伸使得伸肌总腱变性、钙化、粘连，病理上可见伸肌总腱、桡侧腕短伸肌肌腱及周围出现慢性非特异性炎症、新小血管形成、致密结缔组织变、黏液样变性、脂肪变性等。肘关节囊部分可出现滑膜的慢性炎症伴骨化及钙化形成，以及韧带组织黏液变性、软骨化生。

二、诊查要点

(一)症状

在肘关节伸直和前臂旋前位伸腕关节或完全屈曲腕关节时疼痛加重，同时疼痛可由肘部腕伸肌群起始处向前臂放射。初期常在劳作后感觉前臂酸困无力，肘外侧疼痛，若未予重视，继而可出现在前臂旋转或提拉端推重物时疼痛加剧。疼痛的性质多为刺痛、间歇痛；疼痛随运动量的增加而增加，劳累后疼痛加重，休息后可暂时缓解。局部可见肿胀，严重者常导致前臂旋转功能受限和握力减退，甚至出现握物坠落。

（二）体征

发现肘部肱骨外上髁、肱桡关节间隙及桡骨小头周围有局限性深压痛，沿桡侧腕伸肌群走向可触及轻度肿胀、痉挛的肌肉组织。部分患者肱骨外上髁处骨膜肥厚，可触及骨质增生的锐利边缘，压痛剧烈。病程长者可有前臂肌肉萎缩，伸腕及前臂旋前功能障碍，Mills征或腕伸肌紧张试验阳性。

三、辅助检查

肱骨外上髁炎一般通过临床表现及病史即可明确诊断，X线摄片一般无异常表现，但病程长者可见骨膜反应，在肱骨外上髁附近有钙化沉积，CT扫描亦无明显异常，MRI检查具有较高的敏感性。因此，对于肱骨外上髁炎可选MRI检查以确诊（图6-1）。

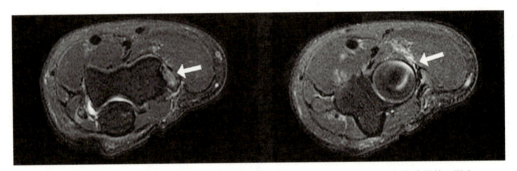

注：左肘肱骨外上髁肌腱附着处可见信号明显增高，左肘关节可见少量积液，考虑肱骨外上髁炎。

图6-1 肱骨外上髁炎影像学表现

四、治疗方案

以手法治疗为主，配合药物、理疗、针灸、针刀等治疗。

（一）中药治疗

1. 中药内治 治以养血舒筋，除痹通络，内服舒筋汤加减。体弱者，内服补益气汤或钩藤、威灵仙、桂枝等。

2. 中药外治 外敷定痛膏或用海桐皮汤熏洗患处。

（二）西药治疗

非甾体消炎药可迅速有效地缓解症状，可选用COX-2抑制药（如塞来昔布等）或COX-1抑制药（如双氯芬酸等），具有镇痛及抗炎的作用，在症状缓解时应停止服用。

（三）手法治疗

1. 揉法 患者取坐位，术者一手托握住患侧前臂，另一手在肘外侧外上髁压痛处及前臂伸肌群施行回旋揉动，手法宜轻柔，反复施术 3 分钟，以局部温热感为佳，使前臂软组织处于松弛状态。

2. 拨法 患者取坐位，术者一手托起患肘，用拇指指端按压在肱骨外上髁的伸肌总腱起点处，另一手握腕部，两手配合，做屈伸旋转肘关节动作 5～7 次。然后用拇指指端点按拨动伸肌总腱处的肌筋膜，松解伸肌腱附着点的粘连。手法不宜过重，以患者有酸胀感为宜。

3. 摇法 术者一手固定患肢肘部，拇指置在肘外侧阿是穴，余指置于内侧；另一手握住前臂轻度外展，然后将肘关节顺时针方向摇动 5～10 次，再将患侧腕部夹于术者腋下进行牵引，同时两手掌一起用力，在肘关节内外侧反复揉摩两分钟。

4. 擦法 患者手臂下垂，术者双手掌面夹住患肘关节，从肘部向前臂来回搓擦移动，反复 3～5 次，以肌肉透热为宜。每天治疗 1 次，7 次为 1 个疗程。

5. 理筋复位法 术者一手握住腕部掌侧，另一手掌顶握于肘部背侧，使肘关节屈曲、伸直交替进行，每到肘伸直位时，手掌用力向前推定，使肘关节过伸位，反复操作，当可听到"咯吱"声时，说明桡尺关节轴已对合。

（四）封闭疗法

患者端坐位，将前臂旋前放置于治疗床上，选取压痛点后进行标记并常规消毒，采用无痛进针法快速进至皮下，然后垂直进针到肌腱附着处，回抽无血时将封闭药液缓慢推入，注射完毕后用棉签按压 1 分钟，每周 1 次，2～3 次为 1 个疗程。

（五）针灸治疗

1. 治法 通经活络止痛。取穴以手阳明经及阿是穴为主。

2. 取穴 肘髎、曲池、手三里、阳陵泉、阿是穴。

3. 方义 局部取穴与阿是穴相结合，治以舒筋活络，通络止痛。阳陵泉为筋会，可舒筋通络、止痛。

4. 操作 采用毫针行泻法。先行针刺对侧远端阳陵泉，并持续行提插捻转手法 1～3 分钟，同时嘱患者活动肘关节。再取局部腧穴行多针齐刺或多向透刺，可同时配合热敏灸、温针灸、隔姜灸等。

（六）针刀疗法

1. 体位 患者取坐位或仰卧位，患肘屈曲 90° 平稳放于治疗床面。

2. 定点 肱骨外上髁阳性反应点。用记号笔标记选取的治疗点。

3. 消毒与麻醉 局部常规严格消毒，铺无菌洞巾，采用 0.5% 利多卡因进行局部麻醉，每点注射 1～2mL。

4. 针刀操作　选取Ⅰ型4号针刀,针刀体垂直于皮肤,根据四步规程法行针刀操作。针刀刀口线平行于前臂纵轴,进针刀达肱骨外上髁,轻提针刀达伸肌总腱表面行纵行切开3～4次,然后将针体向两侧倾斜约45°切割2～3次,将刀口线方向调转90°并横向切割肌腱1～2次。术闭,拔出针刀,局部压迫止血,并确认无出血后用无菌敷料覆盖刀口,嘱患者24小时内患处不沾水,保持伤口干燥。

5. 疗程　每周1次,常规4次为1个疗程,因人施术。

(七) 热敏灸治疗

1. 探查热敏灸穴位　对肱骨外上髁炎高发热敏部位手三里、阳陵泉、厥阴俞穴等行热敏探查,标记热敏化腧穴。

2. 治疗操作　先在手三里、厥阴俞穴上先循经往返灸10～15分钟温通局部经络气血,以激发腧穴敏化状态,再施以定点温和灸激发感传。继而在肘部局部压痛点、阳陵泉等处可施以回旋灸、雀啄灸、循经往返灸,每种手法持续1分钟,一般进行2～3遍即可,灸感出现时再施以定点温和灸。一般患者会出现传热、透热、扩热、局部不热(或微热)远端热、表面不热深部热及其他非热感(酸、麻、胀、痛、蚁行感等)。灸至上述热敏灸感消失为度。

3. 灸疗疗程　每天施灸1～2次,每次选取上述2～3组腧穴,10次为1个疗程,持续2～3个疗程。

(八) 物理疗法

1. 冲击波疗法　①定位:一般用体表解剖标志结合痛点定位,患侧肘关节屈曲,臂部旋前,触诊肱骨外上髁压痛点及前臂激痛点并标记治疗区。②治疗方法:患者取坐位,按冲击能量由低到高微调,以患者能够忍受为宜,能流密度为0.10～0.18mJ/mm²,每次冲击1500～2500次,每次治疗间隔5～7天,3～5次为1个疗程。在冲击波治疗后一定要注意休息,疼痛得到缓解方能再次进行治疗。

2. 其他疗法　可采用超短波、磁疗、蜡疗、光疗、离子透入疗法等,以减轻疼痛,促进炎症吸收。

(九) 手术治疗

1. 手术适应证　一些严重病例,经长期非手术疗法治疗无效、影响工作生活的患者,可考虑进行手术治疗。

2. 手术方式　常用的方法有伸肌总腱附着点松解术、环状韧带部分切除术等。目前,大多数患者可在关节镜辅助下行射频电刀微创松解伸肌总腱附着点。

五、预防调护

尽量减少前臂反复过度的活动,在工作中注意劳逸结合。加强前臂关节功能锻炼,屈肘、旋前、用力伸直出拳以保持前臂肌肉韧带的弹性,并进行上肢肌肉牵拉练习。平时注意肘关节保暖，防止着凉，劳作后避免湿冷环境对人体的不良刺激。

（邹文　方婷）

第三节　肱骨内上髁炎

肱骨内上髁炎，是由肘部内上髁及其周围软组织慢性损伤引起前臂屈肌总腱起点受到反复牵拉，导致肘关节内侧局限性疼痛，前臂屈曲旋转时症状明显加重的慢性劳损性疾病。本病多见于纺织工、泥瓦工及高尔夫球运动员，故又称"高尔夫球肘"。本病属于中医学"筋痹"范畴。

一、病因病机

痹者闭也，以气血为邪之所闭，不得通行而痛也，或以风、寒、湿三气杂至合而为痹。所以，肱骨内上髁炎病因主要是肘关节损伤后瘀血停滞，外受风寒湿邪或由于反复长期劳累而伤气伤筋，由瘀阻经筋、血行不畅、经络不通所致。平素体虚、气血亏虚、血不养筋、筋失濡养也是该病的内因所在。

二、诊查要点

（一）症状

多数起病渐缓，否认急性损伤史。患者肘内侧骨突部活动时疼痛，向前臂内侧远方扩散，可达前臂中段。局部有压痛，外观无明显红肿，较重时局部可有微热。

（二）体征

肱骨内上髁部压痛，部分患者尺神经受刺激时，可出现无名指小指间歇性麻感，严重者可出现尺神经支配的肌肉肌力减弱；患肘屈伸受限不明显，但做抗阻力腕关节掌屈和前臂旋前动作可引起患处疼痛，即抗阻力屈腕前臂旋前试验阳性。

三、辅助检查

肱骨内上髁炎一般通过临床表现和病史就能明确诊断。X线摄片一般无异常表现。严重者，局部可有骨膜增生改变。CT扫描亦无明显异常，MRI检查具有较高的敏感性。因此，对于肱骨内上髁炎可选择MRI检查以明确诊断。

四、治疗方案

以手法治疗为主，配合药物、理疗、针灸、针刀等治疗。

（一）中药治疗

1. 中药内治　治以养血舒筋，除痹通络，内服舒筋汤或蠲痹汤加减。体弱者，内服补益气汤或钩藤、威灵仙、桂枝等。

2. 中药外治 外敷定痛膏或用海桐皮汤熏洗患处。

（二）西药治疗

非甾体消炎药可迅速有效地缓解症状，可选用 COX-2 抑制药（如塞来昔布等）或 COX-1 抑制药（如双氯芬酸等），具有镇痛及抗炎的作用，在症状缓解时应停止服用。

（三）手法治疗

手法治疗的目的是解除因粘连或炎性刺激而引起的疼痛。

1. 弹拨法 适于臂部、手部。术者坐于患者前方，一手托肘使上臂外展 90°，另一手先用指揉法于患肘内侧痛点以放松周围软组织，然后用拇指垂直屈肌附着点行分筋手法，以松解周围组织粘连。

2. 屈伸旋转法 患者仰卧患肢旋后位，术者先在肘部痛点及其周围做按摩手法 3~5 分钟，然后一手握住患腕，另一手托住患者肘内侧，使患肢旋前屈肘，然后旋后伸肘，同时向上用力推托肘尖，随后在肘内侧可听到"撕布样"声响。

（四）封闭治疗

患者端坐位，肘关节屈曲，上臂外旋，放置在治疗床上，选取压痛点后进行标记并常规消毒，采用无痛进针法快速进至皮下，然后垂直进针到肌腱附着处，回抽无血时将封闭药液缓慢推入。需要注意勿将药物注入肱骨内上髁下方尺神经沟内，注射完毕后用棉签按压 1 分钟，每周 1 次，2~3 次为 1 个疗程。

（五）针灸治疗

1. 治则 活血通络，止痛。

2. 取穴 少海、内关、阳陵泉、阿是穴。

3. 方义 局部取穴与阿是穴结合，活血通络止痛。阳陵泉为筋会，可舒筋通络、止痛。

4. 操作 采用毫针行泻法。先行针刺对侧远端阳陵泉，并持续行提插捻转手法 1~3 分钟，同时嘱患者活动肘关节。再取局部腧穴，以肱骨内上髁炎为中心行多针局部围刺，也可行热敏灸、手法、局部封闭等疗法。

（六）针刀疗法

先压痛点为定位，取针刀，注意刀口线与前臂纵轴向一致，针刀体和皮肤为 90°经由皮肤、皮下组织直到达肱骨内上髁的顶点处，实施 3 刀纵行横剥，之后将刀口线调转，紧贴于骨面再次铲剥 3 刀，范围为 0.5cm。每隔 5 天治疗 1 次，持续 4 次为 1 个疗程。

（七）物理疗法

1. 冲击波治疗 ①定位：一般用体表解剖标志结合痛点定位，患侧肘关节屈曲，臂部旋前，触诊肱骨内上髁压痛点及前臂激痛点并标记治疗区，应尽量避开尺神经沟内的尺神经。②治疗方法：患者取坐位，患侧肘、肩关节屈曲，按冲击能量由低到高微调，以患者能够忍受为宜，能流密度为 0.10～0.18mJ/mm²，每次冲击 1500～2500 次，每次治疗间隔 5～7 天，3～5 次为 1 个疗程。

2. 其他治疗 可采用超短波、磁疗、蜡疗、光疗、离子透入疗法等，以减轻疼痛、促进炎症吸收。

（八）手术治疗

1. 手术适应证 一些严重病例，如肱骨内上髁炎合并尺神经黏连者，可行手术治疗。

2. 手术方式 手术采取肘关节内侧切口、患者取仰卧位，切口以肱骨内上髁为中心，沿肱骨内上髁嵴向上延伸 5cm，沿前臂内侧纵轴向下延伸 5cm。术中注意避开和保护尺神经。

五、预防调护

尽量减少前臂反复过度活动，在工作中劳逸结合。加强前臂及肘关节功能锻炼，屈肘、旋前、用力伸直出拳以保持前臂肌肉韧带的弹性，并进行上肢肌肉牵拉练习。平时注意肘关节保暖，防止着凉。

（邹文）

第四节　尺骨鹰嘴滑囊炎

尺骨鹰嘴滑囊炎是指尺骨鹰嘴滑囊因创伤、感染、劳损、摩擦等因素刺激而出现的滑囊充血、水肿、增生钙化及渗出的炎症性疾病，多发于常用肘部支撑工作的矿工和常以上肢劳动为主的人群，故又称"肘后滑囊炎"或"矿工肘"。本病属于中医学痹证之"筋痹"范畴。

一、致病机理

尺骨鹰嘴部有两个滑液囊，一个在鹰嘴后方，肱三头肌腱扩展部与皮肤之间为鹰嘴皮下囊；另一个在肱三头肌腱深浅两头（即内、外侧头与关节囊）之间，为腱下滑液囊（图 6-2）。这些滑液

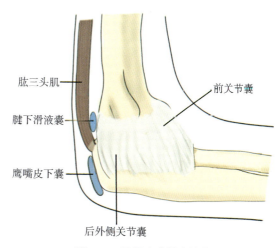

图 6-2　尺骨鹰嘴滑囊结构

囊都有缓冲机械刺激与滑润腱的作用。

发生尺骨鹰嘴滑膜囊急性损伤后，滑膜囊出现充血、水肿，渗出增加。渗液积聚使滑膜囊膨胀隆起，且渗出液常为血性。肱三头肌反复受暴力作用，久之发生腱止点末端纤维断裂，继发腱下及皮下慢性滑膜囊炎；或长期反复摩擦、压迫，引起该处滑膜囊慢性肥厚，囊腔内绒毛样形成，滑膜充血、水肿并增生、纤维化，滑液逐渐增多，充盈整个囊腔。积液可因活动、摩擦而不同程度的减少，但难以完全吸收。有时活动多，反而使积液迅速增加。

二、诊查要点

当尺骨鹰嘴发生损伤时，滑液渗出增多，而引起尺骨鹰嘴滑囊肿痛和关节活动受限，尺骨鹰嘴滑囊壁纤维化，局部肿胀。本病主要表现为患者的生活和工作受到严重影响。其中，急性尺骨鹰嘴滑囊炎和慢性尺骨鹰嘴滑囊炎临床表现不同，具体如下。

（一）症状

急性尺骨鹰嘴滑膜囊炎有局部撞伤史，伤后有疼痛、肿胀、局部压痛及波动感。慢性尺骨鹰嘴滑膜囊炎可为反复劳损后偶然发现，一般对肘关节活动无明显影响，严重时伸展肘关节时疼痛加重，若合并感染，肘部则出现红肿热痛。

（二）体征

肘后方压痛，触诊尺骨鹰嘴上方有 2～4cm 的囊肿，囊壁有肥厚感，穿刺可抽出无色清亮黏液。肱三头肌抗阻力试验阳性。

三、辅助检查

X 线摄片一般无异常表现。晚期肘关节 X 线侧位片可见尺骨鹰嘴结节变尖、成角样改变。CT 扫描亦无明显异常，MRI 检查对诊疗本病具有较高的敏感性。因此，对于尺骨鹰嘴滑囊炎可首选 MRI 检查以明确。

四、治疗方案

（一）中药治疗

1. 中药内服 治以活血化瘀，舒筋通络，方用活血止痛汤或舒筋汤加减。
2. 中药外用 中药熏洗局部，外敷舒筋除痹汤。

（二）西药治疗

非甾体消炎药可迅速有效地缓解症状，可选用 COX-2 抑制药（如塞来昔布等）或 COX-1 抑制药（如双氯芬酸等），具有镇痛及抗炎的作用，在症状缓解时应停止服用。

(三) 手法治疗

取坐或卧位,术者站在患侧,在肘部痛点及周围做按摩拿捏 5~10 分钟,使局部微热;术者一手握腕,一手拇指放于肘部,两手配合,行扭、拨、弹、刮动作 5~7 次。关键在尺骨鹰嘴处,寻找痛点分刮数次,以松解粘连,减轻疼痛。

(四) 针灸疗法

以局部取穴为主,常用小海、少海、曲泽、阿是穴等。给予针刺后,需要留针 30 分钟左右。

(五) 针刀治疗

刀口线与肢体纵轴平行,刀体与皮面垂直。快速刺入皮肤、皮下组织,再深入有落空感即已入滑囊内。提起刀锋,再切开囊壁 2~4 刀即可,然后再提起刀锋至皮下层,将刀体向一侧倾斜,几与平面平行,向左或右推进 10~15mm,在皮下层行通透剥离,皮下层松动后出刀。

(六) 物理疗法

可采用超短波、磁疗、蜡疗、光疗、离子透入疗法等,以减轻疼痛,促进炎症吸收。

(七) 手术治疗

1. 手术适应证　①囊肿直径大于 5cm。②经穿刺治疗效果不佳。③合并感染。④术区皮肤条件不适宜开放手术。⑤患者对外观要求高。

2. 手术方式　传统手术方式为切开滑囊病灶清除术,随着关节镜技术的发展,关节镜下滑囊清除术成为主流选择。应当注意术后囊壁必须彻底切除,以防止复发;术后要求加压包扎;肘关节一定要短期予以伸直位固定。

五、预防调护

从病因着手,阻止复发的关键在于纠正不良姿势,避免将尺骨鹰嘴作为支撑,应改为前臂部支撑;避免将上身过度前倾,应改为上身正直或上身完全依靠椅背;避免长时间使用电脑,应改为间隙使用,中间休息几分钟,完成工作后能放松活动;避免寒冷刺激局部;如出现局部酸痛,尽快在局部进行热敷。

(邹文)

第五节　旋后肌综合征

旋后肌综合征是指前臂骨间背侧神经(桡神经深支)在肘关节远侧被旋后肌卡压而

产生的综合征，又称前臂背侧骨间神经卡压征、桡管综合征等，临床上较为多见，患者年龄多在40～70岁，男性多见，好发于工作时前臂反复做旋转运动职业者，如举重运动员、木工、理发师、乐队指挥等。本病属于中医学痹证之"筋痹"范畴。

一、致病机理

正常人桡神经于肱骨外上髁近侧约10cm处，从上臂后方穿过外侧肌间隔，进入肱肌、肱二头肌、肱桡肌和桡侧腕长、短伸肌之间。在肱桡关节上、下3cm左右的范围内，桡神经分为浅支和深支。浅支主要为感觉纤维，分布在前臂远端桡侧及手背桡侧，支配桡腕短伸肌的肌支常由此支发出。桡神经深支，又称为骨间背侧神经，进入旋后肌深、浅两层之间，并对其有支配作用，穿越此肌后，绕过桡骨头前外侧，至旋后肌下缘，进入前臂背侧伸肌群的浅层下。深支在进入旋后肌部有一弧形的纤维组织，称为旋后肌腱弓，腱弓的厚度及容纳神经的间隙差别很大，骨间背侧神经在旋后肌腱弓只有很少的活动余地，容易受到压迫而麻痹，形成旋后肌综合征。前臂间背侧神经在增厚的旋后肌腱弓处受压，导致神经近端粗大，呈假性神经瘤变化。受压部位神经苍白、变扁、有压痕，久病者旋后肌腱弓相应处亦有压迹。早期发生于旋后肌腱弓以下的神经外膜水肿和纤维变性，轴索一般无变化，治疗及时，预后良好。若失治、误治，骨间背侧神经长期受压可造成神经的局部轴索变性，常不可逆。

二、诊查要点

前臂可有不同程度的外伤史和劳累史，症状可突然出现，亦可逐渐出现。

（一）症状

1. 疼痛 早期为前臂背侧近端局部持续疼痛，运动后可加重。在前臂活动时疼痛稍有缓解，静息时反而加重，有休息痛和晚间痛的特点，疼痛亦可放射至肩部或前臂下段。

2. 乏力 伸拇指、其余各指或外展拇指肌力减弱或无力，呈垂指畸形，伸掌指关节困难，腕背伸时腕向桡侧倾斜，腕背伸无力。

3. 功能障碍 晚期前臂背侧骨间神经所辖肌肉瘫痪，伸腕、指伸功能严重障碍。

（二）体征

1. 压痛 压痛点在桡骨小头背外侧明显，为旋后肌腱弓压迫骨间背侧神经的投影处，重压可引起远端疼痛加剧，或可触及条索状肿物。

2. 特殊试验 前臂抗阻力旋后及中指伸直试验阳性。

三、辅助检查

（一）影像学检查

X线摄片及CT扫描一般无明显异常表现。MRI对肌肉及软组织具有极高的密度分辨力。因此，对于旋后肌综合征可行 MRI 扫描。

（二）神经电生理检查

早期常无阳性发现，可能有传导速度、MUP 改变，肱骨肌管至伸指肌中份潜伏期延长，肌收缩时检查可能更有帮助。阳性发现少提示与神经早期间歇受压有关。晚期可表现为伸拇、伸指肌纤颤电位，后骨间神经传导速度减慢。

四、治疗方案

（一）中药治疗

1. 中药内治 本病多由脉络损伤、淤积不散、气血凝滞、经络受阻所致，治以活血化瘀，消肿止痛，方用和营止痛汤、八厘散、活络丸等。西药可静滴神经妥乐平、口服弥可保片或腺苷钴胺片等。

2. 中药外治 局部外敷消肿化瘀消炎止痛膏，同时选用中药熏蒸或湿热敷，方用海桐皮汤等。

（二）封闭疗法

先在桡骨颈部前内侧触摸压痛点，用龙胆紫做好标记，常规消毒，取 2% 利多卡因 2mL、曲安奈德 15mg、维生素 B_{12} 0.5mg 混匀，于压痛点处进针，回抽无血液后注入混合液。每周 1 次，1 次 1 个疗程。

（三）针灸治疗

1. 取穴 臂臑、手三里、曲池、曲泽、少海、孔最、列缺、阿是穴。
2. 操作 穴位皮肤常规消毒，用毫针捻转进针，得气后平补平泻，留针 30 分钟。
3. 疗程 每日治疗 1 次，10 次为 1 个疗程，1 个疗程后评估其临床疗效。

（四）物理疗法

可采用超短波、磁疗、蜡疗、光疗、离子透入疗法等，以减轻疼痛，促进炎症吸收。

五、预防调护

本病早期应尽量避免肘和前臂过度劳累，症状严重者应制动休息。保守治疗无效者，宜尽早手术治疗，使桡神经得到充分松解。当病情好转后，应避免继续从事繁重的手工工作和活动。

（邹文）

第六节　肘管综合征

肘管综合征又称迟发性尺神经炎，是尺神经在肘部走行于尺神经沟处受周围结构卡压继而导致的神经病变，以尺神经支配区域的感觉障碍、骨间肌及拇收肌萎缩、小指屈曲及外展功能障碍为主要表现的临床症候群，多见于体力劳动者。尺神经卡压引起的肘管综合征是上肢常见的周围神经卡压疾病之一，其发病率仅次于腕管综合征。在疾病不同阶段，肘管综合征所属的中医病名不同。该病早期属于中医学"痹证"的范畴，后期属于中医学"痿证"的范畴。

一、病因病机

早期的病机多为风、寒、湿、热外邪侵袭及跌仆闪挫等导致营卫气血不通、经脉痹阻，气血运行不畅，不通则痛、不通则肿；后期病机则多为疾病日久经筋、肌肉失于濡养，致使手部痿弱无力，或因劳倦损伤导致气血亏虚筋肌皮肉失于濡养，气虚则麻、血虚则木，日久手部痿软无力。来自外界的暴力损伤和疲劳损伤是该病发生的重要诱因，脾胃气虚、运化失常导致的气血生化乏源是其发病基础，本虚标实或虚实夹杂导致的经络瘀血闭阻是主要病机。

二、致病机理

（一）病因特点

1. 局部创伤和劳损　为最常见病因，肘后内侧各种急性、亚急性损伤和慢性劳损均可引起局部软组织充血水肿、血肿机化、神经黏连、骨痂和纤维瘢痕组织增生等病理变化，使肘管进一步狭窄而压迫磨损尺神经。

2. 占位病变　包括骨、关节、软组织肿瘤和肿瘤样病变。

3. 先天异常　先天性肘外翻畸形、先天性骨骺发育异常所致。

（二）病理表现

肘管综合征患者的尺神经沟主要有3种病理表现：①变窄。②沟底升高、变浅。③沟内骨赘形成。前两者可致尺神经沟容积变小，尤其在屈肘时，肘管顶部弓状韧带拉紧，尺神经沟容积进一步减小、尺神经外部压力明显升高；沟底变浅易导致尺神经滑脱，增加屈肘时尺神经的行程，屈肘时尺神经拉伸，神经内张力升高。尺神经沟内的骨赘则可直接压迫、磨损尺神经，是导致肘管综合征的重要因素。

三、诊查要点

肘管综合征一般发病缓慢，逐渐加重。

（一）症状

早期小指及环指尺侧麻木不适，有针刺感或蚁走感，随着病情发展可导致精细活动受限，有时写字、使用筷子动作不灵活。晚期尺神经麻痹引起骨间肌、蚓状肌瘫痪及尺神经支配区域痛觉减退，严重者可出现环、小指爪形手畸形。

（二）体征

早期肘屈曲试验阳性，肘下 Tinel 征阳性。晚期夹纸试验阳性。

四、辅助检查

（一）神经电生理检查

神经电生理检查是肘管综合征诊断金标准，可明确受累神经，具有一定的定位作用，根据感觉及运动神经传导速度可判断神经损伤程度。此外，肌电图对胸廓出口综合征、腕尺管综合征及臂丛神经损害等具有鉴别作用。但因它是有创检查，受检者依从性较差，且无法明确病因，缺乏对神经直观的形态学判断。

（二）MRI 检查

随着高端磁共振的应用，MRI 特殊成像序列能够很好地显示神经结构，MRI 成像对肘管综合征诊断亦有一定价值。

五、治疗方案

对病程 3 个月以内的轻度肘管综合征患者，可采用非手术治疗。对中度、重度肘管综合征患者，在采用手术治疗时应联合应用中药、西药、针灸及推拿等非手术疗法。

（一）中药治疗

1. 中药内治　治以养血舒筋，除痹通络，内服舒筋汤或蠲痹汤加减。体弱者，内服补益气汤或钩藤、威灵仙、桂枝等。

2. 中药外治　外敷定痛膏或用海桐皮汤熏洗患处。

（二）西药治疗

疼痛严重者，予以非甾体类抗炎药，可服用、静脉输液或局部注射神经营养药物。

（三）手法治疗

用拇指按于尺神经沟处，轻柔左右弹拨尺神经，再顺尺神经方向按压青灵、小海、灵道穴位，掌揉小鱼际及第 1 背侧骨间肌处，反复 5 遍约 10 分钟。

（四）针灸疗法

选取手阳明大肠经穴位：三间、合谷、曲池、肩髃；手少阴经穴位：少府、神门、少海。阳明经多气多血，针刺手阳明大肠经诸穴，可以振奋上肢气血，润泽宗筋，疏通经脉，使得经气下达腕、手，上达肘、肩、颈部，筋脉得以润养，气血流通畅达。针刺手少阴心经诸穴，可以调整手及肘部局部气血运行，促进尺神经受压部位肿胀消退及神经感觉、运动功能的恢复。

（五）物理疗法

可采用超短波、磁疗、蜡疗、光疗、离子透入疗法等，以减轻疼痛。

（六）手术治疗

1. 手术适应证　若经正规保守治疗 3 个月无效，严重影响患者工作和生活患者，可行手术治疗。

2. 手术方式　主要手术方式有尺神经松解前置术、尺神经单纯原位松解术、肱骨内上髁切除术及尺神经肌下前置术、尺神经肌内前置术、内窥镜手术及尺神经沟成形术等。对于肘关节骨关节炎尺神经受压所致的肘管综合征患者，可行尺神经松解前置术。

六、预防调护

伏案工作时，避免肘管部紧贴桌边以致压迫。睡眠时双手肘呈半伸直位，防止肘部激惹尺神经。运动前，要做好充分的准备活动，这样可使关节、肌肉充分的舒展、协调，并使人体的应激能力与之相适应，从而防止运动损伤。

（邹文）

第七章 腕部周围创伤

【学习目标】
1. 掌握桡骨远端骨折、手舟骨骨折临床分型、临床表现、诊断及治疗方案。
2. 熟悉盖氏骨折定义、诊查要点。
3. 了解腕掌关节脱位、月骨脱位、月骨周围脱位、经舟-月骨周围脱位的定义及诊查要点。

第一节 桡骨远端骨折

桡骨远端骨折是指距离桡腕关节面约3cm以内的骨折，是骨科最常见的损伤，发病率约占全部骨折的15%，多见于青壮年及老年患者。年轻患者骨质条件好，多为高能量损伤；老年患者因骨质疏松，多为低能量损伤。本病属于中医学"骨折病"范畴。

一、致病机理

桡骨远端是松质骨与密质骨的交界处，为解剖薄弱处，一旦遭受外力，容易骨折。桡骨远端内侧缘切迹与尺骨头形成下尺桡关节，切迹的下缘为三角纤维软骨（TFCC）的基底部所附着，三角软骨的尖端起于尺骨茎突基底部。前臂旋转时桡骨沿尺骨头回旋，而以尺骨头为中心。本病主要由间接暴力所致，直接暴力少见，跌倒时，躯干向下的重力与地面向上的反作用力汇集于桡骨远端而发生骨折。骨折是否移位与暴力的大小及骨质的情况有关。

二、诊查要点

本病多有明确的外伤史，临床表现主要为伤后腕关节周围局部肿胀、疼痛，大部分患者可见腕关节典型畸形，手、腕关节功能活动受限。查体时需注意评估血管、神经、肌腱的损伤。血管：评估桡动脉、尺动脉的搏动；神经：评估桡神经、正中神经、尺神经支配区的功能；肌腱：评估手指的屈伸功能，特别是拇长伸肌腱的功能。临床上可见少数患者因桡骨远端骨折致拇长伸肌腱断裂。

三、临床分型

根据受伤姿势和骨折移位的不同,可分为4种类型的骨折(图7-1)。

(一)伸直型桡骨远端骨折

伸直型桡骨远端骨折是临床最常见的一类骨折,又称克雷氏骨折(Colles骨折),患者跌倒肘部伸直、前臂旋前、腕关节背伸位,手掌先着地,暴力引起桡骨远端骨折。暴力较轻时,骨折嵌插而无移位或轻度移位。暴力较大时,骨折远端向桡侧和背侧移位。桡骨远端关节面改向背侧倾斜,向尺侧倾斜减少或完全消失,甚至向桡侧倾斜。骨折远端向桡侧移位并伴有短缩移位时,从正面观腕部横径增宽和手移向桡侧,呈"刺刀样畸形";骨折远端向背侧移位,从侧面观可见典型的"餐叉样畸形"。

(二)屈曲型桡骨远端骨折

屈曲型桡骨远端骨折,又称史密斯骨折(Smith骨折),患者跌倒时,手背着地,由腕关节急剧掌屈所致。远端骨折端向掌侧及桡侧移位。骨折远端向掌侧移位时,从侧面观可见典型"锅铲样畸形"。

(三)巴顿骨折

巴顿骨折(Barton骨折)是一种不稳定并伴有半脱位的桡骨远端关节内移位骨折,可分为背侧缘型和掌侧缘型。

1. 掌侧缘型 掌侧缘型桡骨远端骨折,又称掌侧Barton骨折。跌倒时,腕关节呈掌屈位,手背先着地,造成桡骨远端掌侧缘劈裂骨折,伴有腕关节向掌侧脱位或半脱位。

2. 背侧缘型 背侧缘型桡骨远端骨折,又称背侧Barton骨折。跌倒时,前臂旋前,腕背伸位手掌着地,外力使腕骨冲击桡骨远端关节面的背侧缘,造成桡骨远端背侧缘劈裂骨折,伴有腕关节向背侧脱位或半脱位。

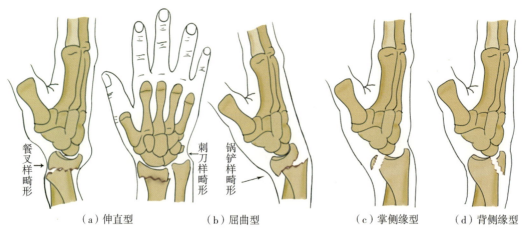

(a)伸直型　　(b)屈曲型　　(c)掌侧缘型　　(d)背侧缘型

图7-1　桡骨远端骨折分型

四、辅助检查

(一) X 线检查

标准的腕关节正侧位 X 线片,可以显示骨折的移位、粉碎情况;有时需加拍前臂正侧位片,以判断是否有邻近关节损伤。伸直型骨折从腕部侧位观,骨折远端向背侧移位时,可见"餐叉样"畸形,从腕部正位观,向桡侧移位时,呈"刺刀样"畸形(图7-2)。屈曲型骨折从腕部侧位观,可见"锅铲样"畸形(图7-3)。

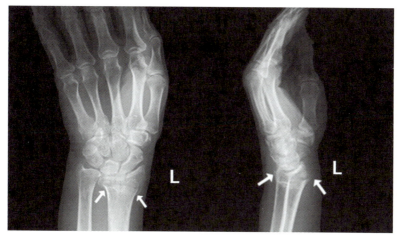

(a)左腕关节正位　　　　(b)左腕关节侧位

注:左桡骨远端关节面下 2cm 内骨折,断端骨嵌插并向掌侧成角,局部骨折线累及关节面。

图 7-2　桡骨远端伸直型骨折 X 线表现

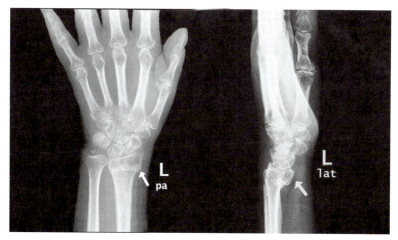

(a)左腕关节正位　　　　(b)左腕关节侧位

注:左桡骨远端关节面下 2cm 内骨折,断端骨嵌插并向背侧成角。

图 7-3　桡骨远端屈曲型骨折 X 线表现

（二）CT 检查

腕关节 CT 扫描加三维重建技术可以很好地显示关节内骨折块的移位和粉碎情况，对于治疗方案的选择和疾病的预后都有指导意义。

（三）MRI 检查

一般桡骨远端骨折临床很少进行 MRI 检查，如果考虑合并 TFCC 损伤可进行 MRI 检查评估。

五、治疗方案

无移位或不完全骨折，可用掌、背侧夹板固定 2～3 周即可；有移位骨折应手法复位固定（图 7-4）；复位丢失严重或累及关节面的骨折需手术治疗。

（一）中药治疗

骨折是由于跌扑损伤等暴力因素作用于人体，导致筋骨受损出现骨折筋断的病症，主要病机为筋骨受损、气滞血瘀，由于骨折筋断，气血运行不畅，进而出现关节肿胀、疼痛、畸形、瘀斑甚至水疱等。治疗当以活血化瘀、行气止痛、续筋接骨为原则。三期辨证是中医骨伤科治疗不稳定型桡骨远端骨折的主要指导原则。初期治以活血祛瘀，消肿止痛，可内服活血止痛汤，外敷金黄膏；中期治以接骨续筋，可内服新伤续断方；后期补益气血，可内服补肾健骨汤。

（二）手法整复

1. 伸直型骨折　患者坐位，前臂中立，屈肘 90°。一助手握住前臂，术者两手拇指并列置于骨折远端的背侧，其他四指置于腕掌部，扣紧大小鱼际肌，先纵向对抗牵引，纠正骨折重叠移位（一般能感到或听到骨擦音），嵌插已牵开时，前臂旋前 10°～15°，两拇指按压骨折端并逆移位方向，猛力牵抖并迅速掌屈尺偏，骨折即可复位。

2. 屈曲型骨折　患者坐位，患肢前臂旋前，手掌向下。术者一手握前臂下段，另一手握腕部，两手沿原来移位方向拔伸牵引 3～5 分钟，待嵌入或重叠移位矫正后，握前臂的拇指置于骨折远端桡侧向尺侧按捺，同时将腕关节尺偏，以矫正其向桡侧移位。然后拇指置于近端背侧用力向下按压，食指置于骨折远端掌侧用力向上端提，同时将患腕背伸，使之复位。

3. 巴顿骨折

（1）背侧缘型　患者取坐位或卧位，术者与助手先拔伸牵引，并将腕部轻度屈曲，然后两手相对挤压，在腕背之手用拇指推按背侧缘骨折片，使之复位。

（2）掌侧缘型　患者取坐位，前臂中立位。术者与助手先拔伸牵引，并将患肢轻度背伸。术者两手掌基底部在骨折处掌、背侧相对挤按，使掌侧缘骨折复位。

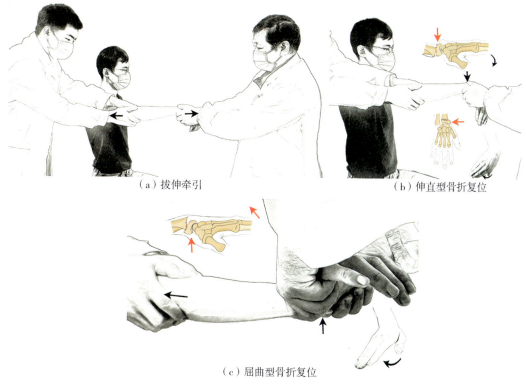

图 7-4　桡骨远端骨折手法复位

（三）固定方法

1. 夹板规格　桡骨远端夹板分为掌、背、桡、尺四块，其中掌背侧较宽且远端呈弧形翘起，桡侧、尺侧夹板较窄（图 7-5）。

2. 固定方法　掌侧、背侧小夹板可放置一个平垫，按两垫固定法固定；扎带捆扎顺序：中段、远端、近端，再调整中段扎带，扎带松紧度以贴夹板滑移 1cm 为度；夹板固定后需密切观察患者患肢肿胀、血运及感觉等情况；固定时间 4～6 周。各型骨折小夹板固定方法如下。

（1）伸直型骨折　①背侧、桡侧夹板要超腕关节固定，限制手腕的桡偏和背伸活动。②背侧、桡侧夹板下要放置平垫。③腕部固定于掌屈尺偏位。

（2）屈曲型骨折　①掌侧、桡侧夹板要超腕关节固定，限制手腕的桡偏和掌屈活动。②掌侧、桡侧夹板下放置平垫。③腕部固定于背伸尺偏位。

（3）巴顿骨折

1）背侧缘骨折　①背侧夹板要超腕关节固定。②背侧、掌侧夹板下要放置平垫，背侧在前、掌侧在后。③腕部固定于腕屈位。

2）掌侧缘骨折　①背侧、桡侧夹板要超腕关节固定。②背侧、桡侧夹板下要放置平垫，掌侧在前、背侧在后。③腕部固定于背伸位。

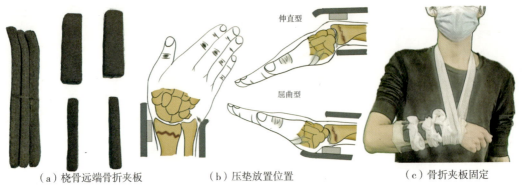

(a) 桡骨远端骨折夹板　　(b) 压垫放置位置　　(c) 骨折夹板固定

图 7-5　桡骨远端骨折夹板固定

（四）手术治疗

1. 手术适应证　绝大多数的伸直型或屈曲型桡骨远端骨折均可保守治疗，掌侧缘型或背侧缘型骨折为不稳定型骨折，复位后易引起复位丢失，需手术治疗，累及桡骨远端关节面的骨折需手术治疗。

2. 手术方式　有经皮克氏针固定、外固定架固定、钢板螺钉固定。

六、预防调护

复位固定后观察手部血液循环，随时调整夹板松紧度。注意固定体位的维持，纠正骨折再移位倾向。早期进行功能活动，固定期间禁止做与移位方向一致的活动。

（严朝浪　杨文龙）

第二节　桡尺远侧关节脱位

桡尺远侧关节是连接手和前臂的重要关节，对维持手和前臂的正常旋转功能和腕关节的稳定具有重要作用。下尺桡关节脱位严重影响前臂和腕关节正常功能，约占前臂骨折脱位的7%，多并发于桡骨远端骨折，亦有不少病例为单发者，脱位多以背侧多见、掌侧少见。本病属于中医学"脱位"范畴。

一、致病机理

患者跌倒手撑地，腕部的扭伤或忽然提起重物，使腕关节桡偏、背屈或旋转的应力均可造成此种损伤。当下尺桡背侧韧带断裂时，旋前过程中会发生尺骨小头向背侧的半脱位（图7-6）。当下尺桡关节

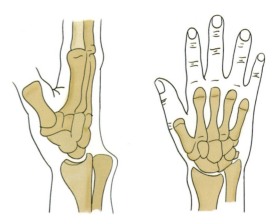

图 7-6　下尺桡关节脱位表现

掌侧韧带断裂时，旋后过程会发生尺骨小头向掌侧的半脱位。如没有三角纤维软骨盘的撕裂或尺骨茎突骨折，不能发生完全的尺骨头脱位。

二、诊查要点

患者有腕关节明确的外伤史，临床上患者多出现患部的肿胀、疼痛，严重者查体表现有局部畸形的情况，活动功能受限。下尺桡关节脱位临床一般表现为患部腕侧骨有疼痛感、弹叩有响声、屈伸运动及旋转运动时受到限制或不能完全活动。腕部琴键征阳性、尺骨凹试验阳性。

三、辅助检查

（一）X 线检查

正位 X 线片上显示尺桡骨间隙变宽，一般成人超过 2mm、儿童超过 4mm 提示下尺桡关节脱位。在标准侧位片上，若尺桡骨下段发生交叉，尺骨头投影突出桡骨远端后缘或前缘 1/2 者，提示为背或掌侧半脱位；若完全突出，则为背侧或掌侧脱位（图 7-7）。此外，X 线片前臂旋前位图像对诊断掌侧脱位敏感，中立位对判断下尺桡分离和背侧脱位敏感，旋后位对确定下尺桡脱位或分离后复位有重要价值。

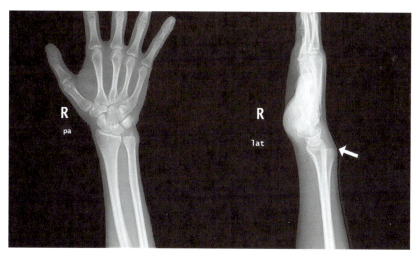

（a）右腕关节正位　　　　（b）右腕关节侧位

注：腕关节构成骨质完整，骨皮质完整，下尺桡关节对合失常，尺骨远端背侧移位。

图 7-7　下尺桡关节脱位 X 线表现

（二）CT 检查

CT 对诊断下尺桡关节脱位较 X 线片更为直接和准确，在诊断下尺桡关节脱位和半脱位时，通常通过单一轴向成像，经 CT 多平面重组将下尺桡关节的断面图像分别沿桡骨远端尺切迹掌、背侧顶点与掌外侧、背外侧顶点做一连线，并向尺侧延长来精确判断。正常时，尺骨头位于两线之间，若出现半脱位或脱位，则尺骨头位于线上或线外。

(三) MRI 检查

MRI 检查能够对下尺桡关节的脱位、TFCC 及韧带等软组织情况做出评估，其中高场超导的 MRI 定量重建对 TFCC 损伤的诊断是除腕关节镜外，最具诊断意义的辅助检查。

四、治疗方案

(一) 手法整复

患者坐位，若不耐受疼痛可行臂丛麻醉，取仰卧位。两助手行前臂适当力度拔伸牵引，前臂旋后位轻屈腕来回旋转腕关节，待松解完全后极度背伸腕关节并极度外旋，将尺骨茎突向掌侧推，可听到弹响。术后见前臂旋后功能恢复，下尺桡关节复位，尺骨下端无向背侧突出。

(二) 夹板固定

维持位置，旋后位前臂小夹板制动 4～6 周，拆除夹板后进行功能锻炼。如合并骨折、TFCC 损伤，或拆除石膏固定后再脱位者，需行手术治疗。复位固定后，应进行患手的掌指关节、指间关节，以及肩、肘关节的功能活动。解除固定后，开始循序渐进地进行腕关节的主动屈伸功能锻炼。

(三) 手术治疗

1. 手术适应证 如尺侧腕伸肌嵌入关节阻碍了闭合复位，以及陈旧病例，都应切开复位。

2. 手术方式 手术复位的同时，显露并修复三角纤维软骨盘及尺侧副韧带，用克氏针在尺骨基部固定到桡骨保持复位，同时将尺侧腕伸肌用附近软组织固定在尺侧腕伸肌沟内，然后在腕中位，屈肘 90° 用长臂石膏固定 4 周。无论手法或开放复位，应在两个月内进行，时间晚于两个月，应做关节成形术。

五、预防调护

下尺桡关节脱位的治疗目标是疼痛消失、旋转功能恢复、关节稳定及最终不继发下尺桡关节炎等并发症。治疗下尺桡关节脱位应在重视下尺桡关节解剖恢复的同时，也注意 TFCC、骨间膜、韧带的修复。治疗方法的选取需建立在尽早诊断的基础上，早期采取闭合复位，晚期采取手术切开复位，同对 TFCC、韧带、骨间膜保护和重建。下尺桡关节脱位并发症的处理应个性化选取合理治疗措施，而下尺桡关节脱位的早期诊断、早期治疗是取得满意预后的关键。

（严朝浪　杨文龙）

第三节 桡骨下 1/3 骨折合并下尺桡关节脱位

桡骨下 1/3 骨折合并下尺桡关节脱位，又称盖氏骨折（Galeazzi 骨折），是一种既有骨折又有脱位的复合损伤，是一种极不稳定的骨折（图 7-8）。盖氏骨折不太常见，但容易漏诊，多见于成人，儿童较少见。在桡骨干中下段 1/3 骨折有移位的损伤时必须考虑下尺桡关节有无脱位，儿童的桡骨下 1/3 骨折可合并尺骨下端骨骺分离，从而降低下尺桡关节的脱位概率。

一、致病机理

直接暴力和间接暴力均可引起，直接暴力如机器绞伤或直接打击伤；间接暴力为跌倒时手掌着地，可造成这种骨折。桡骨骨折端多为横行或短斜行、长斜行；螺旋形及粉碎性者均较少，远侧骨端易发生重叠移位，并向尺侧靠拢移位，下尺桡关节脱位，严重者可造成三角软骨、下尺桡关节韧带及尺侧副韧带损伤，甚至可引起尺骨茎突骨折。

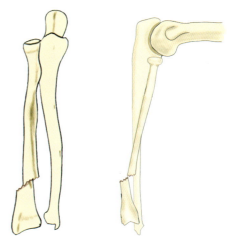

图 7-8 盖氏骨折表现

二、诊查要点

有明显外伤史。伤后前臂及腕部疼痛、肿胀、前臂活动受限，前臂桡侧及腕部压痛明显，有时有骨擦音，从前面观下尺桡关节间隙变宽，成人若超过 2mm、儿童若超过 4mm，则为下尺桡关节分离。侧位观，尺桡骨干正常应相互平行重叠，若两骨干发生交叉，尺骨头向背侧移位，则为下尺桡关节脱位。

三、临床分型

按照骨折稳定程度及移位方向，临床可分为以下三种类型。

1. 稳定型 桡骨远端横断骨折或青枝骨折、成角畸形合并尺下尺桡关节脱位，或尺骨远端骨骺分离，多见于儿童，型损伤轻，易于整复。

2. 不稳定型 桡骨远 1/3 骨折，可为横形、短斜形、斜形，短缩移位明显，下尺桡关节脱位明显，多为跌倒手撑地致伤。前臂旋前位致伤时，桡骨远折段向背侧移位；前臂旋后位致伤时，桡骨远折段向掌侧移位。临床上以掌侧移位者多见。此型最常见多见于成人，损伤较重，下尺桡关节掌背侧韧带、三角纤维软骨盘多已断裂（三角纤维软骨盘无断裂时多有尺骨茎突骨折），骨间膜亦有一定的损伤。

3. 特殊型 桡骨、尺骨远 1/3 双骨折伴下尺桡关节脱位。成人合并尺骨干骨折或尺骨干之外伤性弯曲多由机器绞轧伤所致。损伤重，可能造成开放性伤口。此时除下尺桡关节掌、背侧韧带、三角纤维软骨盘破裂外，骨间膜多有严重损伤。青少年桡骨、尺骨双骨折位置较低，移位不大，骨折相对稳定。

四、辅助检查

（一）X线检查

通常骨折部位在桡骨中下 1/3 交界处，为横形或短斜形，多无严重粉碎。如桡骨骨折移位显著，下尺桡关节将完全脱位。在前后位X线片上，桡骨表现为短缩，远侧尺桡骨间距减少，桡骨向尺骨靠拢侧位X线片上，桡骨通常向掌侧成角，尺骨头向背侧凸出（图7-9）。

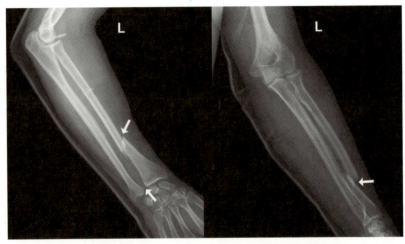

（a）左前臂侧位　　　　　（b）左前臂正位

注：左侧桡骨下三分之一骨折，断端分离短缩，下尺桡间隙增宽，提示盖氏骨折。

图 7-9 盖氏骨折X线表现

（二）CT检查

对于X线诊断不清晰的情况下，尺桡关节分离情况可行CT检查以明确诊断，由于能清楚地显示下尺桡关节脱位分离程度，显示优于X线检查。

五、治疗方案

盖氏骨折在牵引下复位并不十分困难，但维持闭合复位的位置却颇为困难。骨折由于旋前方肌、肱桡肌、外展拇肌及伸拇肌牵拉造成移位，即使手腕尺偏位固定于石膏中，以上几种造成移位的力量依然存在。因此，闭合复位的成功率不高，治疗结果不理想。

（一）中药治疗

根据三期辨证结合个人体质用药，初期治以活血化瘀，消肿止痛，内服血府逐瘀汤加减，外敷接骨止痛膏；中期治以接骨续筋，补益气血，内服续骨活血汤加减，外敷接骨续筋药膏；后期治以补肝肾，强筋骨，内服六味地黄丸，外敷坚骨壮骨膏。

（二）西药治疗

轻度疼痛一般选择对乙酰氨基酚或 NSAIDs，中度疼痛宜选用弱阿片类，有曲马多、可待因，重度疼痛宜选用强阿片类，有吗啡、羟考酮、芬太尼类、哌替啶等。

（三）手法整复

手法复位外固定所采用的体位、伤肢适当位置、牵引与对抗牵引的方法，与尺桡骨干双骨折的手法复位外固定方法相同。助手牵引使前臂处于中立位，远侧骨折端稍旋后位，术者用两拇指与其他手指分别对捏桡骨的远近两骨折端，纠正骨折端掌背侧移位，同时向尺桡骨两侧分骨，即可纠正远侧骨折端向尺侧成角移位，使骨折移位进一步整复。

（四）固定方法

盖氏骨折可以用小夹板固定或石膏固定，石膏固定法同桡骨远端骨折，小夹板固定方法如下。

1. 夹板规格 同桡骨远端骨折。

2. 压垫放置 在维持牵引和分骨下，掌侧、背侧各放一个分骨垫。分骨垫在骨折线远侧占 2/3，近侧占 1/3，根据骨折远端移位方向，加用小平垫。

3. 固定方法 先放置掌侧、背侧夹板，用手捏住夹板，再放桡侧、尺侧板，注意桡侧板应稍超过腕关节以限制桡偏，尺侧板下端不超过腕关节以利于手的尺偏，借紧张的腕桡侧副韧带牵拉桡骨远折段向桡侧，克服其尺偏倾向。4 块夹板放置后，用四道扎带捆绑，屈肘 90°，三角巾悬吊固定。成人固定时间为 6 周，儿童则为 4 周。

（五）手术治疗

1. 手术适应证 ①开放性骨折。②同一肢体多发骨折或全身多发骨折，为患者护理及康复，可选择手术。③闭合复位失败。④桡骨骨折不愈合或畸形愈合。

2. 手术方式 可通过前侧 Henry 手术入路，对桡骨干骨折做切开复位，骨折远端长度适中者，可选用可以选用髓内钉；桡骨骨折断端太靠近远端而不能选择髓内固定者，可选用动力加压钢板做内固定。对桡骨干折做坚强的解剖固定，一般可使下尺桡关节脱位复位。如该关节仍然不稳定，应在前臂旋后位时用一枚克氏针将其临时横穿固定。

六、预防调护

早期可做手指、腕、肘关节屈伸功能锻炼，要严格限制前臂旋转及腕关节伸屈活动。中期可循序渐进做腕部功能活动，以主动活动为主，待骨折愈合后，逐渐增加主被动活动，并在医生的指导下有序进行，避免粗暴锻炼产生新的损伤。在骨折中后期，骨折断端相对稳定，可行局部手法治疗，防止黏连形成而影响肩关节活动。桡骨下 1/3 骨折合并尺桡远侧关节脱位，属于不稳定性骨折，复位与固定后极易发生再移位，3 周内必须严密加以观察，如有移位，应及时整复。要经常检查夹板和分骨垫的位置是否合适，发现位置发生偏移应及时进行调整。

（吴凡）

第四节　手舟骨骨折

手舟骨骨折是常见的腕骨骨折，占腕骨骨折的 60%～70%，多发生于青壮年。因为手舟骨是连接近排与远排腕骨的杠杆，手舟骨骨折对腕关节的活动与稳定产生相当大的影响，如不及时治疗，可发生腕关节不稳、慢性疼痛、创伤性关节炎、延迟愈合、骨不连或骨坏死等，所以对腕骨舟骨骨折正确及时地诊断至关重要。本病属于中医学"骨折病"范畴。

一、致病机理

手舟骨骨折多由间接暴力所致。跌倒时，手掌先着地，腕关节强度桡偏背伸，暴力向上传达，舟骨被锐利的桡骨关节面的背侧缘或茎突缘切断。骨折可发生于腰部、近端或结节部，其中以腰部多见。舟骨腰部发生骨折后，舟骨远侧的骨折块与远排腕骨一起活动，两排腕骨间就通过舟骨骨折断面活动，故手舟骨骨折端所受剪力很大，难以固定。因舟骨特殊的解剖及血运，除结节部骨折愈合较佳外，其余部位骨折容易发生迟缓愈合、不愈合或缺血性坏死。

二、诊查要点

患者有明确的外伤史，伤后局部轻度疼痛，腕关节活动功能障碍。解剖鼻烟窝部和舟状结节上的触痛和肿胀，是舟骨骨折的经典标志。拇指外展位纵向挤压拇指时疼痛加剧，第 1、2 掌骨处纵向叩击痛阳性；恢复期表现为腕关节活动降低、无力、不能做俯卧撑运动及腕桡侧疼痛。

三、临床分型

根据手舟骨骨折部位的不同，可分为 3 种类型（图 7-10）。

（一）结节骨折

结节骨折又称手舟骨远端骨折，在手舟骨骨折中最少见。骨折近侧和远侧的骨折块均有丰富的血运，骨折愈合较快。

（二）腰部骨折

腰部骨折又称手舟骨中段骨折，在手舟骨骨折中最常见。近端骨折块血供有一定破坏，并且骨折后断端剪切力增大，难以稳定，故容易发生骨折延迟愈合和不愈合，可伴有缺血性坏死。

（三）近端骨折

手舟骨骨折线远端血供良好，近端骨折后导致大部分血供丧失，最容易发生延迟愈合、骨不连，甚至缺血性坏死。

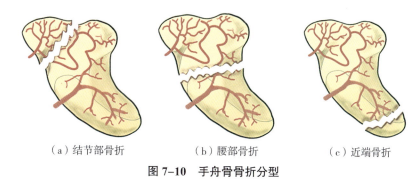

（a）结节部骨折　　（b）腰部骨折　　（c）近端骨折

图 7-10　手舟骨骨折分型

四、辅助检查

怀疑手舟骨骨折时必须行腕关节正侧位片、尺偏位/蝶位（图 7-11）摄片，高达 25% 的舟骨骨折在首次 X 线检查中不能被发现。CT 检查有助于了解舟骨骨折的形态及稳定情况；MRI 检查对诊断急性及隐匿性舟骨骨折最为可靠，往往在伤后 24 小时就有诊断意义。

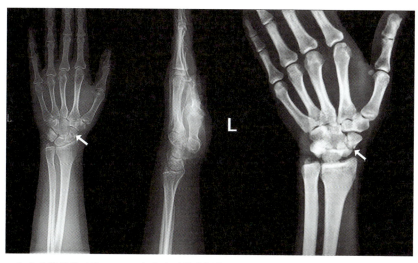

（a）左腕关节正位　　（b）左腕关节侧位　　（c）左腕舟骨位

注：左手舟骨腰部可见骨皮质中断。

图 7-11　手舟骨骨折 X 线表现

五、治疗方案

（一）中药治疗

骨折是由于跌扑损伤等暴力因素作用于人体，导致筋骨受损出现骨折筋断的病症，主要病机为筋骨受损、气滞血瘀，由于骨折筋断、气血运行不畅而出现关节肿胀、疼痛、畸形、瘀斑甚至水疱等症状。治疗当以活血化瘀、行气止痛、续筋接骨为原则。初期治以活血祛瘀，消肿止痛，内服活血止痛汤，外敷金黄膏；中期治以接骨续筋，内服新伤续断方；后期治以补益气血，内服补肾健骨汤。

（二）手法整复

手舟骨骨折很少移位，一般不需整复。若有移位时，可在用手牵引下使患腕尺偏，以拇指向内按压骨块，即可复位。

（三）固定方法

对于移位小于 1mm 且稳定的手舟骨骨折鼻烟窝部位处放棉花球作固定垫，然后用塑形夹板或纸壳夹板固定腕关节伸直而略向尺侧偏、拇指于对掌位，固定范围包括前臂下 1/3、腕、拇掌及拇指指间关节。亦可用石膏固定腕关节于背伸 25°～30°、尺偏 10°、拇指对掌和前臂中立位。结节部骨折一般约 6 周可愈合，其余部位骨折愈合时间为 3～6 个月，甚至更久。

（四）手术治疗

1. 手术适应证　不稳定型的新鲜手舟骨骨折。

2. 手术方式　骨折长时间不愈合且有明显症状，以及发生缺血性坏死者，可根据患者的年龄、工作性质、临床症状及手舟骨的病理变化而采用不同的手术方式。对于年轻患者，骨折端有轻度硬化，舟骨腰部骨折，时间已超过 3 个月，仍无愈合征象，尚未发生创伤性关节炎者，可考虑自体骨移植术、桡骨瓣切取移植内固定术；对于舟骨腰部骨折，近侧骨折端发生缺血性坏死，已有创伤性关节炎形成，腕桡偏时，因桡骨茎突阻挡而发生剧烈疼痛者，可行单纯桡骨茎突切除；对于舟骨近端骨折块发生缺血坏死，腕关节疼痛，尚无创伤性关节炎发生者，可行近端骨折块切除术；对于手舟骨骨折不愈合，关节活动受限，腕关节疼痛，有严重创伤性关节炎者，可行腕关节融合术。

六、预防调护

结节部骨折一般约 6 周均可愈合，其余部位骨折愈合时间可为 3～6 个月，甚至更长时间，应定期做 X 线检查。如骨折仍未愈合，须继续固定并加强功能锻炼，直至正斜位 X 线片证实骨折线消失、骨折已临床愈合，才能解除外固定。

（严朝浪　杨文龙）

第五节　腕掌关节脱位

第 1 腕掌关节囊肥厚、较松弛，包绕关节骨结构周围，第 2～4 腕掌关节囊较紧张，第 5 腕掌关节囊较松弛。各腕掌关节均有腕掌侧及背侧韧带增强。掌骨间有骨间韧带连接，使各腕掌关节稳定。腕掌关节脱位较少见，偶见于第 1 腕掌关节脱位，其他腕掌关节脱位极为少见。本病属于中医学"脱位"范畴。

一、致病机理

由于腕掌关节较为稳定，只有较强大暴力才能使其发生脱位及韧带损伤。腕掌关节的直接暴力损伤常导致关节外的骨折，较少出现关节囊破裂，且关节稳定。间接暴力引起关节内骨折脱位，且关节不稳定。沿第 5 掌骨纵轴的轴向暴力，可导致第 5 腕掌关节的不稳定骨折脱位，可发生第 2～5 单个腕掌关节脱位，也可发生四个关节的同时脱位，还可同时发生多数骨折及手部软组织损伤。最常见的是拇指在受到纵向牵拉、旋转暴力时，发生第 1 腕掌关节骨折脱位，常是第 1 掌骨底尺侧有一个三角形骨块保持在腕掌关节内，而掌骨的其余部分向桡背侧脱位（图 7-12）。

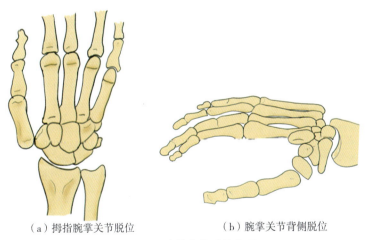

（a）拇指腕掌关节脱位　　（b）腕掌关节背侧脱位

图 7-12　腕掌关节脱位表现

二、诊查要点

患者多有腕掌部的外伤史，受伤后腕背部肿胀明显，而手的畸形不明显，腕背部有明确的压痛点。腕掌关节脱位有时可合并指伸肌腱损伤、正中神经损伤，第五腕掌关节脱位可合并尺神经损伤，并有可能出现血循环障碍。

三、辅助检查

X 线平片检查需要进行腕关节后前位、侧位摄影，以便能发现掌骨底的骨折或移位情况（图7-13）。CT扫描结合三维重建技术可进一步发现隐匿性骨折及移位。对X线平片及CT均无明显阳性的骨折，MRI不失为最佳选择。

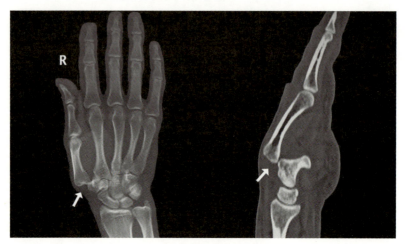

注：第一腕掌关节完全脱位（左图），第三腕掌关节第三腕掌关节后脱位（右图）。

图7-13 腕掌关节脱位影像学表现

四、治疗方案

第1腕掌关节的单纯脱位早期容易复位，但维持复位较为困难，即使复位后使用克氏针固定，在拔除克氏针固定后亦可再发生移位，对伴有第1掌骨底骨折的腕掌关节脱位需采取手术治疗。

第2～5腕掌关节内无移位的骨折或半脱位者，用石膏固定3～4周即可。有移位的骨折脱位应手法

复位，尽可能地恢复腕掌关节的正常关系，然后用石膏固定3～4周。早期石膏固定后，由于水肿逐渐消退，石膏固定会松动，需及时更换。建议更换前摄片检查，发现移位时应重新复位石膏固定。如果复位后不稳定者，可行经皮克氏针固定，术后6周拔除克氏针。对手法复位失败、关节内有骨折片或关节囊嵌入等可选择切开复位术，在关节复位后克氏针固定。

复位固定后，应进行患手的掌指关节、指间关节，以及肩、肘关节的功能活动。解除固定后，开始循序渐进进行腕关节的主动屈伸功能锻炼。

五、预防调护

第1腕掌关节脱位，由于容易再次脱位，因此需要患者配合。固定期间应保持掌指关节背伸外展，以便早期发现问题并及时处理。

（严朝浪　杨文龙）

第六节　月骨脱位和月骨周围脱位

月骨脱位是指月骨本身脱离与桡骨和其他腕骨的正常毗邻关系而移位，是腕骨脱位中最常见的脱位；月骨周围脱位则是指月骨和桡骨的关系正常，周围其他腕骨脱离正常的毗邻关系；经舟骨-月骨周围脱位，指伴有舟骨骨折的月骨周围脱位，舟骨近端骨折块与月骨及桡骨远端关节面关系无异常，远端骨折块与其他腕骨均出现脱位（图7-14）。

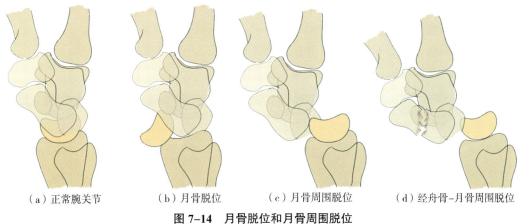

（a）正常腕关节　　（b）月骨脱位　　（c）月骨周围脱位　　（d）经舟骨-月骨周围脱位

图7-14　月骨脱位和月骨周围脱位

一、月骨脱位

（一）致病机理

月骨脱位多由传达暴力所致。患者跌倒时手掌着地，腕部极度背伸，外力自上而下的重力与自下而上的反作用力，月骨被桡骨远端和头状骨相对挤压，关节囊破裂，引起月骨掌侧脱位，又称月骨前脱位。临床上以月骨前脱位为多，向背侧脱位很少。月骨前脱位，根据损伤程度及位置分为三型。

1. 月骨脱位向掌侧旋转90°　桡月背侧韧带断裂，掌侧韧带未断，月骨的血供尚存，月骨一般不发生坏死。

2. 月骨脱位向掌侧旋转大于90°，甚至可达270°　桡月背侧韧带断裂，桡月掌侧韧带扭曲，月骨血运受到一定障碍，部分患者可发生月骨缺血性坏死。

3. 月骨脱位向掌侧旋转90°并向掌侧移位　桡月掌侧韧带和桡月背侧韧带均发生断裂，月骨血运完全丧失，容易发生坏死。

（二）诊查要点

患者有明确的外伤史，使患者双手握拳，由于脱位的月骨压迫屈指肌腱，使腕关节呈屈曲位。握拳时第3掌骨头有明显塌陷，以叩击该掌骨头有明显疼痛。当月骨脱位时，该侧第 3 掌骨头有明显的短缩。腕部活动受限，手指屈曲困难，腕关节不能背伸，掌腕横纹处有压痛，并可触及脱出的月骨。腕部向尺偏，叩击第 4 掌骨头时，有明显的疼痛。如月骨压迫正中神经，可有桡侧 3 个半手指的感觉障碍或麻木刺痛。

(三) 辅助检查

在腕关节 X 线侧位片上，桡骨、月骨、头状骨、第 3 掌骨的中心连线，正常时是在一条直线上，当月骨或月骨周围发生脱位时，此轴线会发生曲折或移位，以此判断脱位类型和脱位机制。月骨脱位时正位片示月骨由四边形变成三角形或橘瓣状，且投影与头状骨下端重叠。侧位月骨脱位向掌侧，半月形凹面也转向掌侧（图 7-15）。当 X 线平片诊断脱位困难时，可行 CT 进一步检查，结合其图像三维后处理技术以明确诊断。当合并隐匿性骨折及韧带损伤时，应追加腕关节 MRI 扫描。

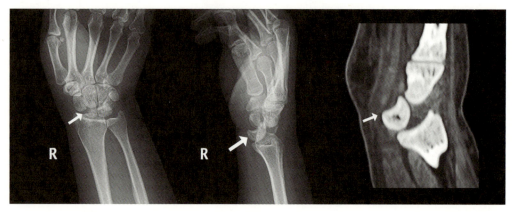

(a) 右腕关节正位　　　　(b) 右腕关节侧位　　　　(c) 右腕关节矢状位 CT

注：腕月及桡远关节对位欠佳，月骨可见旋转，向腕侧outside移位，右侧手舟骨可见中断，断端可见分离。提示月骨脱位、手舟骨骨折、桡月前后韧带均断裂可能。

图 7-15　月骨脱位影像学表现

(四) 治疗方案

对于 1 型、2 型新鲜脱位用手法复位，一般均可成功。少数手法复位不成功者，可用钢针撬拨复位。手法复位失败，可用切开复位。对于 3 型脱位，因前后韧带已断裂，血运完全丧失，可能发生坏死，或陈旧性脱位合并创伤性关节炎者可行月骨切除术。

1. 手法整复　患者在臂丛麻醉下，取坐位，肘关节屈曲 90°，两助手分别握住肘部和手指对抗牵引，在拔伸牵引下前臂逐渐旋后，腕关节极度背伸，使桡骨与头状骨之间的关节间隙加宽，术者两手四指握住腕部，向掌侧端提，两拇指的指尖推压月骨凹面的远端，迫使月骨进入桡骨与头状骨间隙，同时嘱助手逐渐使腕关节掌屈，术者指下有滑动感，患者中指可以伸直时，表明已复位（图 7-16）。

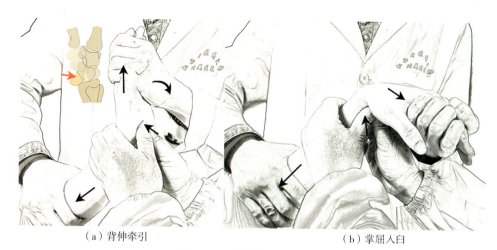

（a）背伸牵引　　　　　　　　　　（b）掌屈入臼

图 7-16　月骨骨折手法复位

2. 固定方法　X 线证实月骨复位后，用石膏托将腕关节制动于掌屈 30～45°位，1～2 周后就可改中立位固定 4～6 周。

3. 功能锻炼　复位固定后，应进行患手的掌指关节、指间关节，以及肩、肘关节的功能活动。解除固定后，开始循序渐进进行腕关节的主动屈伸功能锻炼。

4. 手术治疗　臂丛麻醉或局麻后，常规消毒，在 X 线透视下两助手做患腕背伸对抗牵引，术者掌侧进针，针尖顶住月骨凹面的远端，向背侧向下推拨使之复位。复位固定后，应进行患手的掌指关节、指间关节，以及肩、肘关节的功能活动。解除固定后，开始循序渐进进行腕关节的主动屈伸功能锻炼。

二、月骨周围脱位

（一）致病机理

月骨周围脱位是腕关节在背伸位手掌着地，暴力造成腕掌侧韧带破裂，通过挤压暴力造成头状骨从月骨关节面背侧或掌侧脱出，月骨与桡骨下端关节面保持着正常关系，而其他腕骨伴随头状骨脱位。经舟状骨－月骨周围脱位是指合并有舟骨骨折的月骨周围脱位，舟骨近端骨折块和月骨与桡骨远端关节面关系正常，而远端骨折块和其他腕骨一起发生脱位，可分为背侧脱位和掌侧脱位。经舟骨－月骨周围骨折脱位是腕部少见的严重损伤，占腕部损伤的 3%～5%，多以背侧脱位为主。

（二）诊查要点

月骨周围脱位者，月骨留在原位，其他腕骨向背侧移位，并向桡侧变位形成畸形。经舟状骨骨折月骨周围腕骨脱位除有一般的创伤反应外，肿胀一般较严重，而且有腕关节增厚变短、运动幅度及握力明显下降等特殊表现，并出现正中神经受压症状。

(三) 辅助检查

1. 月骨周围脱位　腕关节正位X线片显示近远排腕骨重叠，头状骨、月骨、舟状骨关节间隙消失；侧位X线片显示桡月关系正常，月骨上关节空虚，头状骨长轴与月骨和桡骨远端表面形成的中心直线背侧或掌侧成角，头状骨位于月骨背侧缘的后上方。

2. 经舟状骨-月骨周围脱位　大多为背侧脱位型。舟骨腰部骨折后，远段随同头状骨向背侧移位，近段和月骨相连与桡骨保持正常关系。腕关节正位X线片显示：舟骨骨折，月骨呈三角形，桡月关节、桡舟关节仍保持正常关系；侧位X线片显示：远段舟骨随同头状骨向背侧移位，近段舟骨和月骨相连与桡骨保持正常关系，月骨远端关节面空虚并向腕骨脱位的对侧倾斜。

(四) 治疗方案

对于经舟骨-月骨周围腕骨脱位，只要能早期诊断，闭合复位一般都会成功。复位成功后，先在掌屈位石膏固定两周，以利于脱位时造成的掌侧断裂韧带的修复。正中神经损伤是由于腕管容积变小，神经受压引起，压迫一旦解除，神经损伤症状一般在两个月左右消失，不需做特殊处理。对于陈旧性损伤，一般行切开复位克氏针内固定术；对已严重退变或重体力劳动者，可行腕关节融合术；整复固定后，早期不宜行腕背伸活动，解除固定后，应循序渐进地进行腕背伸功能锻炼，不能急于求成，注意防止再脱位。

（严朝浪　杨文龙）

第八章 腕部筋伤

【学习目标】

1. 掌握腕部扭挫伤、桡尺骨远侧关节损伤、腕管综合征、腱鞘囊肿、桡骨茎突狭窄性腱鞘炎及腕关节盘损伤的临床表现、诊断及治疗原则。

2. 熟悉腕部扭挫伤、桡尺骨远侧关节损伤、腕管综合征、腱鞘囊肿、桡骨茎突狭窄性腱鞘炎及腕关节盘损伤的鉴别诊断。

3. 了解腕部扭挫伤、桡尺骨远侧关节损伤、腕管综合征、腱鞘囊肿、桡骨茎突狭窄性腱鞘炎及腕关节盘损伤的流行病学、预后及功能锻炼。

第一节 腕部扭挫伤

腕部是手功能发挥的重要组成结构,也是上肢承重的一个缓冲区域,由于其结构复杂、运动灵活。本病多见于青壮年及体力劳动者,属于中医学"筋伤"范畴。

一、致病机理

腕部扭挫伤多为间接暴力所导致,腕部处于背伸、尺偏斜位时,受到过大的外力作用,使腕关节活动超出正常范围,而引起腕部韧带、筋膜等组织损伤。外力打击或跌扑扭伤导致局部经络血脉受损,血液不循常道,故其溢于脉络之外,或阻于经隧之中,聚在一起即为瘀血,阻碍血液的正常运行,不通则痛。因此本病的病机主要是经络受损、气滞血瘀。

二、诊查要点

(一)症状

患者有明确外伤史,损伤部位疼痛,急性损伤尤为剧烈,部分患者可伴腕部酸痛无力。

(二)体征

局部压痛明显,多拒按。损伤部位可见肿胀明显,若损伤处出血较多,透过皮下或有呈弥散性瘀斑。腕部活动、前臂旋转等受限。

三、辅助检查

腕关节正侧位、斜位片可见局部软组织肿胀低密度影，其余无明显异常。MRI 检查提示腕关节具备骨髓水肿改变。如怀疑有隐匿性骨折，可在伤后两周摄片复查。

四、治疗方案

腕部扭挫伤后，早期适当休息、腕部功能位简易外固定制动（如纸板、绷带、夹板固定）。若局部肿胀、疼痛明显，皮下瘀斑广泛，行短期冷敷及口服非甾体抗炎药以减轻疼痛、肿胀。

（一）中药治疗

早期局部肿痛明显，治以活血化瘀，消肿止痛，方选桃红四物汤加减；中期肿胀日渐消退，疼痛逐步减轻，治以和营止痛，方选和营止痛汤加减；后期肿痛消退而关节拘挛，治以宣通气血，舒筋通络，方选舒筋活血汤。对于损伤早期可外敷活血散瘀膏，后期疼痛、肿胀缓解后可用丁苏桂热奄包热敷。

（二）西药治疗

非甾体消炎药可迅速有效地缓解症状，可选用 COX-2 抑制药（如塞来昔布等）或 COX-1 抑制药（如双氯芬酸等），具有镇痛及抗炎的作用，在症状缓解时应停止服用。

（三）手法治疗

损伤早期，禁重手法治疗，以免肿胀加重。若局部肿胀、压痛不明显，腕部行轻缓按、摩、揉、捏等伤筋手法，再握住患者拇指及第 1 掌骨左右摇晃 3～6 次，术者用食指及中指逐个拔伸患者第 2～5 指，以解除痉挛、放松肌肉。最后，屈伸腕部以捋顺筋脉。

（四）固定治疗

手法治疗后，用贴合腕部的纸板或铝板将腕部固定于功能位 2～3 周，待肿胀消退、疼痛减轻后去除外固定，可用护腕保护。

（五）功能锻炼

外固定治疗后，嘱患者进行手指的屈伸活动练习。待外固定去除后，做手指抓空练习、前臂旋前旋后及腕部的背伸掌屈等锻炼。

（六）物理治疗

腕部可用红外线微波照射、中医定向及超声波治疗，缓解肌肉痉挛、消肿止痛。

五、预防调护

腕部扭挫伤后应戴护腕保护关节，适当地加强腕部肌力功能锻炼，避免再次损伤。本病一般预后良好，病程 3～6 周。

（胡赛）

第二节　腕管综合征

腕管综合征（carpal tunnel syndrome，CTS），又称迟发性正中神经麻痹，是由于腕管内压力增高或容积减少，导致正中神经在腕管内受压而产生的症候群。CTS 是压迫性外周神经病中较为常见的一种，临床一般多发于 30～60 岁女性。

一、致病机理

腕管综合征临床一般女性多于男性，由于腕管相对狭小的结构，任何造成腕管内压力增高及影响正中神经在腕管内的必需空间（即腕管内容积减少、内容物增多）的因素都会使正中神经受压，导致神经内膜、外膜水肿，从而产生神经功能障碍（图 8-1）。其原因如下。

（一）腕管内容物慢性病变

1. 慢性劳损　腕指部长时间或反复屈伸活动（如司机、木工、打字员等），在掌指和腕部活动中，指屈肌腱和正中神经长期与腕横韧带来回摩擦，引起肌腱、滑膜和神经的慢性损伤。

2. 退行性改变　腕横韧带肥厚、滑膜增生等。

3. 炎性反应　关节炎（类风湿关节炎、结核性关节炎、创伤性关节炎等）、局部血肿、痛风、非特异性腱鞘炎等。

（二）腕管内容物的增多

如骨赘、肿瘤、腱鞘囊肿、脂肪瘤、痛风石等，导致内容物增多，致使腕管内高压，正中神经受压，血液供应减少，引起神经损伤。

（三）腕管容积的缩小

腕横韧带可因内分泌病变（肢端肥大症、黏液性水肿）或外伤瘢痕形成而增厚，或月骨脱位、桡骨远端骨折畸形愈合等使得腕管内腔缩小，正中神经受压，血液供应减少，引起神经损伤。

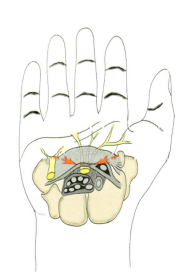

图 8-1　腕管综合征示意图

二、诊查要点

（一）症状

1. 疼痛 桡侧三个半手指（拇指、食指、中指及 1/2 无名指）刺痛较为常见，夜间更甚，可有痛醒史；手部肤温升高亦可加重疼痛，甩动腕关节可缓解。重者出现向前臂、肘部及肩部放射痛。

2. 麻木 常累及桡侧三个半手指掌侧及远端背侧的皮肤麻木，手指活动受限，重者可出现手指动作失能。

3. 肌肉、肌力改变 病程较长可出现大鱼际（拇展短肌、拇对掌肌）萎缩，拇指外展、对掌无力。

（二）体征

1. 感觉异常 正中神经支配区域的感觉异常、痛觉过敏。严重者可出现患指发绀、发白、皮肤感觉消失、指甲增厚及溃疡等血管、神经营养障碍。

2. 特殊检查 屈腕试验、腕管叩击试验（Tinel 征）、腕掌屈试验（Phalen 试验）阳性。

三、辅助检查

（一）影像学检查

X 线检查一般无明显异常，通过腕关节正侧位 X 线平片可排除局部骨性变化。MRI 的多参数多序列成像能良好地显示神经、肌腱和韧带情况，故腕管综合征影像学检查方法首选 MRI 成像，有条件应在高磁场磁共振设备上进行。腕管综合征一般不行 CT 扫描，除外隐匿性骨折。

（二）电诊断检查

通过测定神经传导速度，发现神经卡压的位置；早期可帮助确定诊断。

（三）肌骨超声检查

肌骨超声检查可直接观察腕部解剖结构的异常，发现正中神经在腕管内的受压特征及占位情况。

四、鉴别诊断

（一）颈椎间盘突出症

颈椎间盘突出症可引起手指麻木、疼痛及感觉异常，同时可出现颈项部的不适，伴有前臂的感觉减退，运动及腱反射可出现异常。X线片、MRI及体格检查有助于两者鉴别。

（二）旋前圆肌综合征

旋前圆肌综合征可出现手指麻木、疼痛及感觉异常，部分患者可有夜间痛。Tinel试验前臂出现阳性征、腕掌屈试验阴性，以及前臂抗阻力旋前症状加重。

五、治疗方案

大多数腕管综合征症患者保守治疗可有很好的疗效，对于保守治疗无效、腕管内占位性病变及症状较重的患者，应行手术治疗。

（一）中药治疗

中药内服舒筋活血汤、小活络丸，外用外贴止痛膏或金黄膏外敷，外固定去除后可用中药热奄包熏洗。

（二）西药治疗

非甾体消炎药可迅速有效地缓解症状，可选用COX-2抑制药（如塞来昔布等）或COX-1抑制药（如双氯芬酸等），具有镇痛及抗炎的作用，在症状缓解时应停止服用。

（三）手法治疗

1. 推揉疏通法 术者在患者前臂屈侧面用多指或鱼际由上向下推揉，将经络疏通；再用双手拇指沿患者前臂上端即正中神经走向区由腕部从上向下进行叠揉。

2. 按揉舒筋法 术者用拇指按摩患者的内关、曲泽、大陵、合谷、阳池等数次，再从上至下按摩前臂内侧，并在痛点处重点按摩3～5次。

3. 拇指提拔法 术者用拇指在患者腕部主要痛点进行反复提拔，即摇晃和拔离约3分钟以上。此法对正中神经具有通达作用，可促使腕管深部的修复。

4. 温经松散法 术者用擦法或热敷局部达到温经活血目的，然后拔伸捻动指间关节，再于患者前臂上端向腕部进行多指松散拿捏，以达到理筋活血、通利关节的功效。

（四）固定治疗

疼痛等症状较轻时，可佩戴护腕减少手腕部活动；疼痛较重时，可行手腕部中立位夹板固定，观察1～2周。

（五）针灸治疗

1. 主穴 大陵、内关、阳池、外关、外劳宫透内劳宫。

2. 配穴 以腕关节疼痛为主者加间使、神门、阿是穴。以手指麻木为主者加四缝、八邪；大鱼际萎缩者加鱼际、合谷透后溪。

3. 操作 先针刺阳经穴位，后针刺阴经穴位。针刺大陵穴时针尖向内关方向。外劳宫穴透内劳宫穴，患者手心有酸胀感为度。

4. 疗程 隔日针 1 次、10 次为 1 个疗程．每个疗程间隔两天。

（六）针刀治疗

1. 体位 患者取坐位或侧卧位，嘱患者手腕平放于治疗台，腕关节握拳屈腕置于脉枕上。

2. 定点 在远侧腕横纹尺侧腕屈肌腱的内侧缘确定一个进针点；沿尺侧腕屈肌腱的内侧缘向远端移动约 2.5cm 再定一点；在远侧腕横纹桡侧腕屈肌腱的内侧缘定一点；再沿桡侧腕屈肌腱的内侧缘向远端移动约 2.5cm 定一点。

3. 消毒与麻醉 局部常规严格消毒，铺无菌洞巾，采用 0.5% 利多卡因进行局部麻醉，每点注射 1～2mL。

4. 针刀操作 选取Ⅰ型 4 号针刀，针刀体垂直于皮肤，依据四步规程法行针刀操作。在上述四点分别平行于肌腱垂直进针，沿两侧屈肌腱内侧缘缓慢刺入约 0.5cm，避开尺动静脉、桡动静脉和神经，将腕横韧带分别切开 2～3mm，并沿屈肌腱内侧缘向中间平推数下，以松解黏连，退针。

5. 疗程 每次治疗点数据患者具体病情而定，同一治疗点隔 5～7 天后方可再行针刀操作。常规两次为 1 个疗程，因人施术。

（七）物理治疗

蜡疗、红外线微波照射、中医定向及超声波治疗，用于缓解肌肉痉挛、解除神经压迫。

（八）手术治疗

1. 手术适应证 ①非手术治疗无效或复发者。②症状重，尤其是电生理检查明显异常者。③鱼际肌有萎缩者。④正中神经分布区有明显感觉减退者。

2. 手术方式 包括腕管切开松解解压术和内镜松解解压术。

（九）功能锻炼

在外固定情况下，加强各手指屈伸功能锻炼；去除外固定后，加强腕关节屈伸、前臂旋转锻炼，以及腕掌支撑的练习。

六、预防调护

由于腕管内容积有限，手术治疗也不能完全缓解症状，且治疗恢复期较长。故在确诊本病后，应予以外固定以减少活动形成瘢痕，术后应加强手腕部功能锻炼。

（胡赛）

第三节 腱鞘囊肿

腱鞘囊肿是发生于腱鞘附近的一种囊性肿物，囊腔多为单房，亦有多房，囊内多为无色透明或淡黄色胶冻黏液。其发病部位通常在腕背侧和腕掌侧，还可发于足部和腘窝处。足部腱鞘囊肿以足背腱鞘囊肿较多见，多起源于足背动脉外侧的趾长伸肌腱腱鞘。腘窝处腱鞘囊肿伸膝时可见鸡蛋大的肿物。该病任何年龄均可发病，以青壮年和中年多见，常见于手、腕部，女性较多于男性。本病属于中医学"腕筋瘤""腕筋结""筋聚"范畴。

一、致病机理

劳损或外伤是其主要诱发因素，形成囊肿的原因与关节囊、韧带、腱鞘中的结缔组织营养不良、发生退行性变有关。囊壁外层由致密结缔组织构成，内层为黏蛋白，囊腔多为单腔，也有多腔者。同时关节囊、韧带、腱鞘上的结缔组织局部营养不良，发生退行性变亦可形成囊肿。囊肿与关节囊或腱鞘密切关联，但囊腔并不一定与关节腔或腱鞘滑膜腔相通（图8-2）。

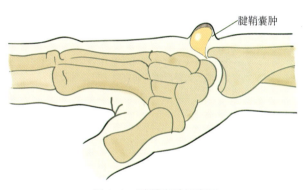

图 8-2 腱鞘囊肿示意图

二、诊查要点

（一）症状

囊肿生长一般较缓慢，偶有外伤后突然发现。多数患者除局部肿物外，无其他不适，部分患者可有局部胀痛。若囊肿发于手掌侧，握物时有挤压痛。

（二）体征

患处可触摸一表面光滑、张力较大囊性肿块，触之有饱满柔韧感，边界清楚，基底部固定，腕关节屈曲时明显。部分囊肿经过长期的慢性炎症刺激甚至达到了与软骨相近的硬度，可有轻度压痛，有囊样感或波动感。若发生于手腕部掌侧腱鞘囊肿，可压迫尺神经或正中神经，出现相应的感觉、运动障碍。

三、辅助检查

腱鞘囊肿一般通过临床表现即可明确诊断，必要时可通过X线正侧位进行肌骨超声以辅助诊断，并判断囊肿的大小。X线及CT检查对本病一般无异常表现。MRI则具备极高的软组织分辨力，可辅助诊断（图8-3）。

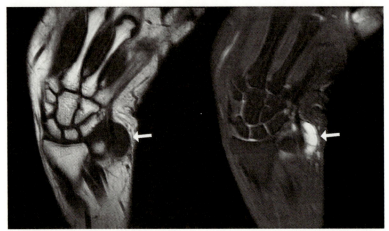

（a）右腕关节冠状面 T_1WI　　（b）右腕关节冠状面 T_2WI

注：腕关节尺背侧可见新月形囊性灶，其内可见长T1长T2信号，内部可见低信号分隔，边界尚清，病变与韧带关系密切，关节腔未见明显积液，提示腱鞘囊肿。

图8-3　腱鞘囊肿影像学表现

四、鉴别诊断

（一）脂肪瘤

一般无症状，生长缓慢，挤压时偶有刺痛感，肿块表面皮肤正常，瘤体柔软，基底部固定，按压包块不变小，呈分叶状，境界清楚。

（二）皮脂腺囊肿

皮脂腺囊肿位于皮肤或皮下组织内，与皮肤粘连，高出皮面，表面光滑，有时在囊肿表面可见皮脂腺开口受阻所致的小黑点，推动时感到与表面相连但与基地无粘连，无波动感。

（三）淋巴结炎

有呼吸道感染、口腔炎症、皮损感染等原发其他感染病灶，局部肿大、疼痛，或发红，基底部固定，按压包块不变小，常伴发热、食欲不振等。

五、治疗方案

（一）手法治疗

对发病初期，囊壁较薄、囊性感明显者，将腕背伸或掌屈（囊肿在背侧则掌屈，反之则背伸），使囊肿固定和紧张后，术者双手拇指挤压囊壁，突然用力，使之破裂，捏破后局部按摩 15 分钟，以便囊内液体充分流出，再局部按摩散肿活血，绷带加压包扎 2～3 天。

（二）固定治疗

囊肿手法压迫后，局部用加压绷带包扎 2～3 天。

（三）针刀治疗

1. 体位 患者取坐位或侧卧位，嘱患者手腕平放于治疗台，腕关节握拳屈腕置于脉枕上。

2. 定点 取囊肿最高点定位并标记笔标记。

3. 消毒与麻醉 局部常规严格消毒，铺无菌洞巾，采用 0.5% 利多卡因进行局部麻醉，每点注射 1～2mL。

4. 针刀操作 在定位点处将刀口线调整至与患处肌腱走向平行，给刀锋施加垂直压力使其不刺破皮肤，但在施术体表形成一道长形凹陷，此时再略发力使刀锋刺入皮下，到达囊肿处注意体会，刺破囊肿有落空感，此时放缓进刀的速度，仔细感觉刀下有一定阻塞感时，即刺破了囊肿的基底部，而后在 0.5cm 范围内横剥两刀，破坏囊肿的基底部，按"十"字形向四个方向分别穿破囊壁四周，提出针刀。针刀口以创可贴覆盖，并用纱布团压在其表面，绷带加压包扎 2～3 天，嘱患者保持创口清洁、干燥。

5. 疗程 每次治疗点数据患者具体病情而定，一般 1 次即可痊愈。

（四）手术治疗

1. 手术适应证 经过保守治疗无效、反复发作患者，可行手术切除。

2. 手术方式 术中使用组织剪小心剥离囊肿与周围组织，避免破坏囊壁，找到囊肿与关节囊的连接处，切开囊肿周围关节囊后，即可辨别囊肿的蒂与关节囊的连接处。为降低复发率，推荐从蒂的根部完整切除蒂部及切除囊肿与关节囊连接处周围的一部分关节囊，止血后缝合皮肤和皮下组织。

六、预防调护

腱鞘囊肿囊壁挤破后，在患处放置压片，适当加压 1～2 周，以使囊壁间紧密接触，形成粘连。囊壁挤破后避免患处按摩，以免囊壁增大。

（胡赛　杨佛）

第四节　桡骨茎突狭窄性腱鞘炎

桡骨茎突狭窄性腱鞘炎是常见的骨科疾病之一，多由于长期劳损或外力损伤导致桡骨茎突部慢性无菌性炎症，以局部疼痛和功能障碍为主要表现，女性发病率高于男性，易发于从事频繁的腕和掌指活动者。桡骨茎突腱鞘炎属于中医学"筋伤"范畴。

一、病因病机

中老年妇女大多处于绝经期，天癸空虚，常致气血亏虚，血不荣筋，筋不荣则疼痛由之而生；又或操持家务、操作电脑手机反复劳损而导致气滞血瘀，气血津液通行受阻，继而引起筋脉活动功能的失常。病机为脏腑气血功能亏虚，局部气血瘀滞，经络不通。根据经筋理论，病位主要为手阳明经筋所属的筋肉、关节。病机是反复劳损致局部气滞血瘀，导致经筋粘连，形成条索、结节样痛性反应物。因此病变的肌腱是关节疼痛和功能障碍的重要原因。

二、致病机理

桡骨茎突处有一由骨沟和腕背横韧带组成的骨纤维性鞘管，拇长展肌腱和拇短伸肌腱由此通过并形成一定的曲度，第一伸肌腱管鞘空间相对较小，当拇指及腕关节活动如屈伸拇指或对掌活动时，该处曲度加大，肌腱与管鞘壁摩擦增大，反复、过度的摩擦使肌腱增粗，管鞘壁增厚，肌腱及腱鞘局部水肿、渗出，进而使两者间的空隙减小，肌腱在活动时由于管鞘卡压产生疼痛（图8-4）。

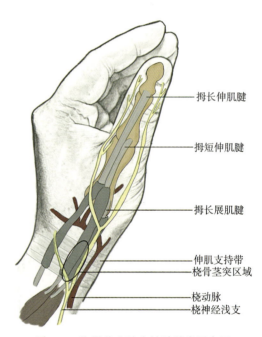

图8-4 桡骨茎突狭窄性腱鞘炎示意图

三、诊查要点

有劳损史，桡骨茎突处疼痛，局部肿胀，活动时加剧，疼痛可放射至拇指和前臂。腕及拇指活动受限。桡骨茎突处有明显压痛，严重时可扪及硬性结节，触诊有条索状物。握拇尺偏试验阳性。

四、辅助检查

桡骨茎突狭窄性腱鞘炎一般通过体格检查即可明确诊断，必要时可结合其他辅助检查手段。X线可在背侧第1骨性纤维管处发现钙化；肌骨超声可以发现肌腱腱鞘的水肿炎症；MRI能很好地鉴别腱鞘增厚、撕裂、积液等情况。

五、治疗方案

（一）中药治疗

1. 中药内治 治以养血舒筋，除痹通络，内服舒筋汤加减。体弱者内服补益气汤或钩藤、威灵仙、桂枝等。

2. 中药外治 外敷活血散瘀膏或用海桐皮汤熏洗患处。

（二）西药治疗

非甾体消炎药可迅速有效地缓解症状，可选用 COX-2 抑制药（如塞来昔布等）或 COX-1 抑制药（如双氯芬酸等），具有镇痛及抗炎的作用，在症状缓解时应停止服用。

（三）手法治疗

先在桡骨茎突处轻轻按摩，至局部发热为度，再一手握患者手部，另一手握患者前臂，将患者关节缓慢掌屈、背伸，桡偏、尺偏数次，以达到舒筋活络，松解粘连目的；然后反复用大拇指用力揉按合谷、手三里及阳溪穴以疏通经脉。

（四）针灸治疗

针灸治疗桡骨茎突狭窄性腱鞘炎的疗效以针刺病变局部的穴位为主，结合循经及辨证取穴。选取阿是穴、局部和远端穴位。"经脉所过，主治所及"，循经选穴，可疏通经络之气血，使营卫得以协调而风寒湿邪无所依附，痹痛随之而解。以针刺阳溪为主穴，配合合谷、曲池、手三里、列缺、外关治疗。

（五）针刀治疗

1. 体位 患者取坐位或侧卧位，嘱患者轻轻握拳，腕下垫薄枕，手腕立放于治疗桌上。

2. 定点 以压痛点为进针点并予以标记（多位于桡骨茎突掌侧缘骨嵴最高点背侧）。

3. 消毒与麻醉 局部常规严格消毒，铺无菌洞巾，采用 0.5% 利多卡因进行局部麻醉，每点注射 1～2mL。

4. 针刀操作 麻醉生效后术者左手按压住鼻烟窝固定手腕，并保护桡动脉分支，右手持针刀垂直刺入皮下，使针刀抵住腱鞘表面，不要深至骨面。沿肌腱的走行方向由近向远端纵向切割，切割时可闻及撕布样声响，刀尖有明显的切割阻力感，切割至阻力感消失，拇指活动自如即为松解成功。出针后以无菌纱布压迫伤口 3～5 分钟后以输液贴覆盖伤口。嘱患者 3 天内保持伤口处干燥、清洁，拇指适当进行屈伸收展活动。

5. 疗程 每次治疗点数根据患者的具体病情而定，同一治疗点隔 5～7 天后方可再行针刀操作。常规两次为 1 个疗程，因人施术。

（六）封闭治疗

患者坐在术者对面，患侧手掌朝上，抽取 1mL 利多卡因溶液、1mL 醋酸曲安奈德注射液，先标定压痛点，消毒，用针头从桡骨茎突近侧或远侧沿肌腱走行方向刺入，直达桡骨，然后退出少许，轻轻推注封闭液。

（七）物理疗法

1. 冲击波治疗　①定位：一般用体表解剖标志结合痛点定位。②治疗方法能流密度为 $0.10 \sim 0.16 mJ/mm^2$，每次冲击 $1000 \sim 2000$ 次，每次治疗间隔 $5 \sim 7$ 天，$3 \sim 5$ 次为 1 个疗程。

2. 其他治疗　可采用超短波、磁疗、蜡疗、光疗、离子透入疗法等，以减轻疼痛、促进炎症吸收。

六、预防调护

本病为腕及手部的慢性劳损性疾病，特别是骤然增加手部及腕部的劳动强度会诱发，反复做伸、屈、捏、握操作的人员易患该病，中老年人劳动量要适当；避免高强度劳动，避免冷水刺激，避免长时间抱小孩、持物品及拧洗衣物等；连续长时间工作后应轻柔手指、手腕，放松肌肉、肌腱组织，可有效缓解手部酸痛；长期伏案办公人员应正确坐姿，尽量让双手平衡，手腕能触及实物，不要悬在半空；劳动时戴护腕，可使腕部的受力点分布均匀；适当地减少拇指活动，可减少该病的发生。

（邹文）

第五节　腕关节三角软骨复合体损伤

三角纤维软骨复合体（TFCC）是腕关节的重要稳定装置之一，尤其对于下尺桡关节的稳定性具有十分重要的作用，同时具有承受、缓冲和传递轴向压力的作用。TFCC是由三角纤维软骨及其周围韧带组成的结构复合体，位于腕关节的尺侧，其周围韧带包括远端桡侧副韧带、尺侧副韧带、关节盘同源物、尺三角韧带、尺月韧带、尺桡三角韧带和尺侧腕伸肌下腱鞘。三角纤维软骨盘（关节盘）是 TFCC 的主体部分，外观呈三角形，从桡骨远端的尺骨切迹发出，覆盖于尺骨小头表面，止于尺骨茎突基底部和尺骨茎突凹。当腕旋转及活动时，腕关节盘是桡尺远端主要稳定装置，承受相应的压力和阻力。

一、致病机理

三角纤维软骨盘损伤是腕关节的常见损伤，常见于体操、篮球、排球运动员等手腕活动过多的特殊职业人群。三角纤维软骨复合体具有限制前臂过度旋转的功能，当前臂旋前、桡腕关节尺偏、背伸及手被固定时，均可发生腕关节盘的撕裂。此外，当桡骨远端骨折或是腕部其他损伤，也可使腕关节盘损伤。

二、诊查要点

（一）症状

一般有外伤病史，腕部局部肿胀、尺侧疼痛、抓握力量减退，以及在工作或活动上的动作受限，尤其在做旋前或旋后的动作时出现不适感。

（二）体征

患病初期局部肿胀、疼痛，腕关节屈伸、旋转疼痛加重。后期可出现尺骨头局部肿胀、压痛、酸楚乏力，前臂、腕关节功能活动受限。腕关节被动活动，尺骨头向背侧移位，尺桡远端关节有异常活动，并发出弹响。

三、辅助检查

（一）影像学检查

1. X线检查 辅助检查应包括X线平片、前臂旋转中立位时前后位和侧位片。在前后位上可以观察尺侧变异情况，月骨和远端尺骨是否有关节病改变，月三角间隙是否正常。骨折必须予以排除，特别是尺骨茎突和远端桡骨的月骨凹处的骨折。X线诊断虽无法对TFCC损伤进行直接的诊断，但其体现的骨性异常对判断TFCC的损伤具有重要意义。

2. 关节造影检查 腕关节造影是以前诊断TFCC损伤的常用辅助检查，当关节盘破裂时，碘剂造影可通过破裂的缝隙进入尺桡远侧关节及囊状隐窝中，显示其破损部位。因其有侵袭性和技术难度，且不能明确病变情况，因此对进一步明确损伤特征和判断手术适应证等方面存有不足，故逐步被后来的MRI和腕关节镜所取代。

3. MRI检查 不仅能够清晰地显示骨关节、软组织，其特定序列对关节软骨也能清晰显示。MRI可显示三角纤维软骨复合体信号强度和形态改变，MRI对于腕部疼痛的无创评估有非常重要的作用，成为目前诊断TFCC损伤的主要无创方式。MRI能准确显示局部撕裂和中央或径向TFCC病变，但在诊断外周病变时缺乏敏感性。正常情况下，三角纤维软骨呈不规则三角形或不规则带状低强度信号影，而三角纤维软骨损伤可导致外形和信号强度的改变，表现为正常无信号区出现增强的信号影，并可延伸至尺侧腕骨的关节面，也可表现为局限性或均匀性增强的信号影（图8-5）。

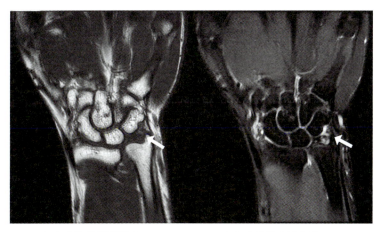

（a）右腕关节冠状面T_1WI　　　（b）右腕关节冠状面T_2WI

注：腕关节及腕骨间可见积液信号，三角纤维软骨复合体信号增高。腕桡侧腕屈肌腱鞘周围可见信号增高。

图8-5　腕三角纤维软骨复合体损伤影像学表现

（二）腕关节镜检查

腕关节镜是诊断 TFCC 损伤的"金标准"。研究表明，腕关节镜是探查 TFCC 损伤最敏感及准确的工具，并且可以区分病变是创伤性还是退变性。退变性病变常为圆形穿孔，边缘磨损，可见关节盘呈黄色；创伤性病变表现为扁平的纵向撕裂，保持了关节盘的白色。

四、鉴别诊断

本病需与腕关节扭伤、腕尺侧副韧带损伤、急性或慢性创伤性滑膜炎等相鉴别，X 线可见桡腕关系正常。

五、损伤分类

腕关节三角纤维软骨盘损伤的分型一般采用 Palmer 分型。Palmer 分型分为创伤型（Ⅰ型）和退变型（Ⅱ型）。

1. 创伤型（Ⅰ型） 分为ⅠA 型为中央穿孔型（血运较差）；ⅠB 型为尺侧缘撕裂（有一定程度的血运）；ⅠC 型为尺腕撕裂（较为少见，容易误诊）；ⅠD 型为桡侧缘撕裂（血运较差）。

2. 退变型（Ⅱ型） 主要按照退变进程分型，分为ⅡA 型为腕关节三角纤维软骨盘磨损；ⅡB 型为腕关节三角纤维软骨盘磨损合并了月骨和尺骨的软骨损伤；ⅡC 型为腕关节三角纤维软骨盘穿孔合并了月骨和尺骨的软骨损伤；ⅡD 型为腕关节三角纤维软骨盘穿孔、月骨和尺骨的软骨损伤、月三角韧带撕裂；ⅡE 型为腕关节三角纤维软骨盘穿孔、月骨和尺骨的软骨损伤、月三角韧带撕裂、尺腕骨关节炎。

六、治疗方案

腕关节盘仅由周围关节及骨附着处提供少量血液供应，主要由关节腔的滑液营养。若边缘损伤，有自行修复可能。急性损伤可行手法后外固定 3～4 周。

（一）中药治疗

早期治以活血化瘀，消肿止痛，内服舒筋活血汤等；后期治以通络强筋，内服小活络丹。

（二）西药治疗

非甾体消炎药可迅速有效地缓解症状，可选用 COX-2 抑制药（如塞来昔布等）或 COX-1 抑制药（如双氯芬酸等），具有镇痛及抗炎的作用，在症状缓解时应停止服用。

（三）手法治疗

患者坐位，先行适当牵引，术者轻轻按摩、揉捏尺骨小头及桡骨远端尺侧缘，使突出处复平，随即将分离的尺桡骨远侧关节捺正，外固定保持稳定位置。

（四）固定治疗

手法治疗后，用贴合腕部的纸板或铝板将腕固定功能位 3~4 周，待肿胀消退、疼痛减轻后，去除外固定，佩戴护腕保护。

（五）手术治疗

1. 手术适应证　一般认为 3 个月后保守治疗无效者，应考虑手术治疗。

2. 手术方式　开放手术的优点在于能直视下手术，对于复杂的损伤，能清楚地辨认解剖结构；缺点在于创伤大，功能恢复时间长。腕关节镜因创伤小、恢复快的特点，已成为治疗 TFCC 损伤的首选方式。

七、预防调护

损伤早期应避免腕部旋转活动，可做握拳动作，解除外固定后，佩戴护腕并进行腕部功能活动锻炼，分为主动锻炼及被动锻炼：①主动锻炼：患者先行手指屈伸功能锻炼，后被动屈伸患侧腕部，再做尺偏及桡偏运动，最后做前臂旋转锻炼。随着腕部疼痛症状减轻可逐步增加次数。②被动锻炼：当主动锻炼 1 周后，可在医生指导下先行主动锻炼后再进行被动锻炼。先由远至近被动屈伸患侧指间关节及腕关节，再行患腕桡尺偏及旋转活动；范围从小到大，力量从轻到重，以患者耐受程度为度。最后术者以左手固定患肢肘部、右手握住腕部，进行前臂旋转被动锻炼。

（胡赛　邹文）

第九章　手部周围创伤

【学习目标】

1. 掌握掌骨骨折、指骨骨折临床表现、诊断及治疗原则。
2. 熟悉掌指关节脱位、指间关节脱位的诊断及复位方法。
3. 了解本奈骨折（Bennett 骨折）、罗兰多（Rolando）骨折的定义。

第一节　掌骨骨折

掌骨有 5 块，并列成排，按其解剖部分可分为头、颈、干和基底部。第 1 掌骨短而粗，骨折好发于掌骨基底部；第 3、4 掌骨长而细，且较突出，容易发生掌骨干骨折；第 2、5 掌骨位于手掌边缘，多因握拳击打时发生掌骨头或掌骨颈骨折。掌骨骨折多见于青中年人，男性多于女性，右侧多见。本病属于中医学"骨折病"范畴。

一、致病机理

直接暴力与间接暴力均可造成掌骨骨折，掌骨骨折可分为以下 4 种类型（图 9-1）。

（一）掌骨头骨折

掌骨头骨折较少见，多由直接暴力所致，为关节内骨折，常见于食指掌骨，以骨折粉碎性多见，合并有软组织损伤、干骺端压缩及骨缺损。超半数粉碎性骨折会引起掌指关节活动减少。

（二）掌骨颈骨折

掌骨颈骨折多为直接暴力所致，通常见于握拳时用掌指关节处击打硬物的情况。骨折后断端受骨间肌与蚓状肌的牵拉，而向背侧突起成角，掌骨头向掌侧屈转；又因手背伸肌腱牵拉，以致近节指骨向背侧脱位，掌指关节过伸，手指越伸直，畸形越明显。

（三）掌骨干骨折

掌骨干骨折可为单根骨折或多根骨折。由直接暴力所致者，多为横断或粉碎骨折；扭转及传达暴力引起者，多为斜形或螺旋形骨折。骨折后因骨间肌及屈指肌的牵拉，使骨折向背侧成角及侧方移位，单根的掌骨骨折移位较轻，而多根骨折则移位较明显，且对骨间肌的损伤也比较严重。

（四）掌骨基底部骨折

掌骨基底部骨折多由间接暴力引起，多见于第1掌骨基底部。

1. 第1掌骨基底部骨折 骨折远端受拇长屈肌、拇短屈肌与拇内收肌的牵拉，近端受拇长展肌的牵拉，骨折总是向桡背侧突起成角。第1掌骨基底部"T"或"Y"形骨折，又称罗兰多骨折（Rolando骨折），泛指第1掌骨基底累及关节面的粉碎性骨折。

2. 第1掌骨基底部骨折伴脱位 又称本奈骨折（Bennett骨折），特点是第1掌骨底部斜形骨折，骨折线进入拇指腕掌关节，造成第1掌骨底部掌面尺侧有一处三角形小骨片残留原位，第1掌骨被拇长展肌牵拉，造成第1掌骨向桡背侧移位，使第1腕掌关节在大多角骨鞍关节面脱位。

3. 第1掌骨基底部关节外骨折 骨折特点是骨折呈横形或斜形，骨折线不通过关节。

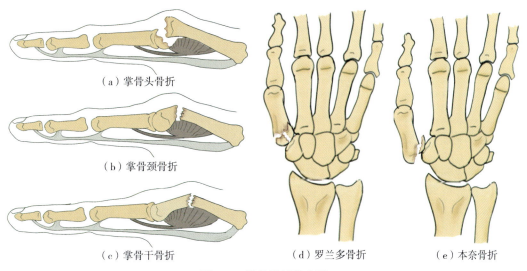

（a）掌骨头骨折
（b）掌骨颈骨折
（c）掌骨干骨折
（d）罗兰多骨折
（e）本奈骨折

图9-1 掌骨骨折的分型

二、诊查要点

患者有明确外伤史，伤口局部肿胀疼痛，功能障碍，有明显压痛，纵轴挤压或叩击掌骨头则疼痛加剧，如有重叠移位，则掌骨短缩畸形，可见掌骨头凹陷畸形。第1掌骨基底部骨折或骨折脱位时，拇指不能做收展活动，握力减弱。掌骨颈和掌骨干骨折可有骨擦音。掌骨全长均可在皮下摸到，骨折时局部肿痛，功能障碍，有明显压痛，纵压或叩击掌骨头则疼痛加剧，如有重叠移位，则该掌骨短缩，可见掌骨头凹陷。

三、辅助检查

常规拍摄患侧手掌指骨的正位与斜位 X 线片（图 9-2），侧位片第 2～4 掌骨互相重叠，容易漏诊。CT 扫描结合三维重建技术可以进一步评估骨折粉碎及移位情况，通常掌骨骨折不需要 MRI 检查。

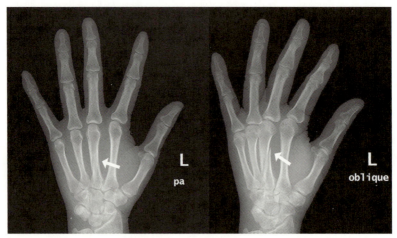

（a）左手正位　　　　　　　　（b）左手斜位

注：左侧第三掌骨干可见不规则骨折线，断端可见稍移位。

图 9-2　第 1 掌骨骨折影像学表现

四、治疗方案

手的功能复杂，灵巧精细，骨折必须正确对线和对位，畸形愈合有碍手部功能的恢复。儿童骨折早期治疗原则是活血祛瘀、消肿止痛，中后期可不用内服中药。中年人按骨折三期辨证用药。老人骨折中后期着重养气血、壮筋骨、补肝肾。根据骨折部位的不同，治疗方法如下。

（一）掌骨头骨折

1. 固定方法　对于骨折块较小移位不大的掌骨头骨折，予以铝片夹板放在手背及近节指骨的背面，用胶布固定，保持掌指关节屈曲 70°，然后用绷带包扎。固定时间 4～6 周，后期加强功能锻炼。

2. 手术治疗　对累及超过 25% 关节面及分离移位大于 1mm 的非粉碎性骨折，需手术治疗，两部分的关节内骨折建议采用无头螺钉固定；粉碎性骨折的治疗比较困难，需多枚克氏针或钢丝环扎进行固定得到初步稳定，仍不稳定者可予以石膏固定 2～3 周后进行功能锻炼；合并掌骨头缺损者可考虑行人工关节置换术。关节僵硬是掌骨头最常见的并发症，可能与伸肌腱粘连、副韧带、背侧关节囊挛缩或关节不对称有关。

（二）掌骨颈骨折

1. 手法复位　术者一手握住患指，持续牵引下屈曲掌指关节于 90°位，另一手握手掌，手指捏持骨折近端，挤压近节指骨对掌骨颈施加朝向背侧的力量，同时向掌侧按压掌骨干，骨折即可整复。需注意，可将近节指骨作为一曲柄来矫正旋转畸形。

2. 固定方法　骨折整复后，用直角竹片或铝片放在手背及近节指骨背面，并用胶布固定，维持腕关节背伸 30°，掌指关节屈曲 90°，然后用绷带包扎，固定时间为 4 周。

3. 手术治疗　若复位不能维持，可予以手术治疗，推荐闭合复位顺行髓内针固定；亦可用枚克氏针交叉固定；钢板固定需进入关节囊，会妨碍肌腱的滑动和侧副韧带的功能，不利于掌指关节活动。

（三）掌骨干骨折

横断骨折、短斜骨折整复后比较稳定者，宜采用手法整复、夹板固定。

1. 手法复位　在牵引下先矫正向背侧突起成角，以后用食指和拇指在骨折的两旁自掌侧与背侧行分骨挤压，即可复位。

2. 固定方法　放置两个分骨垫以胶布固定，如骨折片向掌侧成角则在掌侧放一小毡垫以胶布固定，最后在掌侧和背侧各放一块夹板，厚 2～3mm，用胶布固定，外加绷带包扎固定 4 周。

3. 手术治疗　对于斜形、粉碎、短缩较多的不稳定骨折，宜加用指骨末节骨牵引或进行手术治疗。手术治疗方式有闭合复位经皮克氏针固定、切开复位钢板固定等。

（四）掌骨基底部骨折

1. 手法复位　术者一手握患者腕部，拇指置于第 1 掌骨基底部的凸起处，一手握持患侧拇指，将拇指置于掌指关节屈曲位。先将拇指向远侧与桡侧牵引，以后将第 1 掌骨头向桡侧与背侧推扳，同时以拇指用力向掌侧和尺侧按顶骨折处以矫正向桡侧和背侧突起成角。

2. 固定方法　手法整复后先将一小平垫放置于第 1 掌骨基底部的桡背侧骨折处，以防止背侧成角。另一平垫放置于第 1 掌骨头掌侧，防止掌骨因为屈指肌的收缩而向掌侧屈曲。然后用弓形夹板放在前臂桡侧和第 1 掌骨的桡背侧，使夹板成角部位正对腕关节，用二条宽胶布在夹板的前臂，腕部和第 1 掌指关节部位环绕固定，维持第 1 掌骨在外展位，拇指屈曲对掌位固定，固定时间为 4 周（图 9-3）。

（五）掌骨基底部骨折伴脱位

1. 手法复位　整复手法和固定方法同掌骨基底部骨折。但因这种骨折脱位很不稳定，容易引起短缩与移位。

2. 固定方法　固定方法同掌骨基底部骨折。如固定后仍不稳定，可采用局部加压短臂石膏管型外固定结合拇指牵引，在石膏上包一粗铁丝，拇指两侧用一条 2cm×10cm

胶布做皮肤牵引，或做拇指远节指骨牵引。固定时间为 3～4 周。

3. 手术治疗　若复位后不能稳定时，可采取手术治疗，如闭合复位克氏针固定或切开复位克氏针固定，术后予以石膏固定 4～6 周，术后 10～14 天可活动手指，术后 6 周可拔针。

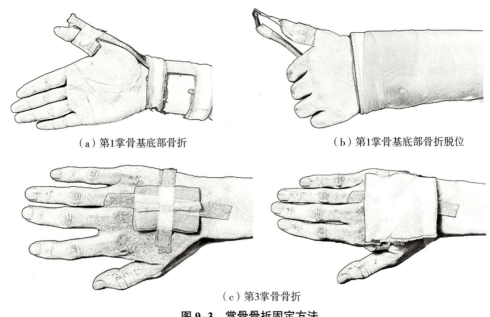

（a）第1掌骨基底部骨折　　　　　　　　（b）第1掌骨基底部骨折脱位

（c）第3掌骨骨折

图 9-3　掌骨骨折固定方法

五、预防调护

掌骨骨折较少出现迟缓愈合及骨不连等情况。固定期间应防止外固定松动，以免发生骨折再移位，导致骨折畸形愈合，影响手部功能。

（严朝浪　杨文龙）

第二节　掌指关节脱位

掌指关节脱位是指掌骨头与相应的近节指骨基底部之间关系失常，近节指骨基底部脱离掌指关节而移位。掌拇关节为屈戌关节，可做屈伸活动。其他四指的掌指关节为球窝关节，能做屈伸、内收、外展肌环绕活动，但不能做回旋活动。掌指关节的内外侧、掌侧及背侧均有韧带加强。掌指关节脱位以拇指掌指关节脱位较常见，其次为食指、掌指关节脱位，第 3～5 掌指关节脱位较少。本病属于中医学"脱位"范畴。

一、致病机理

掌指关节脱位多由间接暴力引起，如打球时手指末端触球、斗殴、劳动戳伤等，受伤时掌指关节过度背伸，导致掌侧关节囊撕裂，掌骨头脱出，指骨向背侧移位，掌骨头突向掌侧，形成关节过伸位畸型（图9-4）。食指脱位后常偏向尺侧，指间关节半屈曲。

二、诊查要点

外伤后掌指关节疼痛、肿胀，自动伸屈活动障碍，局部压痛。掌指关节过度背伸畸形，指间关节屈曲畸形，在掌横纹处可触及高突的掌骨头，掌指关节呈弹性固定，侧副韧带断裂，则有异常侧方活动。

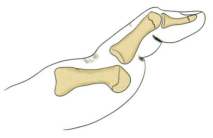

图 9-4　掌指关节脱位典型表现

三、辅助检查

手部正侧位及斜位 X 线片可明确掌指关节和指间关节脱位的部位和方向（图 9-5），有助于指导手法复位，必要时结合 CT 检查以排除关节内骨折。

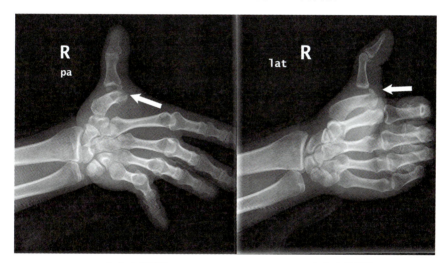

（a）右拇正位　　　　　（b）右拇侧位

注：右拇指掌指关节脱位，指骨端向外侧移位。

图 9-5　拇指掌指关节脱位影像学表现

四、治疗方案

一般可行手法复位外固定治疗，对于嵌卡性脱位、陈旧性脱位时间较短者，可在麻醉下先行手法复位。手法复位失败者，也可行手术治疗。对于症状不明显的陈旧性脱位者，有时可暂不做特殊处理。

（一）手法整复

患者取坐位，术者一手握持腕部，另一手食指、中指夹持近节指骨，顺势向远端拔伸牵引以松解嵌顿；然后拇指向背侧推按远端脱位的指骨头，另一手食指向掌侧上顶掌骨头。两手配合逐渐屈曲伤指的掌指关节，使其复位（图9-6）。

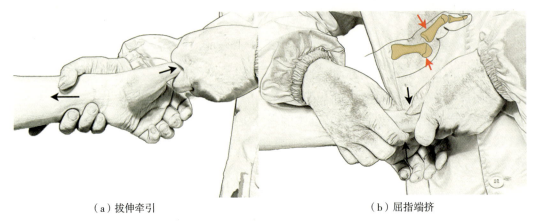

（a）拔伸牵引　　　　　　　　　　　（b）屈指端挤

图9-6　拇指掌指关节脱位手法整复

（二）固定方法

掌指关节脱位复位后，保持掌指关节屈曲位固定，固定患指于轻度对掌位3周。可将绷带卷置于手掌心，将脱位的手指固定于绷带卷上。

（三）练功方法

脱位整复固定后，应尽早做未固定关节部位的功能锻炼。解除固定后，可做脱位关节的主动屈伸活动锻炼。

（四）手术治疗

手法复位失败，或合并骨折、肌腱绞索、关节囊破裂韧带断裂复位后不稳定者，需切开复位，对骨折进行内固定和修复关节囊。

五、预防调护

整复固定后，应防止患指关节的过伸。早期积极功能锻炼患指意外的手指关节功能；解除外固定后，患指的掌指关节、指间关节功能锻炼应主动锻炼与被动锻炼相结合，循序渐进，不要用力揉捏，以防关节反复损伤，出现肿胀、出血、黏连和创伤性关节炎等。

（严朝浪　杨文龙）

第三节　指间关节脱位

指间关节脱位是指近侧指骨滑车与远侧指骨基底部之间关系失常，远侧指骨基底部脱离指间关节而移位。指间关节为屈戌关节，仅能做屈伸活动。关节囊两侧有侧副韧带加强。本病属于中医学"脱位"范畴。

一、致病机理

指间关节脱位多由外力使关节极度过伸、扭转或侧方挤压，致关节囊破裂，侧副韧带撕断。脱位的方向多为远节指骨向背侧移位，或内、外侧移位。过伸、旋转或侧向暴力可使指间关节脱位及单侧侧副韧带断裂。

二、诊查要点

关节疼痛、肿胀，呈过度背伸或内翻、外翻畸形，弹性固定，自动伸屈活动障碍（图9-7）。若指间关节脱位伴侧副韧带断裂，可出现关节的侧向活动。

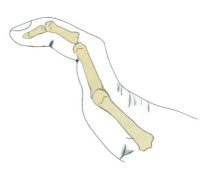

图 9-7　指间关节脱位典型表现

三、辅助检查

对于指间关节脱位，常规行患侧对应手指正侧位 X 线检查即可，也可行手部整体正位及斜位 X 线检查。X 线片可明确指间关节脱位的方向及情况（图9-8），必要时结合 CT 检查以排除关节内骨折。

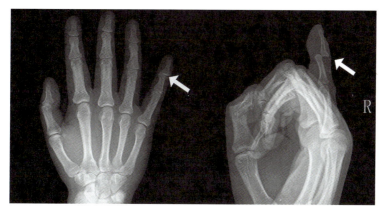

（a）右手正位　　　　　　（b）右小指侧位

注：右侧第 5 远指间关节对合关系失常，远节指骨向尺背侧移位。

图 9-8　指间关节脱位 X 线表现

四、治疗方案

（一）手法整复

术者双手握持伤指，适当用力牵引，再轻度用力屈曲或扳正侧偏之手指，即可复位。

（二）固定方法

指间关节脱位复位后，用邻指胶布固定法或石膏条等将指间关节固定于 90° 位，固定 3 周。

（三）练功方法

脱位整复固定后，应尽早做未固定关节部位的功能锻炼。解除固定后，可做脱位关节的主动屈伸活动锻炼。

（四）手术治疗

1. 手术适应证 手法复位失败，或合并骨折，一侧或两侧副韧带完全断裂且关节不稳定者，特别是韧带断裂发生在食指的桡侧者，需手术修复。

2. 手术方式 如果关节不稳定并伴有持续性背侧半脱位，可将关节穿针固定在屈曲 20° 位 2～3 周；也可仅将针作为背侧阻挡，允许关节早期做屈曲活动。

五、预防调护

早期需要重视患指以外手指的功能锻炼。去除固定后，可做患指的掌指关节和指间关节的主动伸屈活动，活动范围由小到大，逐渐进行。可配合手法按摩，以理顺筋络，促进功能康复。

（严朝浪）

第四节　指骨骨折

手指由掌骨和近、中、远三节指骨组成。自近向远，掌骨、指骨的长度依次递减，并借掌指关节、近侧指间关节和远侧指间关节相互连接成一体。指骨骨折为手部最常见的骨折，多见于成年人。指骨骨折处理不当可发生畸形愈合，指间关节囊挛缩、指间关节僵硬致关节功能障碍，对手的功能产生不良的影响。本病属于中医学"骨折病"范畴。

一、致病机理

指骨骨折多由直接暴力所致，如砸伤、挤压伤、切割伤等，易引起开放性骨折。骨折可发生于近节、中节及末节指骨。根据骨折的形态，可分为横形、斜形、螺旋形、粉碎形。根据骨折的部位，可分为基底部、干部、髁部及累及关节面的骨折（图 9-9）。

（一）近节指骨骨折

近节指骨骨干最易发生骨折。骨折近端受骨间肌和蚓状肌牵拉，骨折远端受伸肌腱牵拉，造成骨折端向掌侧凸起成角。

近节指骨颈骨折后,骨折端也向掌侧突起成角,由于伸肌腱中央部的牵拉,远折端可向背侧翻转达 90°,使远端的背侧与近端的断面相对而阻止骨折片的整复。

(二) 中节指骨骨折

中节指骨骨折因发生的部位不同,而产生不同的移位。如果发生在屈指浅肌腱止点的近侧,近折端受指背腱膜中间腱的牵拉,远折端受屈指浅肌腱的牵拉,形成向背侧成角。如发生在屈指浅肌腱止点的远侧,近折端因屈指浅肌腱的牵拉移向掌侧,形成骨折端向掌侧成角。

(三) 远节指骨骨折

远节指骨骨折是手部最常见的骨折,多继发于挤压伤、压砸伤或切割伤,常伴有甲床和(或)指腹的撕裂伤。远节指骨基底部背侧撕脱骨折多由于远指间关节过度屈曲引起,常发生于球类运动时指尖顿挫伤。因指伸肌腱止于远节指骨基底背侧,指深屈肌腱止于掌侧,过度屈曲后伸肌腱收缩致基底部背侧撕脱骨折,屈曲肌腱牵拉远指间关节屈曲致锤指畸形。骨折常合并有神经末梢损伤,愈合后可遗留感觉异常、甲床生长异常等不适,需要长时间才能缓解和消失。

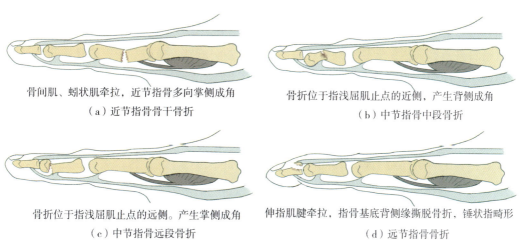

图 9-9 指骨骨折典型移位方向

二、诊查要点

患者有明确手部外伤史、伤后局部明显肿胀疼痛、手指伸屈功能受限。由于指骨浅居皮下,较易扪及骨擦感。有明显移位时,近节、中节指骨骨折可有成角畸形,末节指骨基底部背侧撕脱骨折有锤状指畸形。

三、辅助检查

一般手指正位、侧位 X 线片即可显示骨折征象,累及关节面的骨折可进一步行 CT

加三维重建评估骨折粉碎及移位情况。对于 X 线检查及 CT 检查均无法显示的隐匿性骨折，可在高场磁共振下行掌指骨高分辨 MRI 扫描以明确（图 9-10）。

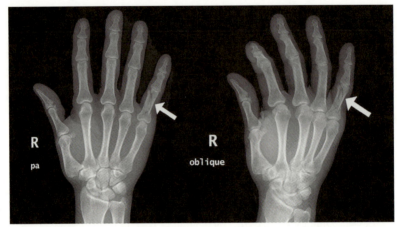

（a）右手正位　　　　　　　　（b）右手斜位

注：右侧第 5 近节指骨见锐利透亮线，未累及相邻关节面，骨折端对位对线尚可，关节间隙存在。

图 9-10　指骨骨折 X 线表现

四、治疗方案

指骨骨折必须尽量做到解剖复位，不能有成角、旋转、重叠畸形，以免愈合后造成手指的功能障碍。儿童骨折早期治疗原则是活血祛瘀、消肿止痛，中后期可不用中药内服药物。中年人按骨折三期辨证用药。老人骨折中后期着重养气血、壮筋骨、补肝肾。

（一）近、中节指骨骨折

1. 指骨干骨折　对于稳定的闭合性指骨干骨折，可用手法复位、夹板固定或与邻近的健指一起绑缚固定。先行拔伸牵引，用拇指和食指自尺桡侧挤压矫正侧方移位，然后将远端逐渐掌屈，同时以另一只手拇指将近端自掌侧向背侧顶住以矫正向掌侧凸起成角。

复位后根据成角情况放置小固定垫，用夹板局部固定患指。3 周后去除外固定，用舒筋活血药熏洗，进行功能锻炼。对于不稳定的指骨干骨折或开放性骨折，可采取手术治疗，常用的是用克氏针进行固定，也可采用微型钢板固定。

2. 指骨颈骨折　指骨颈骨折在成年人并不常见，并且大多可通过闭合复位夹板固定或经皮克氏针固定进行治疗。整复时应加大畸形，用反折手法将骨折远端向背侧牵引，然后迅速屈曲手指，屈曲时应将近端向掌侧屈向背侧（图 9-11）。固定方法与指骨干骨折相同。

3. 近节指骨基底部骨折　近节指骨基底部多发生于干骺端与骨干交界处，骨折近端受骨间肌与蚓状肌牵拉，骨折远端受伸肌腱牵拉，造成骨折端向掌侧突起成角先将掌指关节最大程度屈曲以稳定近折端，并使手内在肌松弛，然后屈曲远折端以纠正掌侧成角。复位建议将掌指关节屈曲 70°，近指间关节完全伸直固定 3～4 周；也可采用克氏针经屈曲的掌指关节穿入，穿住近折端，然后将远折端复位，继续进针，使其穿过骨折线将远、近骨折端固定。

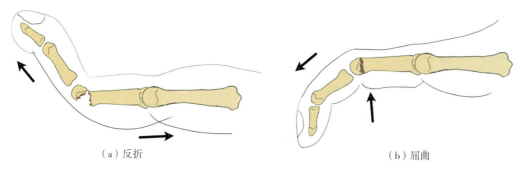

（a）反折　　　　　　　　　　　　　　（b）屈曲

图 9-11　指骨颈骨折复位

（二）远节指骨骨折

闭合性骨折常有甲下血肿，甲板钻孔减压可明显减轻疼痛，远节指骨末端及干部骨折很少需要内固定，因损伤引起的指腹或甲床撕裂伤，通常需要拔甲修复甲床，固定骨折减少甲板畸形。远节指骨基底部掌侧撕脱骨折临床少见，由指深屈肌腱牵拉所致，屈肌腱移动度大，骨块移位大，需手术治疗，术后用背侧石膏托将腕关节及手指固定于屈曲位 4 周。

1. 手法整复　术者用拇指和食指在骨折处内外和掌背侧进行捏挤，以矫正侧方移位和掌背侧移位。远节指骨基底部背侧撕脱骨折整复时，将近侧指间关节屈曲成 90°，远侧指间关节过伸，便可使指骨基底部向被撕脱的骨片靠近。

2. 固定方法　远节指骨末端或骨干骨折复位后，予以夹板固定于功能位（图 9-12）；如为远节指骨基底部背侧撕脱骨折，则应固定于指间关节过伸，近指间关节屈曲位，固定时间为 6～8 周。

3. 手术治疗　骨块移位超过 2mm 则需要手术治疗，手术可采取克氏针固定或带线铆钉固定，恢复关节面平整，术后夹板固定 6 周。

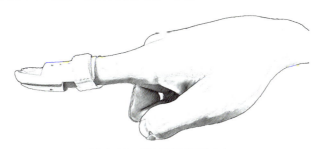

图 9-12　指骨骨折固定方法

五、预防调护

掌骨骨折较少出现迟缓愈合及骨不连等情况。固定期间,应防止外固定松动,以免发生骨折再移位,导致骨折畸形愈合,影响手部功能。

(严朝浪)

第十章 手部筋伤

【学习目标】

1. 掌握指屈肌腱腱鞘炎的定义；指伸、屈肌腱损伤的诊查要点、辅助检查、治疗方法及固定原则；指屈肌腱腱鞘炎的致病机理、查体要点及治疗方法；手法治疗及针刀疗法。

2. 熟悉掌指关节、指间关节扭挫伤的致病机理、诊断要点、治疗方法及固定原则；指屈、伸肌腱损伤及指屈肌腱腱鞘炎恢复期的功能锻炼及预防调护。

3. 了解指屈、伸肌腱损伤手术治疗中常用的肌腱缝合方法，以及指屈、伸肌腱损伤常用的中药内服、外用方剂及辨证论治原则。

第一节 指屈肌腱狭窄性腱鞘炎

指屈肌腱狭窄性腱鞘炎是手指屈肌腱腱鞘内因机械性摩擦而引起的慢性无菌性炎症改变，主要表现为患者在屈、伸指活动过程中，掌指关节处酸胀、疼痛，严重者会出现弹响，甚至绞锁，故又名"弹响指""扳机指"，多发于拇指，其次是中指和环指，以妇女和手工劳动者多见。本病属于中医学"伤筋病"范畴。

一、致病机理

肌腱和腱鞘发生退行性变，拇指和手指屈肌腱与腱鞘反复摩擦，使腱鞘产生慢性炎症，继而增厚，腱鞘变得坚硬和狭窄，同时屈指肌腱发生创伤性水肿，增厚的肌腱呈葫芦状，形成解剖学上的绞窄征，此时做屈指动作时，膨大的肌腱部分通过腱鞘狭口，便出现扳机样的弹跳动作（图10-1）。病变部位多在掌骨头、颈相对应的指屈肌腱纤维鞘起始处，病位在经筋，多因寒湿外侵、闭阻经筋或劳作损伤、气血瘀结导致，从而形成不通则痛、枢机梗阻的状态。其治则在于"通则不痛"，解决屈伸功能障碍是治疗的关键点。

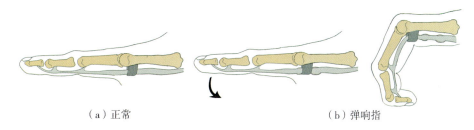

（a）正常　　　　　　　　　　　（b）弹响指

图10-1　指屈肌腱狭窄性腱鞘炎发病机制

二、诊查要点

（一）症状

早期在掌指关节掌侧出现酸痛，用力屈曲时疼痛加重，晨起、受凉、劳动后疼痛加重，热敷、休息后疼痛缓解。后期随着肌腱、腱鞘增粗后，掌侧疼痛加重。

（二）体征

掌指关节处压痛，后期可在掌指关节处触摸到一硬结，用手按住此节，再嘱患者做屈指动作，可明显感觉到弹跳感。

三、辅助检查

本病一般不需要结合辅助检查，结合临床病史一般能诊断。MRI 检查可明确显示食指屈肌腱腱鞘炎的部位、性质和韧带 - 骨隧道等情况（图 10-2）。肌骨超声检查可见局部增厚腱鞘内的肌腱变细，而远近两端增厚，局部可见少量液暗区，腱鞘及周围可见强回声点。

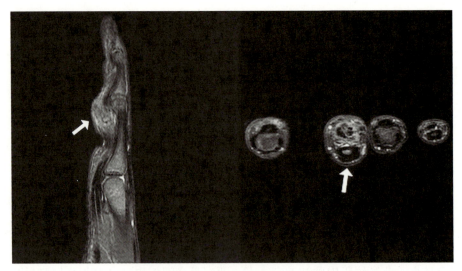

（a）左环指矢状位 T_2WI　　　　（b）左环指冠状位 T_2WI

注：左侧第 3 指间关节水平指深屈肌腱局限性梭形增粗，信号不均匀增高，连接性尚存在，提示左侧第 3 近节指间关节水平指深屈肌腱慢性损伤。

图 10-2　指屈肌腱腱鞘炎影像学表现

四、鉴别诊断

（一）类风湿关节炎

类风湿关节炎是一种以关节和关节周围组织非化脓性炎症为主的、慢性全身性自身免疫性疾病，好发于手、腕、膝、踝和足部等小关节，多呈对称性分布，常伴有晨僵，类风湿因子多为阳性，X线检查可见受累关节侵蚀或骨质疏松。

（二）腱鞘结核

腱鞘结核可继发于邻近骨关节病变和血源性播散，受累滑膜首先发生充血、水肿、炎性细胞浸润和渗出液增加。可形成皮下脓肿和窦道，早期轻微疼痛，局部肿胀，有肿胀形成或窦道发生混合感染时疼痛加重，晚期手指发生畸形或功能障碍。

五、治疗方案

（一）手法治疗

术者一手托住患侧手腕，另一手拇指在结节处做按揉弹拨、纵向拨筋、横向推动，最后握住患指末节向远端迅速拉开 1～2 次，一般每天 1 次或隔天 1 次。对晚期硬结明显者尽量不用手法治疗，以免加重病情。

（二）封闭治疗

患者坐在术者对面，患侧手掌朝上，抽取封闭注射液，患处消毒后将针头以一定角度进入结节，并将其在近端引入腱鞘，要求手指皮肤有一定张力，通过触诊腱鞘，常可感觉到液体进入腱鞘，注入 1mL 混合液后退出穿刺针，要求患者活动手指 1 分钟。注射治疗后 48 小时症状通常有改善。

（三）针灸治疗

针刺结节部及周围阿是穴，每次留针 30 分钟，每天 1 次。可配合艾灸进行治疗。

（四）针刀治疗

1. 体位 患者取坐位，患肢外展，腕下垫一软枕，五指分开，掌心向上。

2. 定点 嘱患者屈伸患指数次，术者左手拇指再次确认患指掌指关节压痛点最明显及皮下硬结坎顿处，过伸患指，使屈肌腱及其腱鞘充分紧张。拇指取屈指肌腱鞘起始点，拇指掌指关节横纹正中硬结处定一点（两籽骨之间）；2～4 指屈指肌腱鞘起始点，掌远横纹与指近横纹之间压痛点及所触到的硬结、条索的压痛处，多在掌远横纹上。

3. 消毒麻醉 前臂以及远端常规消毒后，用 0.5% 利多卡因 2mL 局部麻醉，麻醉时最好在腱鞘内给些麻药（指端腹部有胀感为佳）。

4. 针刀操作 将小针刀垂直刺破皮肤，向上下方向推开皮下脂肪至增厚的腱鞘和结节间，进入鞘膜内，进针时以拇指、食指捏持针柄，其余三指抵压在皮肤上作为支撑，以控制进针的深度。纵行切开两刀，可感到"嚓嚓"声，一般在肥厚的环状韧带被切开时可感觉到阻力消失，然后调整刀体与皮肤呈 5°，平行于肌腱方向，向指端推进，平切腱鞘少许。切割至阻力感突然消失，呈开锁状态破感时，即停止切割，取出针刀，注意针刀勿做横向切割以免切断肌腱，操作时嘱患者屈伸手指，活动度正常即可出刀。然后以创可贴无菌包扎即可。

5. 疗程　此法 10～15 天治疗 1 次，一次为 1 个疗程，1～2 次治愈。

六、预防调护

患者平时注意劳逸结合，注意保暖，少用凉水，当感觉有发病迹象时注意手部休息，可予局部热敷缓解症状。

（杨佛）

第二节　掌指、指间关节扭挫伤

掌指、指间关节扭挫伤多见于青壮年，当手指受到撞击、过度背伸、压轧时，使指间关节超出正常活动范围而受伤。

一、致病机理

掌指、指间关节两侧均有侧副韧带加强，限制关节活动。掌指关节屈曲时，侧副韧带紧张，伸直时松弛，指间关节在手指伸直时紧张、屈曲时松弛。当手指受到暴力时，可使手指过度伸屈或侧偏，引起关节囊及侧副韧带的撕裂，使掌指、指间关节发生错缝、脱位或者扭伤。

二、诊查要点

（一）症状

有明显的外伤史。伤后掌指或指间关节迅速肿胀，伴剧烈疼痛，局部可有瘀斑，手指常处于近伸直位，严重者手指不能屈伸，活动受限。

（二）体征

患指指间关节处压痛明显，如侧副韧带断裂或关节囊撕裂，关节不稳并伴有侧向活动及侧弯畸形。

三、辅助检查

伤后一般行手掌指骨正斜位 X 线检查，单纯扭挫伤 X 线平片检查多无异常发现或仅见软组织肿胀。对于合并肌腱或韧带损伤，可行 MRI 进一步检查。

四、治疗方案

（一）中药治疗

损伤早期以活血化瘀、消肿止痛为主，可内服七厘散，外用消肿止痛膏。后期以舒筋活络为主，可内服补筋丸，外用海桐皮汤。

（二）手法治疗

对无骨折及侧方移位者，术者左手托住患手，右手拇指及食指握住患指节向远端牵引，使关节间隙拉宽，将弯曲的患指伸直，使筋膜舒顺，并同时做轻柔推拿、按摩。

（三）固定方法

对单纯扭挫伤的患者，可用大小合适的纸板或铝条，将患指固定于屈曲35°～45°位3～4周。对有侧副韧带损伤或撕脱骨折的患者，固定时间应延长至6～8周。

（四）功能锻炼

解除固定后即开始锻炼手指屈伸功能，练功前可做局部的热敷或熏洗。

（五）手术治疗

对陈旧性掌指、指间关节损伤的患者，应先行主动锻炼、药物熏洗，以后行手术治疗，如有骨折片妨碍运动，可行切除与韧带修补术。

五、预防调护

掌指、指间关节扭伤后，肿胀期以制动为主，肿胀期减轻后再进行活动，勿操之过急。

（杨佛）

第三节　指屈、伸肌腱断裂

手指肌腱断裂是由外伤导致的肌腱闭合性或开放性损伤，以局部疼痛、关节活动障碍为主要表现，若未及时进行治疗，则可能因关节失去活动能力而导致残疾。手指肌腱断裂可以分为指屈肌腱断裂和指伸肌腱断裂。

一、致病机理

手指在伸直位受到暴力冲击前端或者锐器切割伤时，指屈、伸肌腱强烈收缩，可造成指屈、伸肌腱断裂，其中以指伸肌腱断裂较为常见。指屈肌腱断裂时，肌腱回缩较明显，指伸肌腱断裂时常将止点附着的骨骼撕脱。

二、诊查要点

（一）指屈肌腱断裂

伤后患指疼痛、畸形、屈伸受限。指浅屈肌腱断裂时，固定除患指外的其他三指于伸直位，患指近侧指间关节不能屈曲，称为指浅屈肌试验阳性。指深屈肌腱断裂时，固定患指中节，远侧指间关节不能屈曲，称为指深屈肌试验阳性。

（二）指伸肌腱断裂

指伸肌腱断裂时，当在掌指关节近侧断裂时，掌指关节不能伸直，指间关节可伸直；指伸肌腱的中央束断裂，则近端指间关节不能伸直，远端指间关节呈过伸畸形，称为"纽扣指"；指伸肌腱在远侧指间关节断裂时，末节手指呈下垂屈曲畸形，不能伸直，称为"锤状指"（图10-3）。

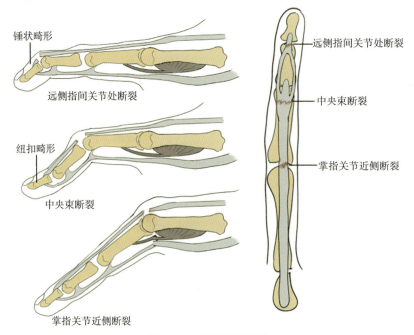

图10-3　指伸肌腱断裂

三、辅助检查

需拍手部正侧位X线平片以明确是否有骨折，肌骨超声检查可发现断裂的肌腱。CT对肌腱损伤意义不大，MRI能够很好地显示肌腱及神经的损伤情况，故对于肌腱损伤，首选MRI检查。

四、治疗方案

肌腱损伤后，一般应争取一期修复，此时肌腱肌肉及周围组织没有发生继发病理改变，修复后效果都较好。但伤后时间超过24小时、污染重，甚至已有感染、火器伤、咬伤及肌腱损伤严重有较大缺损者，不宜进行一期修复，但应争取在伤后3周内行延期修复或伤后3周以上进行二期修复。

（一）中药治疗

损伤早期以活血化瘀、消肿止痛为主，可内服桃红四物汤或七厘散。后期以舒筋活络为主，可内服补筋丸。

（二）手术治疗

1. 手术适应证　新鲜的手指肌腱完全断裂时，应力争进行一期手术缝合。

2. 手术方式　常用肌腱缝合方法有改良 Kessler 缝合法、Bunnell 缝合法、"8"字缝合法等。行指屈肌腱修复术时，取臂丛麻醉，沿患指掌侧切开并于尺侧、桡侧切开，做"Z"型切口，逐层切开皮肤、皮下组织，暴露屈指肌腱，采用 Kessler 缝合法缝合断裂肌腱远近两端，再逐层缝合皮肤，无菌敷料包扎。

（三）固定方法

对闭合性远节伸肌腱全断者，术后用石膏托、指骨夹板或铝板将远侧指间关节过伸位固定 4～6 周。指浅、深屈肌腱断裂者，术后将患指固定于屈曲位 4～6 周。

（四）功能锻炼

术后 3～4 周，除患指外，其余手指可进行屈伸运动以减少肌腱的粘连。在石膏托内进行屈指、伸指活动，取下石膏托再进行伸腕、屈腕活动，去除石膏后应加强患指的耐力与肌力，术后 6 周主要进行阻力训练，包括患肢灵活性和力量的训练，以及打字、扭扭扣等。

五、预防调护

指伸、屈肌腱断裂后，应将患手或患指固定，固定的原则应使断裂的两肌腱相互贴近，一般固定 4～6 周，过早解除固定有肌腱再断裂的风险。

（杨佛）

第十一章　上肢筋挛

【学习目标】
1. 掌握缺血性肌挛缩、手部内在肌挛缩的定义、临床表现、诊断依据。
2. 熟悉缺血性肌挛缩、手部内在肌挛缩的致病机理、治疗原则及鉴别诊断。
3. 了解手部内在肌挛缩、缺血性肌挛缩的预防及护理。

第一节　缺血性肌挛缩

1869 年，Volkmann 首次对前臂缺血性肌挛缩进行了描述，并于 1881 年将前臂骨筋膜室综合征未得到及时、恰当处理所造成的严重并发症命名为 Volkmann 挛缩。程度较重的肢体缺血发展成个别肌肉或部分肌肉坏死，恢复血供后，坏死组织将由缺乏弹性的纤维组织修复，从而发生挛缩。由于上肢、下肢的血液供应不足或包扎过紧超过一定时限，肢体肌群缺血而坏死，终致机化，形成疤痕组织，逐渐挛缩而形成特有畸形。提高对骨筋膜室综合征的认识并予以正确的处理是防止缺血性肌挛缩发生的关键。缺血性肌挛缩一旦发生则难以治疗，效果极差，常致严重残废。典型的畸形是爪形手和爪形足。本病多发生于前臂、小腿、手等部位。

一、致病机理

如果肌间室的容积突然减少（石膏、夹板、止血带等包扎过紧过久）或内容物突然增大（严重的移位骨折、局部软组织损伤等），或大血管损伤，可使室内压急剧上升，压迫肌肉和神经等组织，并压迫毛细血管和动静脉。由于局部循环受到障碍，肌肉因缺血而产生类组织胺物质，使毛细血管床扩大，渗透性大大增加，导致水肿，致室内压更为升高，形成缺血－水肿恶性循环。当缺血持续 6～8 小时以上，肌肉即可发生坏死。

初期的病理变化为血液渗入肌肉内，白细胞浸润，肌纤维变性，有空泡形成。病变进一步发展，出现纤维细胞增生，产生大量的胶原纤维，变性的肌纤维被胶原纤维代替，新生的胶原纤维收缩使肌肉挛缩，出现屈曲畸形。附近的神经可被纤维组织挤压而失去其传导功能，最终出现退行性病变，患肢遂有麻痹现象。当肢体和骨筋膜室缺血时，如能及时阻断缺血－水肿恶性循环，无严重功能障碍后遗症，称为骨筋膜室综合征；如已发展到肌肉坏死经修复后遗留肌肉挛缩和神经功能缺陷，称为缺血性肌挛缩。

二、诊查要点

患者均有不同程度的外伤史，为骨筋膜室综合征的延续。如果有早期症状与损伤不符的剧烈疼痛和关节被动伸直时的剧痛，应高度怀疑，一般称为"5P"征：①由疼痛转为无痛（painless）。②苍白（pallor）或发绀、大理石花纹等变色。③感觉异常（paresthesia）。④肌肉瘫痪（paralysis）。⑤无脉（pulsessness）。根据缺血部位及缺血的时间和程度，畸形有轻重之分。晚期由于神经失去功能，受累的肌肉瘫痪、挛缩，手或足严重畸形如"爪状"（图11-1），运动功能障碍。

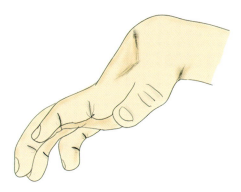

图 11-1 爪形手

三、辅助检查

（一）影像学检查

常规 X 线正侧位可见骨折脱位等原始损伤、软组织肿胀。CT 结合三维重组可更好地显示骨折碎片情况。由于 X 线对软组织显示差，故可行 MRI 进一步检查。MRI 能很好地显示软组织、肌肉的形态，用特殊的序列还可以很好地显示神经，从而进一步评判肌挛缩的程度和范围。

（二）组织压测定

正常前臂筋膜间隔区组织压为 9mmHg，小腿为 15mmHg。如组织压超过 20mmHg 者，就需严密观察其变化。当舒张压与组织压的压差为 10mmHg 时，必须紧急彻底切开深筋膜，以充分减压。

四、治疗方案

缺血性肌挛缩应该查找发病原因，针对病因治疗，严密观察病情变化。早期治疗目的在于恢复损伤肌肉的血供；晚期治疗目的在于改善肢体功能和矫正畸形。

（一）一般治疗

1. 早期 一旦怀疑有本病发生的可能，应立即施行以下措施。解除石膏或其他外固定；将关节的角度变为钝角，必要时亦可将关节伸直，或改用骨牵引维持复位；行颈交感神经封闭术；静脉滴注缓解动脉血管痉挛药物。经上述处理 1～2 小时后仍不见情况好转，立即手术治疗。

2. 晚期 缺血性肌挛缩通过按摩、功能锻炼，功能有所恢复。中药熏洗及按摩可舒筋活络止痛，缓解症状，还可帮助术后松解康复。使用支具和弹性牵引等治疗可防止加重挛缩和维持关节的最大活动范围。

（二）手术治疗

1. 早期 切开深筋膜，切除明显坏死的肌肉，解除高涨的室内压，缓解动脉痉挛，恢复血供，必要时可将痉挛一段的动脉切除、重建。同时注意缺血 – 再灌注损伤。

2. 晚期 缺血性肌挛缩形成后，需观察1年以上，通过康复治疗改善部分畸形及功能。严重挛缩畸形多需手术治疗，根据部位、坏死肌肉及损伤神经的不同，采取死肌切除术、肌腱延长术、肌腱移植术、神经剥离或移植术等。

（三）功能锻炼

晚期的缺血性肌挛缩可通过功能锻炼，恢复一定的功能。再次活动前，先被动活动关节到最大范围，充分进行屈曲和伸直锻炼，每日每个关节主被动活动3～4次，每次5～10分钟，以后逐步加大活动力度和幅度。在中药熏洗及按摩的辅助治疗下，主动活动患肢至最大范围，在此基础上被动活动各关节至正常位置。

五、预防调护

本病重在预防，即在骨折复位、外固定时，一定要正确、规范。对有外固定的患者，要注意密切观察，有问题及时处理，尽早去除挤压因素，直至及早手术。若发生缺血性肌挛缩，为防止肌肉挛缩、关节粘连、僵硬进一步加重，应指导患者或家属积极配合。

（曾志奎）

第二节　手内在肌挛缩

由于损伤或缺血，使手部大鱼际肌、小鱼际肌或骨间肌和蚓状肌发生瘢痕挛缩，出现典型的畸形，称为手内在肌挛缩。手内在肌挛缩虽亦为缺血性肌挛缩所致，然尚未被广大临床术者所熟悉，故有些患者长期得不到正确的诊断及治疗，影响了手的功能。

一、致病机理

（一）血液衰少

血脉受压，血不荣筋，筋肉失养，遂成痿废。本症可能由于血管受压或损伤所造成，如石膏或绷带包扎过紧、手部手术等，手部内在肌缺血时间较久，发生变性、坏死，形成瘢痕、挛缩，这种情况可以认为是手部缺血性肌挛缩症。

（二）直接外伤

直接外伤引起掌骨多发骨折或内在肌损伤，而使内在肌发生瘢痕挛缩。

（三）药物注射

手内在肌体积小，结构精细，注射药物（尤其是刺激性较强的药物）可能引起肌肉瘢痕挛缩。此外，针刺后形成血肿、炎症感染等亦可发病。合谷穴是手部针刺和药物封闭的常用穴位，故此处第一背侧骨间肌、内收拇肌挛缩较常见。

二、诊查要点

（一）症状

首先必须了解病史，局部压迫、外伤及药物注射等均是重要的病因。手的内在肌主要由三部分组成，即大鱼际肌、小鱼际肌、骨间肌与蚓状肌。不同部位受累，畸形亦不相同。

1. 大鱼际肌挛缩　大鱼际肌包括拇短展肌、拇短屈肌、拇指对掌肌、拇收肌，可使拇指做屈曲、内收、外展和对掌等运动。该群肌肉挛缩、拇指掌指关节屈曲、内收畸形，不能做外展、伸直等动作。

2. 小鱼际肌挛缩　小鱼际肌包括小指展肌、小指短屈肌、小指对掌肌等，可以使小指做外展、屈曲及对掌等运动。该群肌肉挛缩，小指掌指关节外展、屈曲畸形，不能做内收、伸直等动作。

3. 骨间肌、蚓状肌挛缩　骨间肌、蚓状肌的主要功能是使掌指关节屈曲、指间关节伸展。该群肌肉挛缩，即表现掌指关节屈曲、指间关节过伸畸形、掌横弓变大，不能做掌指关节伸直及指间关节屈曲等动作。

（二）体征

常有局部压迫、外伤、药物注射史。多有典型的肌肉挛缩畸形，骨间肌挛缩时产生掌指关节屈曲、指间关节过伸畸形、掌横弓变大。大、小鱼际肌群，根据哪些肌肉损害是主要的，而分别产生拇指和小指的特征性畸形。临床检查除上述外观畸形外，可在挛缩的肌肉处触及瘢痕硬结、索条或团块。

三、治疗方案

（一）中药治疗

1. 血不荣筋型　有手部受压史，如石膏或绷带包扎过紧，手部逐渐出现挛缩畸形，患者倦怠乏力，面色㿠白，脉细弱。治以补益气血，养筋活络，方选八珍汤或当归补血汤加减。

2. 外伤瘀阻型 有手部直接外伤史，如掌骨骨折等，局部疼痛、拒按、舌紫暗或有瘀斑，脉涩。治则：活血祛瘀，舒筋和伤。方药：圣愈汤加减。

3. 针药刺激型 有手部针刺或注射药物史，多发生在合谷穴，常引起第一至背侧骨间肌、内收拇肌挛缩，使拇指处在内收位，局部闷胀不舒，脉弦。治则：舒筋活络，解痉除挛。方药：上肢损伤洗方。

（二）手法治疗

先对手部受累的肌肉（大鱼际、小鱼际或掌骨间）用摩法或揉捏法，继而揉、捏受累的手指，可做与畸形方向相反的被动活动，但不宜使用暴力，以患者略感疼痛为度。取合谷、中渚、后溪、少府、劳宫、鱼际等穴位，用手指掐、振、揉法。最后搓揉鱼际、小鱼际及掌心，以松弛挛缩肌肉。

（三）手术治疗

晚期畸形严重的，可采用手术治疗。

1. 瘢痕切除 肌肉瘢痕较局限，仍有一部分正常的肌腹，切除瘢痕可矫正畸形，同时保留肌肉部分功能。

2. 肌腱切断 如肌肉完全瘢痕化，切断肌腱以矫正畸形。

3. 肌腱延长或肌肉前移术 瘢痕较广泛，但在浅层仍保留一些正常肌肉，可行肌腱延长术，或将肌肉间起点剥离，行肌肉前移术。

4. 掌侧关节囊松解术 掌指关节长期屈曲畸形。继发掌指关节掌侧关节囊挛缩，仅仅松解挛缩的肌肉不能矫正完全其畸形，需切开掌指关节掌侧关节囊，掌指关节伸直后与周围软组织缝合。

5. 拇内收畸形矫正术 第1～2掌骨间的内在肌挛缩，常使拇指处于内收位，松解挛缩的肌肉，切开尺侧关节囊，矫正畸形后用不锈针贯穿第1～2掌骨，以保持拇指外展位。对于拇指指蹼的皮肤缺损，可用游离植皮或皮瓣修复。

四、预防调护

手部骨折后，注意避免管型石膏或小夹板包扎过紧。手部不注射刺激性药物，尤其是在合谷穴处，尽可能不在此进行药物封闭。患病或手术后，应指导患者做手指屈、伸、收、展及对掌等功能锻炼。

（曾志奎）

下篇　上肢骨病

纵观我国医学发展对上肢骨病没有系统的描述,而相关记载却较多,如虚劳、流注、阴疽(无头疽)、骨疽、流痰等。"流痰"的记载首见于余听鸿的《外科医案汇编》,在《外科医案汇编·流痰》中云:"痰凝于肌肉、筋骨、骨空之处,无形可征,有血肉可以成脓,即为流痰。"《灵枢·刺节真邪论》就有"骨疽"和"骨痹"的记载,临床表现也类似于该病。关于附骨痰清代高秉钧有专门的描述,《疡科心得集·辨附骨疽附骨痰肾俞虚痰论》言:"附骨痰者,亦生于大腿之侧骨上,为纯阴无阳之证,小儿三岁五岁时,先天不足,三阴亏损,又或因有所伤,致使气不得升,血不得行,凝滞经络隐隐彻痛,遂发此疡。"而关于龟背痰清,赵濂在《医门补要》中记载:"脾肾二亏,加之劳力过度,损伤筋骨,使腰胯隐痛,恶寒发热,食少形瘦,背脊骨中凸肿如梅,初不在意,渐至背项缩,盖肾衰则骨痿,脾损则肉削,但龟背已成,愈者甚寡,纵保得命,遂为废人。"古籍关于骨关节结核发病部位的记载,表明中医学对该病的发生、发展及转归有着较深刻的认识。

通过近年来的研究,人们对骨病的易感因素、发病机制等认识都有了长远的提高,治疗也更加合理,疾病的致残率明显降低,这些都是喜人的结果。但对诸如类风湿关节炎的早期治疗时机、治疗终点等问题还未有定论,因此今后的研究可以从上述方面进行。目前本病的治疗多是采用中西医结合的办法,通过运用中药减轻西药的毒副作用、加快达标治疗的速度。也有部分医家单纯使用中药治疗本病,同样可以达到治疗目标。

本篇将详细介绍上肢部临床常见的骨病,分节段详细论述上肢骨关节非感染性疾病、上肢骨关节先天发育性疾病、上肢筋挛、上肢感染性疾病。

(杨文龙)

第十二章　上肢骨关节先天性发育异常

【学习目标】
1. 掌握并指畸形、多指畸形的临床表现、辅助检查、治疗。
2. 熟悉先天性高肩胛症、先天性肩关节脱位、先天性上尺桡关节融合的诊查要点。
3. 了解先天性高肩胛症、先天性肩关节脱位、并指畸形、多指畸形的功能锻炼及预后。

第一节　先天性高肩胛症

先天性高肩胛症是指肩胛骨高于与胸廓相对应的正常部位，通常伴有发育不良和形状异常，还可能出现其他先天性畸形，如颈肋、肋骨发育不全和颈椎畸形，偶发一个或多个肩胛带肌部分或完全缺如。除非畸形很严重，一般不出现严重的功能障碍。本病发病率女性高于男性，约 1/3 患者双侧发病。

一、致病机理

本病具体病因尚不明确，可能与遗传、羊水量过多引起宫内压过高、肌肉组织缺氧或肩胛骨和椎体间的关节异常等因素有关。在胚胎期，肩胛骨形成于颈部，从第 4 个月起逐渐下降至 2～7 肋，形成肩胛骨。由于胚胎发育障碍或胎儿在宫内位置异常，胚胎第 3 个月末肩胛骨不能下降至上胸部，而处于胸廓后较高位置。肩胛骨的发育就会受到影响，形态也随之发生改变，则形成肩胛骨高位症。约 1/3 以上的患者有一骨桥，称为肩胛脊椎骨桥。有的在骨桥与肩胛骨之间有发育较好的关节，有的仅见一些纤维组织连接在骨桥与肩胛骨之间。肩胛骨体一般发育很小。除肩胛骨畸形外，可合并脊柱侧凸、脊柱体缺如、肋骨融合及肋间隙变窄等畸形。肩胛骨的诸组肌肉部分或完全缺损，肩胛提肌和菱形肌变得纤细并有不同程度的挛缩或纤维化。

二、诊查要点

（一）畸形

出生后即可见明显畸形，外观可见耸肩短颈畸形。以一侧肩胛骨高位为多见，肩胛骨向上向前变位，两侧肩胛骨不对称，患侧可比健侧高 3～10cm。有时可摸到肩胛骨椎体骨桥或纤维束条，胸锁乳突肌可有挛缩，肩胛周围的肌力不足，可伴有脊柱侧弯和后凸畸形（图 12-1）。

（二）活动受限

肩关节上举、外展和旋外活动受限，肌力减弱，肩关节其他方向的活动可无明显障碍。

三、辅助检查

选择肩关节正位 X 线平片检查即可诊断。X 线平片能较好地显示肩关节的整体空间形态。在 X 线平片上可表现为患侧肩胛骨高于正常侧，肩胛上角位于第 4 颈椎至第 1 胸椎；肩胛骨发育较小，近似方形或三角形，肩胛内上角变尖，肩胛骨的腋缘与脊柱缘之间宽度增加，下角旋向腋部，内上缘转向脊柱。有时可见其他畸形，如肋骨缺如、脊柱侧凸和后凸、斜颈。必要时，进一步检查行肩关节 CT 平扫结合 CT 三维后处理技术，能更好地显示肩关节全貌及毗邻关系。若要观察病变周围软组织和肌肉情况，可行 MRI 检查。

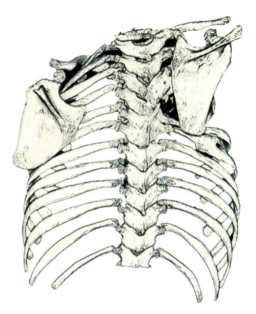

图 12-1　先天性高肩胛症典型特征

四、治疗方案

（一）一般治疗

进行适当的手法按摩和功能锻炼，加强被动和主动的上肢活动，如外展、上举、下压及内收、伸展牵引短缩的肌肉，改善和增进肩的外展和上举功能。手法按摩的目的是松解粘连组织，使高位的肩胛骨下移。

（二）手术治疗

本病手术年龄以 3～6 岁为最佳。因年龄大的患者进行肩胛骨下移手术，可能发生臂丛神经牵拉损伤，所以 6 岁以上患者，最好做肩胛骨内上部切除，包括切除骨膜及肩椎骨桥。当确实需要行肩胛骨下移手术时，可同时行锁骨粉碎手术以减少对臂丛神经的威胁。先天性高肩胛症因局部畸形解剖变异，同时合并其他先天性畸形，手术风险较大，畸形越重，越易发生并发症，出现颈肩部血管、神经损伤。故术中应精细操作，肩胛骨下移适度，避免出现臂丛神经损伤等严重并发症。

五、预防调护

对轻度的高肩胛患者可理筋与锻炼结合进行,目的是加大肩关节及肩胛骨的活动度,使肩关节功能恢复,肩胛骨下移,如肩关节内收、外展、前屈、后伸、旋转等,可主动锻炼,也可由他人配合被动活动。如能及早发现本病,及早治疗,一般均可改善外观和功能,预后尚可,对功能影响不大。

(张国福)

第二节 先天性肩关节脱位

先天性肩关节脱位极少见,只有出生时发现的肩关节脱位,才属于先天性的,也就是在子宫内就已经形成肩关节脱位。临床上常见的为麻痹性肩关节脱位,大多由肩部肌肉麻痹所致,如分娩性臂丛神经损伤。

一、致病机理

新生儿肩关节骨折脱位常发生在阴道分娩过程中,由胎位不正或分娩中使用暴力产伤所致,以骨折多见,常发生于锁骨及肱骨。胎儿在子宫内压力下加上有关肌群的痉挛性牵拉才会造成脱位,分娩时发生者应考虑产伤致臂丛神经麻痹而引起,而婴儿外伤性肩关节脱位则极少。

二、诊查要点

症状和体征临床表现为不同程度的功能障碍,患侧肩关节呈方肩表现,三角肌不发育,在肩内下方扪及肱骨头。患侧肩关节上举受限,患侧上肢无力或肌力比对侧差,搭肩试验阳性。肱骨头或关节盂缺如或先天性发育不全,可加重肩关节的不稳定,部分患儿还可伴有先天性髋关节脱位。

三、辅助检查

(一) 肩关节正位片

正常肩关节X线正位片上,肱骨头与肩胛盂后3/4形成一个重叠的半圆形阴影,肱骨头关节面与肩胛盂前缘的影像均为光滑弧形曲线,当肩关节后脱位时,两者的平行关系被破坏;肱骨头内旋畸形,大结节阴影看不到,与关节盂重叠影减少或消失,关节盂可完全暴露。肱骨头关节面与肩胛盂前缘及下缘距离增宽 > 6mm。由于肱骨头向后脱位并不向下移,正位片观察好像关节对位尚好,关节间隙仍存在,因而极易漏诊。

(二) 肩关节腋下位片

在肩关节正位片中,如怀疑有肩关节后脱位,最好加拍肩关节腋下位片。腋下位片能清晰地显示肱骨头和肩胛盂之间的相互位置关系，以及肱骨头是否移位，并能显示可能存在的肱骨头和肩胛盂的合并病变，因此腋下位投照有确定诊断的意义。

四、治疗方案

（一）保守治疗

对于肩关节功能受影响较轻者，可不必手术而行保守治疗，因术后能使功能进一步丧失。

（二）手术治疗

手术治疗根据不同情况，采用不同的手术方式。常用的手术方式有肩关节囊内折术、肌腱移位术、肩关节功能位融合术及肩峰畸形骨块隆起切除术，但这些手术可能会限制肩关节活动。对严重肩关节发育不良者，手术通常无效，无法改善其功能。

五、预防调护

对于先天性肩关节脱位症状较轻的患儿，若肩关节反复脱位复位，中年以后容易出现创伤性关节炎、肩关节不稳定、力量减弱。制止患儿反复有意识的脱位复位，有针对性地加强肩胛带肌肉的锻炼，必要时辅以弹力支具保护，经过一段时间后多数患儿可痊愈。

（张国福）

第三节　先天性上尺桡骨关节融合

先天性上尺桡关节融合是指先天性尺、桡骨近端融合连接，致使前臂不同程度的旋前位固定，是一种罕见的上肢畸形，为常染色体显性遗传病。因严重影响手部的功能，进而造成患者吃饭、穿衣和洗澡等日常生活受限。本病通常见于单侧肢体，双侧同时受累者占60%。

一、致病机理

妊娠5周时起源于中胚层的尺骨、桡骨软骨干的上端未能分开而融合。骨间膜缩窄、旋前圆肌挛缩、旋后肌异常或缺如，以及前臂筋膜挛缩等因素，使得该畸形的病理表现更为复杂。

二、诊查要点

患肢多以前臂旋转受限就诊，前臂固定于旋前位，伸直时旋转活动可由肩关节代偿完成。可伴有肘关节伸直受限，腕关节活动常有代偿性增大。症状严重者影响手部的功能，吃饭、穿衣和洗澡等日常生活受限。

三、辅助检查

X 线检查表现为尺桡骨上端呈骨性连接，可合并桡骨近端的发育不良，也可有桡骨近端的弓形弯曲和桡骨头脱位（图12-2）。

四、治疗方案

（一）保守治疗

由于先天性上尺桡关节融合的病理解剖复杂，即便将骨性融合彻底分离，骨间膜完全切开，也不能恢复前臂的旋转功能，甚至各种间隔物的使用也无法阻止再融合的发生。因此，治疗应根据患者功能受限的具体情况加以选择。除非严重的畸形，上肢功能多通过肩关节的代偿得到改善，不需手术治疗。

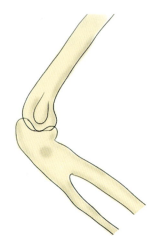

图 12-2　先天性上尺桡关节融合

（二）手术治疗

对于畸形严重者，现多采用在尺桡骨连接部的旋转截骨术，以达到适合功能的角度即可。目前的截骨术也已经发展为旋转游离截骨，并试图形成局部假关节允许患者的前臂在一定程度上发挥旋转功能。随着骨组织工程学材料技术的进步及显微外科技术的提高，上尺桡关节重建是今后手术的首选方式。

五、预防调护

本病为遗传性疾病，应做好孕期检查及畸形发展进程的动态观察。因旋转截骨术和上尺桡关节重建手术的并发症相对较多，故要做好围手术期的专科护理，术后要及时指导患者进行适当适度的相反方向的功能锻炼。

（张国福）

第四节　先天性手部畸形

先天性手部畸形种类较多，类型复杂，个体差异很大，既可以单独出现，也可以是综合畸形的一部分。目前对其发病原因不甚明确，故尚无法统一分类。手术治疗的效果、继发畸形的预防和治疗也不尽人意。多指畸形和并指畸形是发病率最高的两种手部先天性畸形。

一、致病机理

本病的确切病因目前尚不明确，一般认为遗传是主要原因，多为常染色体显性遗传。目前多数研究表明，本病与多条染色体多段区域中的多个基因突变有关；一些造成先天性手部畸形的因素常在胚胎发育的第 3～7 周形成，如缺指、短指、并指等畸形。此外，对胚胎的轻微刺激可引起肢端重复发育，如多指、并指、一腕双手等畸形。一种致畸因素的影响，常不止限于胚胎的一个肢芽，还将同时影响其他部位的分化发育，故临床上手部先天性畸形的病例常伴有身体其他部位的畸形，在临床检查时应予以重视，避免漏诊。

二、诊查要点

（一）多指畸形

多指畸形是指手指数目增加的先天异常（图 12-3）。单侧多于双侧，双手发病率约占 10%；右侧多于左侧，比例约为 2∶1，其中拇指多指畸形发病率约占总数的 90%。多生的手指多位于拇指桡侧或小指尺侧，可发生在正常手指远节，近节或掌指关节。在指间关节处，可以是单指单个、多个或双手多指。畸形可单独存在，亦可伴有其他畸形，如并指畸形、肢体短小，手指缺如等。由于多指的外形和结构差异很大，有时难于分辨正常手指与多指。

临床上根据发育状况可概括为 3 类：一是多余手指仅有软组织，没有骨骼、肌腱，仅是皮蒂相连的一个突出的软组织块；二是多余指中有部分指骨、部分肌腱，是一个功能缺陷的手指，此为附指；三是外形完整功能基本正常的手指，有固有的血管、神经、肌腱，甚至不能区分哪一个手指是多余指，此为完全性多指。对多指畸形应行 X 线检查，以明确骨关节形态和结构，为手术提供依据。

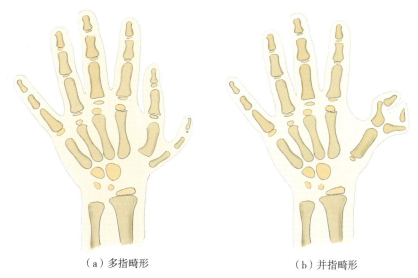

（a）多指畸形　　　　（b）并指畸形

图 12-3　多指畸形和并指畸形

（二）并指畸形

并指畸形是指两个或两个以上手指及其有关组织成分的先天性病理相连，是手部畸形中最常见的类型之一（图12-3）。并指类型多样，少则两指并连，多到四五指并连，常伴有其他畸形，如多指、短指、缺指等。连接形式分为皮肤并指和骨性并指，前者相邻手指间仅有软组织相连，软组织桥松紧程度不一。两指骨是独立分开的，后者则是并指的两指间共用骨性结构。并指程度分为完全性并指和不完全并指，前者自指蹼至指尖都连在一起，后者自指蹼到指尖近侧相连。

三、辅助检查

辅助检查首选患侧手正位及斜位 X 线摄影，以明确多指、并指的类型及骨骼关节生长情况，为治疗方案的选择提供依据。对于复杂疑难病例，也可行 CT 平扫结合后处理技术显示空间位置关系，进一步明确畸形类型和程度。CT 血管成像可显示畸形部的血供情况。MRI 可显示肌腱、神经、韧带等情况。

四、治疗方案

（一）治疗原则

先天性手部畸形虽然种类繁多，但都涉及功能和外观问题，故治疗的目的先是改善功能，然后是改善外观。临证时应高度重视一些现象和问题，如某些无功能障碍的多指、并指畸形者，可进行单纯改善外观治疗。随着患儿的生长发育在日常生活过程中可产生相当的功能代偿能力，若再经康复术者进行指导和训练，就能获得良好的效果，如拇指先天性缺失的手部畸形，经过训练可使食指逐渐拇化，最终得到与食指拇化术同样的结果。

（二）手术治疗

先天性多指，畸形发病率高，畸形类型多样，尤其对手部功能影响重大。手部畸形并不是简单的组织过剩，而是存在先天解剖结构变异、排列紊乱及手指发育不良等。因此，外科手术是治疗该病唯一有效的途径。术后患者手部功能与外观改善相统一是外科治疗的总目标。

手术治疗时机选择可遵循以下原则：①畸形对发育的影响：妨碍发育的畸形或随着肢体发育畸形将加重者，如某种类型的并指、单纯皮肤短缩等宜及早手术。对不妨碍发育而又需要手术治疗的某些多指、并指者，可在学龄前治疗。②手术对发育的影响：凡涉及骨关节矫形，特别是影响骨骺的手术，宜在骨骺发育基本停止后才考虑手术。对严重畸形涉及肌腱等软组织手术，为使患儿能主动配合术后功能锻炼，宜在 5～7 岁后再进行治疗。

1. 多指畸形 常用的手术方式：切除多余手指、修复并保留手指的软组织、修复第一指蹼（虎口）狭窄、重建肌腱和肌肉的止点、矫正关节畸形、重建关节囊各侧副韧带及截骨矫正手指偏斜畸形等。尺侧多指畸形的手术治疗通常是指切除较小的重复指，多不涉及关节、肌腱的修复及较为复杂的重建手术。

2. 并指畸形 要遵循个体化原则。对于功能影响不大、不致明显妨碍发育的并指不宜过早手术；反之，对于功能影响较大或明显阻碍发育的并指，如末节并指，手术时机可适当提前。并指手术的关键：重建指蹼、"Z"字形或锯齿状彻底切开和良好的植皮。常用的方法有三角皮瓣法、矩形皮瓣法和双叶皮解法。避免术后瘢痕牵缩及二次或多次手术修复。

五、预防调护

先天性手部畸形矫正术最好在学龄期前完成，以减少患儿的心理障碍，也有利于早期适应和功能锻炼。术后应配合中药熏洗、手法理筋按摩等方法，以促进修复，提高生活质量。

（张国福）

第十三章　上肢骨关节非感染性疾病

【学习目标】

1. 掌握类风湿关节炎、创伤性关节炎、异位骨化、肘关节骨性关节炎的致病机理、临床表现、诊断和治疗；类风湿关节炎和创伤性关节炎的鉴别诊断；异位骨化的预防措施。

2. 熟悉类风湿关节炎的影像学分期。

3. 了解类风湿关节炎、创伤性关节炎、异位骨化、肘关节骨性关节炎的康复锻炼及预后。

第一节　类风湿关节炎

类风湿关节炎是一种慢性的自身免疫性疾病，其临床表现主要为慢性、对称性、周围性多关节炎性病变，好发于手足等小关节，也可累及关节外其他系统，甚至导致关节畸形和功能丧失。随着疾病的进展，可累及心、肺、肾、眼等多个器官。本病属中医学"痹证"范畴，与《灵枢》的"周痹"、《金匮要略》的"历节"相似，因其病程长、难以治愈，后世医家称为"顽痹""尪痹"。

一、病因病机

历代医家所提的"骨痹""历节风""痹"等，与之相符。《证治准绳》记载："两手十指，一指疼了一指疼，疼后又肿，骨头里痛。膝痛，左膝痛了右膝痛，发时多则五日，少则三日，昼轻夜重，痛时觉热，行则痛轻肿却重。"

本病病程长久，顽固难愈，病邪多深入骨骱，以至关节畸形、失用，故应与一般的痹证相区别。人体气血亏虚，腠理疏松，或肝肾不足，筋骨失养，致使风寒湿邪乘虚袭入，阻塞经络，凝而为痹，或久居湿地，感受风寒湿邪或素体阳虚，卫阳不固，风寒湿邪入侵发为风寒湿痹。若素体阴血不足，内有郁热或风寒湿邪郁久化热，发为风湿热痹。痹久则血停而为瘀，湿聚为痰，痰瘀互结，深入筋骨，形成瘀血痹。

二、致病机理

类风湿关节炎是一种原因不明的慢性炎性自身免疫性疾病，主要病理特征是滑膜炎症、滑膜增生、血管炎、血管翳形成及类风湿结节的形成，继而导致软骨和骨的破坏、关节畸形等。一般认为感染、过敏、内分泌失调、家族遗传、免疫紊乱等因素都可能引起本病的发作，其他因素如环境、疲劳、外伤、吸烟、精神刺激、自主神经不平衡等亦可侵犯关节滑膜、滑液、软骨、软骨下骨质、关节囊、韧带及肌腱。病情进一步发展常可出现关节以外的病理改变，如皮下结节、血管炎及心、肺和眼的病变。

三、诊查要点

受累关节常从四肢远端小关节开始，以近端指间关节、掌指关节、腕、肘、肩、膝和足趾关节最为多见。颈椎、颞颌关节、胸锁和肩锁关节也可受累，并伴活动受限，髋关节受累少见。临床症状随发作方式、受累部位、严重程度和进展速度而异。70%的患者隐渐发病，但亦常有急性发作（暴发型）。

（一）症状

1. 晨僵　晨起或停止活动一段时间后，受累关节出现对称性关节内或关节周围僵硬，每日持续至少1小时，可持续6周以上。

2. 疼痛　对称性、持续性疼痛。初起时，患者仅感觉少数（1～2个）关节疼痛，疼痛时轻时重，时好时犯。数周或数月后，逐渐累及其他对称关节。

3. 肿胀　关节周围均匀性肿大，手指近端关节梭形肿胀是本病的特征性改变。

4. 活动障碍　早期由于炎性渗出导致关节活动受限，肿胀消失后活动功能恢复正常。中晚期患者由于周围肌肉、韧带破坏，关节黏连于特殊体位，从而因僵硬导致活动障碍。

（二）体征

1. 局部压痛及活动痛　局部压痛及活动痛；受累关节常呈对称性、多发性。

2. 关节畸形　最为常见的关节畸形是腕和肘关节强直、掌指关节的半脱位、手指向尺侧偏斜和呈鹅颈样、近端指间关节屈曲、远端指间关节过伸呈钮孔花样表现。重症患者关节呈纤维性或骨性强直，并因关节周围肌肉萎缩、痉挛失去关节功能，致使生活不能自理（图13-1）。

3. 皮下结节　20%患者出现皮下结节，多出现在关节伸侧、关节周围，质地坚硬，无触痛。

4. 其他表现　除关节症状外，还可出现血管炎、关节外或内脏损害，如类风湿结节，以及心、肺、肾、周围神经及眼等病变。

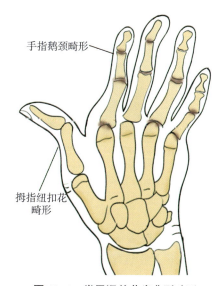

图13-1　类风湿关节炎典型畸形

四、辅助检查

(一) 实验室检查

1. 血液检查 ①血常规检查一般都有轻度至中度贫血,而白细胞大多正常,偶见活动期嗜酸性粒细胞和血小板增多,血红蛋白减少,淋巴细胞计数增加。②血沉及CRP加快,但缓解期可正常。③类风湿因子(RF)升高,约70%的病例可出现RF阳性。④抗环瓜氨酸肽抗体(抗CCP抗体)升高,抗CCP抗体对怀疑早期RA诊断有帮助(特异性达到96%以上),对判断疾病的严重程度也有作用。

2. 关节液检查 关节滑液较浑浊,草黄色,黏稠度降低,黏蛋白凝集力差,滑液的含糖量降低,中性粒细胞可达($10 \sim 50$)$\times 10^9$/L,细菌培养阴性,补体水平下降。

(二) 影像学检查

1. X线检查 首选X线平片检查,常规拍摄双侧或单侧手掌或足正位片,也可拍摄肘、膝、肩、髋关节正位。早期可见关节周围软组织肿胀、骨质疏松、骨皮质密度减低、正常骨小梁排列消失,严重者呈炭化样,关节间隙因积液而增宽。中期关节软骨面边缘骨质腐蚀,关节软骨下有囊腔形成,关节间隙因软骨面破坏而变狭窄。晚期关节软骨面完全破坏消失后,关节即纤维性或骨性强直于畸形位置(图13-2)。

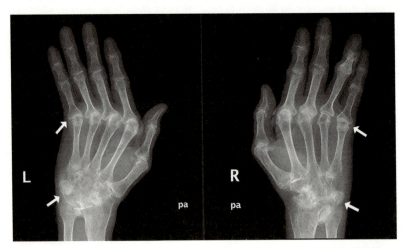

(a) 左手正位　　　　　　　(b) 右手正位

注:双手第2～5指中间及远端指骨关节面下、各指掌关节面下、腕掌关节及各腕骨、尺桡骨远端关节面下见小囊状骨质破坏,关节面模糊、关节间隙变窄、部分半脱位,符合类风湿关节炎。

图13-2　类风湿关节炎X线表现

2. CT检查 一般只做CT平扫,软组织窗CT图像可清楚显示关节周围软组织肿胀,表现为密度增高。骨窗CT图像表现为骨端关节面边缘小凹状骨质缺损,或骨内骨质破坏的低密度区,矢状面、冠状面重组图像上可显示关节间隙狭窄,病变至后期可显示骨质增生和关节脱位。

3. MRI 检查　MRI 是显示类风湿关节炎最敏感的影像学检查方法,当 X 线平片阴性但仍有症状时,应行单侧或双侧手掌指骨 MRI 磁共振扫描以明确。类风湿关节炎最早表现为软组织改变,MRI 图像显示关节滑膜增厚,尤其在 T_2 加权图像上显示更为清楚。静脉注射钆喷替酸葡甲胺的 MRI 增强扫描可显示增厚的滑膜强化进而发现早期病变。关节软骨破坏而出现软骨面毛糙和低信号区,甚至软骨下骨端骨质缺损而显示骨皮质不规则,骨髓内因充血而 T_1 加权图像上显示信号增强。

五、诊断标准

目前,广泛采用美国风湿病学会(ACR)1987 年修订的分类标准,内容包括:①持续晨僵至少 1 小时(每天),病程至少 6 周。②3 个或 3 个以上关节肿,至少 6 周。③腕、掌指关节或近端指间关节肿胀,持续至少 6 周。④对称性关节肿,至少 6 周。⑤手部 X 线改变(至少有骨质疏松和关节间隙的狭窄)。⑥皮下结节。⑦血清类风湿因子阳性,滴定度 > 1:20。

以上 7 条中具备 4 条或 4 条以上即可确诊类风湿关节炎。

六、鉴别诊断

(一)骨关节炎

骨关节炎多见于中老年人,起病过程大多缓慢,手、膝、髋及脊柱关节易受累,而掌指、腕及其他关节较少受累。病情通常随活动而加重或因休息而减轻。晨僵时间多小于半小时。双手受累时查体可见 Heberden 和 Bouchard 结节,膝关节可触及摩擦感。不伴有皮下结节及血管炎等关节外表现。类风湿因子多为阴性,少数老年患者可有低滴度阳性。

(二)强直性脊柱炎

强直性脊柱炎以青年男性多发,以中轴关节如骶髂及脊柱关节受累为主,虽有外周关节病变,但多表现为下肢大关节,为非对称性的肿胀和疼痛,并常伴有棘突、大转子、跟腱、脊肋关节等肌腱和韧带附着点疼痛。关节外表现多为虹膜睫状体炎、心脏传导阻滞障碍及主动脉瓣闭锁不全等。X 线片可见骶髂关节侵袭、破坏或融合,患者类风湿因子阴性,并且多为 HLA-B27 抗原阳性。本病有更为明显的家族发病倾向。

七、治疗方案

如果不经过正规治疗,约 75% 的患者会在 3 年内出现残疾,治疗目的:①让患者了解疾病的性质和病程,增强患者与疾病作斗争的信心,克服困难,与医生密切配合,主动做好功能锻炼。②缓解疼痛。③抑制炎性反应,消散关节肿胀。④保持关节功能;防止畸形发生。⑤纠正关节畸形,改善肢体功能。

具体治疗,应包括以下几方面的内容。

（一）支持疗法

支持治疗包括富于蛋白及维生素的饮食，针对贫血及骨质疏松，可补充铁剂、维生素 D 和钙剂。鼓励患者多晒太阳，适当休息，改善潮湿、阴冷工作环境，避免过劳。短暂和间断地使用支架或夹板固定受累关节，既可消肿止痛，又不致引起关节强直。对于慢性期患者，可适当选用物理疗法或中药外敷，如能配合按摩、练功、体操、适当疗养，无疑对疾病的康复将大有益处。

（二）中药治疗

1. 中药内治法

（1）风湿痹阻证　关节疼痛、肿胀，游走不定，或时发时止，恶风，或汗出，头痛，肢体沉重，舌质淡红，苔薄白，脉滑或浮。治以祛风除湿，通络止痛，方选羌活胜湿汤加减。

（2）寒湿痹阻证　关节冷痛，触之不温，皮色不红，疼痛遇寒加重，得热痛减，关节拘急，屈伸不利，肢冷，或畏寒喜暖；口淡不渴，舌体胖大，舌质淡，苔白或腻，脉弦或紧。治以温经散寒，祛湿通络，方选乌头汤加减。

（3）湿热痹阻证　关节肿热疼痛，触之热感或自觉热感，关节局部皮色发红，发热，心烦，口渴或渴不欲饮，小便黄，舌质红，苔黄腻或黄厚，脉弦滑或滑数。治以清热除湿，活血通络，方选宣痹汤、当归拈痛汤、二妙散。

（4）痰瘀痹阻证　关节肿痛日久不消，局部肤色晦暗，或有皮下结节，关节肌肉刺痛，僵硬变形，面色黧淡、唇暗，舌质紫暗或有瘀斑，苔腻，脉沉细涩或沉。治以化痰通络，活血行瘀，方选双合汤。

（5）瘀血阻络证　关节刺痛，疼痛部位固定不移，疼痛夜甚，肢体麻木，关节局部色暗，肌肤甲错或干燥无泽，舌质紫暗、有瘀斑或瘀点，苔薄白，脉沉细涩。治以活血化瘀，通络止痛，方选身痛逐瘀汤、桃红饮。

（6）气血两虚证　关节酸痛或隐痛，伴倦怠乏力，面色不华，心悸气短，头晕，爪甲色淡，食少纳差，舌质淡，苔薄，脉细弱或沉细无力。治以益气养血，通经活络，方选黄芪桂枝五物汤、十全大补汤、归脾汤。

（7）肝肾不足证　关节疼痛，肿大或僵硬变形，腰膝酸软或腰背酸痛，足跟痛，眩晕耳鸣，潮热盗汗，尿频，夜尿多，舌质红，苔白或少苔，脉细数。治以补益肝肾，祛痹通络，方选独活寄生汤、三痹汤、虎潜丸。

（8）气阴两虚证　关节肿大伴气短乏力；肌肉酸痛，口干眼涩，自汗或盗汗，手足心热，形体瘦弱，肌肤无泽，虚烦多梦，舌质红或有裂纹，苔少或无苔，脉沉细无力或细数无力。治以养阴益气，通络止痛，方选四神煎。

2. 中药外治法
可采用麝香虎骨膏、伤湿止痛膏等敷贴，或狗皮膏、宝珍膏等膏药烊化后温贴。此外，可应用骨科腾洗药、风伤洗剂等熏洗，祛风水、活络水等外擦。

（二）西药治疗

1. 非甾体抗炎药（NSAIDs） 非甾体抗炎药是治疗类风湿关节炎的首选药物，可改善临床症状，但对关节破坏的进展无影响。此类药物品种很多，而且在不断增加，共同作用是抑制环氧化酶，使花生四烯酸不能转化为前列腺素，从而起到消炎止痛的作用。

2. 慢作用抗风湿药物（DMARDs） 慢作用抗风湿药，起效较慢，临床症状的明显改善需要 1～3 个月，甚至半年，故又称慢作用药。虽不具备即刻止痛和抗炎作用，但有改善和延缓病情进展的作用。从疗效和费用等角度考虑，一般首选甲氨蝶呤，并将它作为联合治疗的基本药物。常用药物有甲氨蝶呤、柳氮磺胺吡啶、青霉胺、金诺芬、羟氯喹、来氟米特等。

3. 生物制剂 随着对类风湿关节炎发病机制研究的深入，以细胞因子为靶目标生物制剂的出现，因其快速抗炎效果、不良反应少，采用生物制剂治疗不仅能有效控制关节炎症，还能显著降低两年内的骨破坏和残疾率。目前，应用于临床治疗 RA 的生物制剂包括了抗 CD4 单克隆抗体、白细胞介素 –1（IL–1）抑制药及 TNF–a 抑制药。

4. 类固醇皮质激素 能迅速减轻关节疼痛、肿胀，在关节炎急性发作，或伴有心、肺、眼和神经系统等器官受累的重症患者，可给予短效激素，剂量依病情严重程度而调整。小剂量糖皮质激素可缓解多数患者的症状，并作为 DMARDs 起效前的"桥梁"作用，或 NSAIDs 疗效不满意时的短期措施，必须纠正单用激素治疗 RA 的倾向，用激素时应同时服用 DMARDs。激素治疗 RA 的原则：不需用大剂量时则用小剂量；能短期使用者，不长期使用；在治疗过程中，注意补充钙剂和维生素以防止骨质疏松。关节腔注射激素有利于减轻关节炎症状，改善关节功能，但 1 年内不宜超过 3 次。过多的关节腔穿刺除了并发感染外，还可发生类固醇晶体性关节炎。

5. 联合治疗 类风湿关节炎的联合治疗是对同一患者同时使用两种或两种以上抗风湿药物。其原理是利用作用位点不同的两种或两种以上抗风湿药物，以增加疗效。但联合治疗可能带来毒副作用相加或放大的问题。与单个抗风湿中药治疗类风湿关节炎的结果相比，联合治疗能避免时间耽搁，以免这种耽搁可能造成相当大的关节破坏。联合治疗包括甲氨蝶呤＋氯喹、甲氨蝶呤＋环孢菌素 A、甲氨蝶呤＋羟氯喹＋柳氮磺胺吡啶等。

（三）针灸治疗

一般采用皮肤针刺。选择弹刺区的原则：按病取经，经穴相配，循经弹刺，远近结合，以皮肤充血为度。每日 1 次，15 次为 1 个疗程。

（四）物理疗法

理疗可增加局部血液循环，达到消炎、退肿、镇痛的效果。功能锻炼的方法可保持和增进关节功能，但急性期间治疗（特别是热疗）会加剧症状，须先用药物解除急性炎症后再进行。理疗可在患处用 1% 雷公藤或 2% 乌头直流电离子导入，中波、短波电疗。

（五）手术治疗

1. 手术适应证 关节肿胀患者中超过70%是因滑膜组织病变引起的，对于保守治疗3～6个月后仍有关节疼痛、肿胀，且有影像学改变的患者，应行滑膜切除手术。如不及时进行干预治疗，当关节周围炎性反应进一步加重，可刺激关节周围的肌腱组织并引起肌腱断裂。

2. 手术方式 炎性滑膜切除、断裂肌腱修复重建、关节镜下肩袖修复、关节镜下炎性滑膜切除、游离体取出、截骨矫形恢复肢体力线、关节融合、关节周围软组织松解和关节成型及关节置换手术等。

八、预防调护

急性期以休息为主，稳定期逐渐加强肢体功能锻炼。心理指导：指导和帮助患者正确对待疾病，可促进病情好转。饮食指导：类风湿关节炎患者无严格饮食禁忌。生活起居：应注意避风寒湿，居住地应干燥、温暖、向阳，同时注意保暖，多晒太阳，预防感冒。

（张国福　杨文龙）

第二节　创伤性关节炎

创伤性关节炎主要是负重关节创伤后引起的一种后遗症，强大暴力使受累关节正常组成部分及解剖结构遭受破坏，引起软骨变性、破坏，以及在此基础上的关节软骨、软骨下骨、滑膜、关节囊、周围肌肉和韧带等的一系列改变，最后导致受累关节疼痛、功能障碍。临床表现、病理改变与退行性骨关节病极为相似，区别在于该病患者均有明显的创伤史，任何年龄组均可发病，但以青壮年居多，多发于创伤后、承重失衡及活动负重过度的关节。本病属于中医学"痹证"范畴。

一、病因病机

（一）损骨血凝

跌仆闪挫，伤及骨骼筋脉，轻者伤筋，重者伤筋损骨，以致气血淤滞，运行失畅，壅闭不通，久而成痹。

（二）体虚劳损

肝主筋，肾主骨，肝肾充盈，则筋骨劲强，关节滑利，运动灵活，患者体虚，肝血肾精渐亏，气血不足或伤及肝肾，加之长期劳损致使筋骨失养而发病。

（三）风寒湿侵袭

外伤后起居不慎、冒风受寒、涉风冒雨或身劳汗出、衣着湿冷等皆可导致风寒湿邪入侵，经脉痹阻，气血不通，筋骨失养而发病。

二、致病机理

创伤性关节炎的病理变化主要是关节软骨的变性和继发骨质增生，引起关节间隙进行性变窄，关节边缘有骨刺形成，软骨下骨质可有囊性变。急性期先有关节内出血渗液导致关节肿胀，液体完全吸收后可不留任何痕迹而痊愈。但关节内的粘连、滑膜肥厚、软骨损伤、关节内骨折的骨痂长入或关节内异物存留等，均可引起与退行性骨关节病相似的继发改变。因增厚的滑膜和分离的软骨，可脱落入关节内构成游离体，而关节周围的肌腱韧带出血撕裂后可以纤维化或钙化。

三、诊查要点

（一）症状

本病主要临床症状为外伤后关节疼痛逐渐消失，功能恢复一段时间后逐渐出现关节疼痛和功能活动受限，表现为开始活动时疼痛较明显，活动后减轻，在负重和活动过后疼痛又加重，休息后减轻。但随着病情的加重，疼痛伴随整个关节的活动过程，甚至有些患者不能负重，无法站立和行走。关节僵硬和活动受限往往在早晨起床后或日间一段时间不活动后出现，但僵硬时间较短，随着病情的加重，关节活动逐渐受限，严重者出现关节功能基本丧失。

（二）体征

创伤性关节炎可出现抗痛性步态，即行走时，当患足着地后，因负重疼痛而迅速更换健足起步，以减少负重，故患肢迈步小、健肢迈步大。因负重力线的改变可出现下肢畸形，如膝关节内、外翻，临床以内翻畸形多见。另外，病情较重者还可出现肢体肌肉萎缩、关节肿大及积液等体征。

四、辅助检查

（一）实验室检查

没有特异性，但相关检查能起到鉴别诊断作用。

（二）影像学检查

创伤性关节炎首选X线平片检查，进一步检查可行MRI平扫。在X线平片上，急性期由于关节积液，可表现为关节囊肿胀和关节间隙增宽。以后随着继发性退行性骨关节病的出现，可见关节间隙变窄、骨端骨质增生（图 13-3）。如骨折涉及关节面或骨端分离者，则因骨痂增生、错位愈合和骨端生长发育异常而呈畸形。关节内出现游离体，关节周围出现条性钙化骨化阴影。MRI 可清晰地显示关节软骨、韧带及软组织的损伤，对 X 线平片难以发现的细微骨折也具有很高的敏感性。

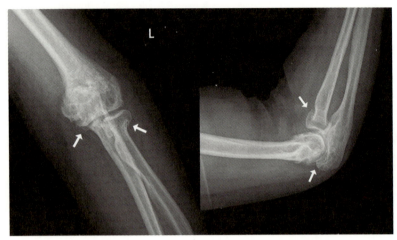

（a）左肘关节正位　　　　　　（b）左肘关节侧位

注：右侧桡骨小头陈旧性骨折伴骨性关节炎，关节间隙变窄，骨端骨质增生，关节周围可出现条性钙化骨化阴影。

图 13-3　创伤性肘关节炎 X 线表现

五、鉴别诊断

（一）骨关节炎

骨关节炎和创伤性关节炎临床表现很相似，但在发病机制上有根本的区别，创伤性关节炎有明显的外伤史和累积伤。骨关节炎发病年龄多见于 40 岁以上，女性多于男性，而创伤性关节炎可发生任何年龄段。

（二）类风湿关节炎

类风湿关节炎发病以 30～50 岁为多。活动期多呈疼痛、肿胀、活动受限，指趾小关节常呈对称性肿胀，实验室检查类风湿因子阳性，血沉、C 反应蛋白均升高，X 线检查也有相应变化。而创伤性关节炎实验室检查均在正常范围。

六、治疗方案

创伤性关节炎的治疗重在预防，任何涉及关节面的骨折都应争取及时、准确地予以解剖复位，最低限度达到功能复位，尤其是近关节骨折对位要达 3/4 以上，成角移位要做到成人＜10°、小儿＜15°，旋转移位完全纠正。特别是成角移位与关节活动方向垂直时，由于日后很难被矫正和适应，势必导致关节压力失衡，造成新的关节创伤，应特别引起注意。另外，关节先天或后天畸形，都应尽可能早期予以器具（如夹板、支架等）、石膏或手术矫正，以防止发生创伤性关节炎。

（一）中药治疗

1. 中药内治

（1）损骨血凝　肢节伤折，骨折疼痛，似同针刺固定不移，动则加剧，活动受限，身倦乏力，少气，自汗，舌质暗或有瘀斑，脉涩。治以活血搜损，通络止痛，方用风伤丸或搜损寻痛丸加减。

（2）体虚劳损　关节畸形，承重失度，反复劳伤，隐痛酸重，活动受限，面色无华。偏于阴虚者，常伴心烦失眠，口燥咽干，手足心热，舌质红，少苔，脉弦细；偏于阳虚者，伴精神萎靡，神疲气短，手足不温，小便清利，舌淡，苔白，脉沉细无力。治以补肾壮骨，益气活血，方用左归丸或右归丸加减。

（3）风寒湿型　关节局部沉重，自觉发凉，得温则减，遇阴雨加剧，关节活动受限，舌质淡红，苔白滑，脉沉缓。治以散寒祛湿，温经活络，方用独活寄生汤加减。

2. 中药外治　多用活血化瘀、祛风散寒及通络镇痛药物以缓解症状，可用海桐皮汤等局部热敷、熏洗，还可用回阳玉龙膏调酒外敷，中药舒筋通络之品水煎熏洗，正红花油、双氯芬酸钠乳胶剂、麝香正骨水外擦患处。

（二）西药治疗

1. 非甾体消炎药　迅速有效缓解症状，可选用COX-2抑制药（如塞来昔布等）或COX-1抑制药（如双氯芬酸等），具有镇痛及抗炎的作用，在症状缓解时应停止服用。

2. 软骨营养药　创伤性关节炎主要是关节软骨发生退行性变性和继发的软骨增生、骨化为主要病理变化，采用硫酸软骨素、氨基葡萄糖等软骨营养药物，可以改善病情，缓解软骨的退变。

（三）针灸治疗

循经取穴，也可选用关节内或周围的穴位治疗，并可配合电针治疗。根据寒热虚实，辨证与辨病相结合，灵活运用。耳针可取压痛点。

（四）手法治疗

可用提、揉、拿、捏等手法，在关节部位反复数遍，手法由轻到重，直至患者有酸胀感为度，并做患肢各个方向被动活动。

（五）物理治疗

可采用直流电离子导入法、超短波电疗法、磁疗法、红外线疗法和超声波疗法，以促进创伤性关节炎的炎症吸收。

（六）封闭治疗

关节内注射皮质激素能迅速缓解症状，但长期使用会产生一系列并发症，并且能抑制关节软骨内蛋白多糖合成，一般选择伴有明显滑膜炎症状时应用。透明质酸关节腔内注射是一种常用的治疗方法，透明质酸是滑液和关节软骨的主要组成部分，本病患者的透明质酸分子量和透明质酸量都有减少，因此是一种很好的补充。

（七）手术治疗

对于陈旧性骨折对位、对线不良者，应手术切开复位加内固定，以恢复肢体的正常轴线或使关节面平整，消除造成创伤性关节炎的病因。当畸形愈合部位的骨质十分坚硬时，经骨折部位切开复位十分困难，容易造成延迟愈合。此时，可选择在临近干骺端的部位施行截骨术，以矫正原有的畸形。关节内有游离体，边缘骨刺比较明显，但关节负重面尚比较完整的患者可给予关节清理术。对于关节面严重破坏、关节疼痛剧烈、影响工作与生活患者，可考虑施行关节融合术或人工关节置换术。

七、预防调护

预防本病的主要方式在于将任何涉及关节面的骨折都及时、准确地予以解剖复位，最低限度要达到功能复位，术后要避免关节过多负重或超限活动，尤其是体力劳动者、运动员及一侧截肢的患者。发病后受累关节应注意休息，症状缓解可适当进行轻微的功能锻炼。创伤性关节炎病程长，晚期可出现骨质破坏塌陷、软骨下骨硬化、膝内侧关节间隙消失、骨硬化及膝关节半脱位等特征，甚者可出现下肢畸形，严重影响患者的生活质量。在早期处理波及关节面的骨折，能及时、准确，发病率很低，若一旦发生，手术治疗可缓解其疼痛，但仍可能遗留关节活动障碍。

（张国福）

第三节　异位骨化

临床上将骨组织以外发生骨化称为异位骨化，继发于创伤或术后并发异位骨化称为创伤性骨化性肌炎，或局限性骨化性肌炎，以区别于代谢或遗传因素引起全身性骨化性肌炎。严重的异位骨化可以限制关节活动，甚至造成关节强直，使关节丧失活动功能，严重影响患者肢体功能的康复。本病好发于肘部、髋部、踝部及肩部，但尤以肘部为最常见（图13-4），

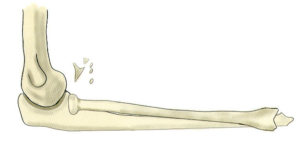

图 13-4　肘部异位骨化

好发于儿童。本病属于中医学"痹证"范畴。

一、病因病机

本病是由于肢体损伤或手术后筋脉受损、血溢脉外、血瘀气滞、经脉不通所致。瘀血既是异位骨化发病的重要因素，又是病理产物，贯穿疾病始终。正如薛己在《正体类要》中曰："肢体损于外，则气血伤于内，营卫有所不贯，脏腑由之不和。"损骨能伤筋，伤筋亦能损骨，筋骨的损伤必然累及气血，因经脉受损，气滞血瘀，则为肿为痛。《素问·阴阳应象大论》曰："气伤痛，形伤肿。故先痛而后肿者，气伤形也；先肿而后痛者，形伤气也。"

二、致病机理

创伤后异位骨化可源于任何形式的肌肉骨骼损伤，如较常见的骨折、脱位、人工关节置换术、肌肉或软组织挫伤、创伤或手术后过早及过度功能锻炼。本病早期病理表现为局部肌肉组织变性、坏死、出血，大量成纤维细胞增生。成熟后出现典型的分层现象：内层包含大量增生未分化的间质细胞；中层为大量骨样组织和丰富的成骨细胞，可见较多的松质骨；外层有大量矿物质沉积，最终发展为致密板样骨，形成外壳，可见成骨细胞和破骨细胞。

三、诊查要点

本病一般发生在伤后 1～6 个月，高峰在伤后两个月，也可发生在伤后多年。临床表现最早出现于伤后 3 周，最晚可达伤后 12 周，20%～30% 的患者症状明显，如关节周围肿胀、皮肤发红、皮温升高等，最终出现受累区域疼痛和关节活动度变小，但只有 3%～8% 的患者发生关节强直；除了关节活动障碍、异位骨化的并发症外，还包括周围神经嵌压和压迫性溃疡。早期表现为关节周围肿痛，关节紧缩感、发热、红肿，逐渐加重出现关节活动受限，晚期可引起关节强直，甚至出现周围神经嵌压和压迫性溃疡的并发症。

四、辅助检查

（一）实验室检查

测定 24 小时尿前列腺素 E_2、血清碱性磷酸酶、肌酸磷酸激酶、血钙水平。24 小时尿前列腺素 E_2 升高，提示应做进一步检查。血清碱性磷酸酶缺乏特异性，一般在伤后两周开始升高，10 周达到高峰，18 周后逐渐降至正常。

（二）影像学检查

1. X 线检查 早期异位骨化大多仅表现为软组织病变，与软骨肉瘤、局部感染、血肿等的临床表现相似，因此其特异性差。依靠普通 X 线检查多在伤后 3～6 周才能发现异位骨化。随着异位骨化的成熟，X线图像上逐渐出现点状钙化影，软组织肿胀消除后，钙化影密度逐渐增强，显影更清晰，钙化部位由外周转移至中心，最终形成成熟的板层骨，这是典型的早期异位骨化X线表现（图13-5）。

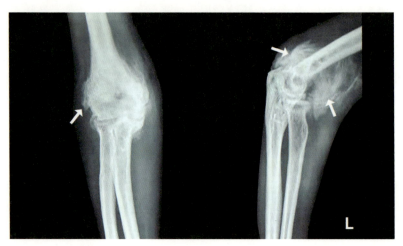

（a）左肘关节正位　　　　　　（b）左肘关节侧位

注：肘关节构成骨端形态不规整，见骨质增生硬化，关节面不光滑，关节周围软组织肿胀，肱骨远端软组织内见大面积斑片状高密度影，提示左肘关节创伤性关节炎并异位骨化。

图13-5　肘关节异位骨化X线表现

2. CT检查　CT检查较X线检查能更清晰地显示异位骨组织，可发现X线检查未能发现的微小病变，且能更准确地判断早期异位骨化的位置及形态，明确病灶部位及与周围关节、肌肉的关系。

3. ECT检查　可在骨化开始的2.5周检测到骨化阳性，并帮助判断骨化的活动性及成熟程度。

4. MRI检查　本病在MRI上的表现在不同阶段呈现不同的特点：①早期：T_1加权像病变处与肌肉同等信号，T_2加权像病变中心呈轻到中度不均匀高信号局灶影，密度比脂肪高，其周围组织广泛水肿，有时呈现低信号环状影。②进展期：T_1加权像病变中心信号等于或高于与周围肌肉、病变周围出现低信号环。T_2加权像病变中心出现极高信号，周围组织极度水肿并有完整的低信号环。③成熟期：T_1加权像病变中心高信号，周围存在低信号环，T_2加权像外周及中央均为低信号。这些特征表现并非在所有病例中均出现，只要T_1加权像出现环形低信号带，即可诊断。

五、鉴别诊断

（一）进行性骨化性肌炎

进行性骨化性肌炎是一种先天性疾病，在纤维组织有反复的发炎。每次发炎后，在肌腱和肌肉纤维间隔内发生骨化，所有横纹肌均可涉及。异位骨化往往是局限性的。

(二) 骨肉瘤

骨肉瘤是原发于骨组织的最常见的骨恶性肿瘤，特点是恶性肿瘤细胞能直接生成肿瘤类骨组织。骨肉瘤在早期可将骨膜自骨面上剥离，并在其下产生反应性新骨。X 线检查表现为日光放射状改变或呈针状骨膜反应性改变，在肿瘤凸起的骨膜和骨干连接处形成 Codman 三角区。当肿瘤穿破骨皮质进入软组织，X 线检查可显示为梭形、圆形、棉絮状或云片状界限不清的软组织阴影，逐渐在阴影内出现不规则的肿瘤骨化区。

六、治疗方案

(一) 中药内治

1. 血肿瘀积 肘部疼痛拒按，弥漫性肿胀，局部有瘀斑，肘关节活动受限，舌质暗或有斑，苔薄黄，脉弱或弦数。治以活血止血，消瘀止痛，方用桃红四物汤加蒲黄、五灵脂等。

2. 气虚血凝 肘关节前方肿胀硬实，无波动感，关节拘急不舒，屈伸活动障碍，舌质暗红，脉弦细或涩。治以补气，活血化瘀，方用补阳还五汤。

(二) 西药治疗

1. 非甾体类抗炎药 预防异位骨化形成的药物，作用机制为通过抑制环氧化酶阻止前列腺素的合成，从而改变触发骨质重建的局部炎症反应，并抑制间充质细胞向成骨细胞的分化。因为异位骨化的发生与炎症反应有关，故非甾体类抗炎药的应用应在术后第 1 天开始，对于疗程存在不同的观点，从 1～6 周均有应用。此类药物主要副作用为胃肠道反应，可导致消化道出血。

2. 双磷酸盐类药物 可延迟异位骨化的形成。双磷酸盐是内源性焦磷酸盐类似物，与羟磷灰石有很强的亲和力，不仅能阻止磷酸盐晶体的生长和溶解，还可以调节免疫和抗炎症反应，机制可能是干扰促炎症因子，如 IL-1、IL-6 等。双磷酸盐的主要副作用是长期使用可导致骨质软化，且它只是抑制骨基质矿化，而非抑制骨基质形成，一旦停药，已形成的骨基质可继续矿化，形成"反跳性骨化"。

(三) 手术治疗

1. 手术适应证 手术切除是异位骨化形成后导致严重关节功能障碍患者的唯一治疗手段。

2. 手术方式 手术的成功取决于对于患者和手术时机的选择，关键是对于异位骨化成熟度的判断。传统的办法是尽量延迟手术时机，不同病因的异位骨化手术时间表：创伤后 6 个月；脊髓损伤后 12 个月；脑外伤后 18 个月。理想的手术时机：无局部发热、红肿等急性期表现；碱性磷酸酶正常；骨扫描显示骨化成熟或接近成熟。

七、预防调护

早期诊断、消除危险因素是防治异位骨化的有效方法。一旦怀疑异位骨化，应尽量减少主动、被动活动，因为活动有可能加重局部的充血水肿，使骨化加重。但过于严格的制动会诱发许多异位骨化并发症，如关节僵硬、压疮、下肢深静脉血栓等。因此，规律、适当的关节活动可以保持关节囊柔软，防止肌肉挛缩及其他并发症，有利于异位骨化患者的康复。同时动作切忌粗暴，活动应限制在无痛范围内。对于异位骨化的好发部位，如肘关节和髋关节的创伤要早期及时处理。

（张国福）

第四节　肘关节骨性关节炎

肘关节骨性关节炎，又称退行性肘关节病，是肘关节长期磨损过度造成的，以肘关节疼痛、关节畸形和活动障碍等症状为主要特征。本病是一种比较少见的骨性关节炎，占退行性关节炎的1%~2%。临床上，本病可分为原发性和继发性。原发性肘关节骨性关节炎少见，主要见于中年体力劳动者，如木工、锻工、杂技演员。因其肘关节活动最多，容易患此病。继发性肘关节骨性关节炎常见于创伤，包括肘关节骨折脱位所致的关节软骨损伤。

一、病因病机

（一）肝肾亏耗，因虚致瘀

肝主筋，肾主骨，随着年龄增长，正气渐衰，气血不足，肝肾亏虚，骨髓失去充养，则骨骼发育不良，关节畸形或异常增生。或劳役太过，致气滞血瘀，筋骨不健，无力保护骨骼，筋不能约束各骨。活动越频繁，则磨损越严重，导致关节过快退变，发为骨痹。

（二）风寒湿侵，痹阻经络

《素问·痹论》云："风寒湿三气杂至，合而为痹……痹在于骨则重，在于脉则血凝而不流，在于筋则屈不伸，在于肉则不仁，在于皮则寒。"在肘关节骨折脱位损伤后，内在筋骨不坚，或对位异常，感受风寒湿等外邪，关节局部发生气血运行阻滞，筋骨失其濡养，生成邪瘀痹阻之证。

二、致病机理

（一）机械与外伤因素

长期不正常的负载可影响关节软骨的抵抗力，导致软骨的退行性改变，如杂技演员、体操运动员、油漆工等。特别是骨折脱位后关节面的损伤，或关节软骨损伤后复位不佳，或粗暴手术加重损伤，骨折畸形愈合，关节负重不均，使软骨受损。

（二）关节畸形

肘关节的内翻或外翻，肘关节失稳，使关节受力分布异常，力线改变，造成关节有效负重面积减少，负重部位单位面积内的软骨压力增加，破坏软骨胶原，消耗软骨表面蛋白多糖，损害软骨细胞。最初骨软骨软化，丧失原来的色泽，软骨相继出现磨损、糜烂、脱落，随着软骨下骨裸露、象牙化或囊性变，关节边缘骨质增生形成骨赘，关节内剥落的软骨刺激滑膜和关节囊，使关节囊肥厚和纤维化，关节内形成游离体，可并发尺神经受压。

三、诊查要点

（一）肘部疼痛

起病初期，或肘关节损伤后功能基本恢复，又重新出现肘关节隐痛，活动时加重，休息后减轻，且疼痛与天气相关。随着病情的发展，肘关节由隐痛逐渐转变为明显的钝痛，以屈肘或伸肘终末时疼痛为特点。可以有夜间痛和休息痛，并有晨僵现象。稍微活动后疼痛减轻，过度活动后加重。

（二）活动障碍

晚期伸肘或屈肘过程均感疼痛，关节畸形或强直、活动受限，部分患者可出现骨摩擦感和关节交锁现象。

（三）肘关节肿胀

初期肘关节有肿胀，关节内有积液，晚期积液吸收、肌肉萎缩、关节僵直、活动受限。

四、辅助检查

（一）X线检查

早期X线无明显改变，通常表现为肘关节间隙变窄、关节边缘增生、有骨赘形成、软骨下骨骨密度增高或有囊性改变（图13-6）。晚期有关节强直畸形、关节内游离体，严重时肘关节可能半脱位。

（二）CT与MRI检查

CT能更精确地反映肘关节的细微病变，冠状突骨赘可影响肘关节的屈曲，而尺骨鹰嘴近端骨赘形成可影响肘关节伸直。MRI可以帮助了解肘关节软骨、肘关节囊、内侧肱尺韧带、外侧肱尺韧带的病变和损伤。

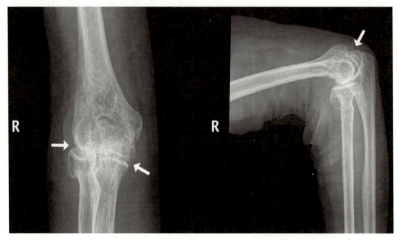

（a）右肘关节正位　　　　　　（b）右肘关节侧位

注：关节间隙变窄，关节面不光滑，关节边缘增生，有骨赘形成，软骨下骨密度增高。

图13-6　右肘关节骨性关节炎X线表现

五、鉴别诊断

肘关节骨化性肌炎往往在损伤两个月出现，进行性骨质结构在前臂伸屈肌、肱二头肌及肱三头肌近肘关节处于肌肉、结缔组织内沉积，出现局限性肿块，影响肘关节的屈伸功能。X线可见骨化影，开始呈云雾状环形钙化，以后轮廓清楚，成熟后外周骨化致密，形成与一般骨质相同、肌肉行径一致的粗条状或片状致密影。根据病史、体征和X线检查结果，可与肘关节骨性关节炎相鉴别。

六、治疗方案

（一）中药治疗

1. 中药内治

（1）肝肾亏耗，因虚致瘀　多见于中年以后，肘关节隐痛，活动时加重，休息后减轻，有时伴有晨僵，活动后稍缓，渐至变为明显钝痛，肘关节活动受限，舌淡，苔薄白，脉细弦。治以补益肝肾，活血化瘀，方选补肾壮筋汤合复元活血汤加减。

（2）风寒湿侵，痹阻经络　病变部位疼痛剧烈，与天气变化有关。活动重着，关节肿胀或有积液，或有外伤史，舌淡，苔白腻，脉沉迟或濡细。治以祛风散寒除湿，行气活血止痛，方选三痹汤合活血止痛汤加减。

2. 中药外治　中药外敷治疗一般是以祛风散寒、解痉通络、活血化瘀为目的。可用海桐皮汤或五加皮汤局部热敷熏洗，也可用狗皮膏等外敷药外用。

3. 西药治疗　主要包括非甾体抗炎药和解热镇痛药。

（二）针灸

取穴曲池、手三里、少海、曲泽、合谷、养老、阳陵泉、阿是穴等。温针灸，留针20分钟左右。

（三）手法治疗

揉、搓、推、弹、扳等法使僵硬或萎缩的肘部肌肉得到缓解，进而松解粘连，加强功能，配合点穴、拨筋、摇扳关节，增加肘关节的活动度。

（四）物理治疗

物理治疗采用蜡疗、超短波、微波、离子导入、射频、电磁、光疗等，有一定的改善作用。

（五）手术治疗

1. 尺神经前置术 适用于外伤性神经缺损或神经损伤处的神经床粗糙或神经牵张力过大，导致慢性摩擦、牵拉而造成神经传导功能不全或丧失的患者。肘关节骨性关节炎出现尺神经卡压可选用。

2. 肘关节清理术 包括肘关节镜下清理术和关节切开清理术，目的是去除关节内位于软骨边缘碰撞关节面的骨赘，摘除关节内的游离体，切除炎性增生，修复关节软骨面，从而缓解症状、延缓疾病的进展。前者为肘关节骨性关节炎的首选，具有创伤小、恢复快、疗效快的特点。

3. 假体植入关节成形术 主要指征是肘部疼痛不稳定或肘关节强直在非功能位。肘关节假体设计分两大类：①半限制性金属对聚乙烯铰链假体。②完全非限制性假体或肱骨、尺骨两部分间有咬合匹配关系的假体。

4. 关节切除成形术 极少被应用，仅用于原发或继发于肘关节成形术后的顽固性关节感染，以及人工肘关节置换术失败后的补救措施。

七、预防调护

注意保护关节，防止外伤。适当进行关节锻炼，加强肘关节周边肌肉的训练，改善关节的灵活性和稳定性。增加食物中维生素 C 的含量，可以保护软骨抗损伤能力。

（张国福）

第五节　腕骨无菌性坏死

腕骨缺血性坏死是因腕骨缺血所导致的骨组织死亡及后续反应性改变，常见于手舟骨及月骨。本病以腕骨缺血性坏死为病理基础，以骨的塌陷、碎裂为主要影像学表现，以顽固性腕关节疼痛、功能障碍和手的握力低下为临床体征，多见于男性体力劳动者。

本病属于中医学"骨蚀病"。

一、手舟骨骨不连伴坏死

手舟骨缺血性坏死的原因主要是创伤后骨不连，以手舟骨部疼痛、持续性劳动或活动时疼痛加重、有时活动受限为主要临床表现。骨折后，继发手舟骨缺血性坏死和骨不连的发生率为 5%～10%。

（一）致病机理

手舟骨表面 80% 由关节软骨覆盖，只有远端的舟骨结节和腰部的背外侧面有少量滋养血管入骨。近侧 70%～80% 的血供由腰部入骨的血管逆行供应，因此近端骨折后易发生骨的缺血坏死。

（二）诊查要点

腕部桡背面明显持续疼痛（尤其在伸腕活动时），因疼痛导致腕关节活动的受限、鼻烟窝及手背部肿胀，以及握持力的减低。早期的确诊及必要的对症治疗，对于骨不连的恢复及防止晚期坏死的发生具有重要意义。

（三）辅助检查

通过 X 线显影能够观察到骨折处骨吸收或囊肿状况，骨折端缝隙逐渐变大，骨折端骨痂包裹，折端表面硬化。相对 X 线检查，CT 断层扫描对诊断舟骨骨折、骨折不愈合的准确性更高。此外，在预测舟骨近侧骨坏死方面，MRI 可发挥正向影响。若骨折不愈合发生，在 T_2W1 与 T_2WI 压脂序列上能够观察到骨折线因存在液体释放出高信号。通过冠状位 MRI 极易判断舟骨近侧骨坏死的发生，死骨质初期表现为长 T_1 与长 T_2 信号均异常，晚期骨质硬化地表现为 T_1W1 与 T_2W1 都呈低信号（图 13-7）。

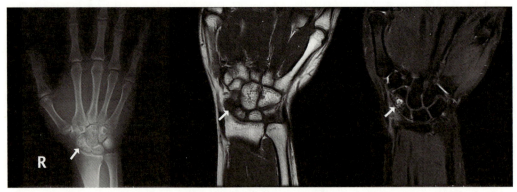

（a）右腕关节正位　　（b）右腕关节冠状位 T_1WI　　（c）右腕关节冠状位 T_2WI

注：右侧手舟骨欠规则、骨质硬化，类圆形低密度影。右侧手舟骨可见长 T_1、长 T_2 信号，部分囊性变，相应周围软组织可见不均匀水肿信号。

图 13-7　手舟骨坏死影像学表现

（四）治疗方案

对于舟骨骨不连伴坏死的患者，主要治疗目标包括促进愈合、改善畸形、减轻症状，防止骨不连的进一步加重，尽早使腕关节的功能得以恢复，恢复患者正常的工作和生活。治疗方案包括非手术治疗和手术治疗。非手术治疗适用于无移位或者可闭合复位的移位性舟骨骨折，血供破坏较轻，主要通过石膏绷带维持舟骨的解剖复位位置。手术解决的关键问题在于去除坏死骨组织、陈旧创面新鲜化，并通过内固定材料来维持正常的腕骨间结构和生物力学稳定性。其中，包括不带血管蒂骨移植、带血管的骨移植、吻合血管的骨移植、血管植入、舟骨置换、骨块切除、关节融合术等。

二、月骨无菌性坏死

月骨无菌性坏死是以月骨渐进性缺血坏死为主要病理变化的疾病，由奥地利影像学专家 Robert Kienbock 在 1910 年对其临床和 X 射线表现进行系统的阐述，被命名为 Kienbock 病。

（一）致病机理

月骨位于近排腕骨中心，活动度大，稳定性差，血供主要依靠桡腕关节囊表面和腕骨间韧带内的小血管。对腕部活动频繁者，长期对月骨产生震荡、撞击，使关节囊、韧带小血管损伤、闭塞，导致月骨坏死，而坏死的月骨髓腔内压力增高，进一步使循环受阻，加重缺血性坏死。本病好发年龄为 20～30 岁，男多于女，以右侧多见。

（二）诊查要点

典型症状为腕部僵硬，酸痛无力，疼痛逐渐加重，活动受限，尤以背伸活动受限显著。疼痛可向前臂放散，呈持续性疼痛，多在未确诊 2～6 个月出现。查体可见腕部轻度肿胀、局部压痛，向上推挤或叩击第 2、3 掌骨头疼痛加重，手握力减弱。

（三）辅助检查

1. X 线检查　在症状出现数月之内可无异常表现，以后腕月骨密度增高，出现小囊变，而周围其他腕骨则可显示骨质疏松。晚期可见腕月骨由原来的方形变得扁而宽，可有碎裂，后续可出现创伤性关节炎或退行性骨关节病。

2. CT 检查　CT 较 X 线平片更早显示病变，可以对病变进行更准确的分期，可早期发现 X 线平片不能发现的显微骨折、点状囊性变、轻度骨质疏松和骨小梁结构紊乱。

3. MRI 检查　MRI 对骨的缺血性改变反应较敏感。正常骨髓组织由于富含脂肪和造血细胞而呈现为高信号，在腕月骨缺血性坏死早期，MRI 即可发现灶性或整体的信号减低，这些低信号区可为均质性，也可为非均质性，其中的囊性变则呈长 T_1、长 T_2 信号（图 13-8）。

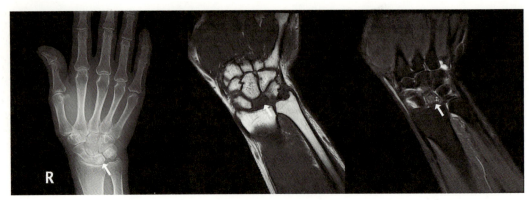

（a）右腕关节正位　　　（b）右腕关节冠状位 T_1WI　　　（c）右腕关节冠状位 T_2WI

注：右腕月骨尺侧关节面下见类圆形透光区，边缘骨质硬化。右腕月骨及三角骨邻近关节月骨关节面下见片状长 T_1、T_2 信号影，骨质信号不均匀，周围软组织肿胀，腕三角纤维软骨信号增高。

图 13-8　月骨坏死影像学表现

（四）治疗方案

月骨坏死的治疗原则首先是尽可能消除炎症，改善血供，促进坏死修复，维持关节功能。当完全坏死并且月骨变形时，则考虑手术以改善关节功能。

（杨文龙）

第十四章　上肢骨与关节感染

【学习目标】

1. 掌握上肢感染性疾病的临床表现、辅助检查、影像学表现；化脓性骨髓炎、化脓性关节炎的外治法。

2. 熟悉化脓性骨髓炎、化脓性关节炎、上肢骨结核的致病机理；关节结核、化脓性骨髓炎的并发症。

3. 了解化脓性骨髓炎、化脓性关节炎、上肢骨关节结核的预后。

第一节　化脓性骨髓炎

骨与关节的化脓性感染是指由化脓性细菌侵入骨、关节引起的化脓性疾病。病变在骨，称为化脓性骨髓炎；病变在关节，称为化脓性关节炎。化脓性细菌侵入骨质，引起炎性反应，即为化脓性骨髓炎。病变可侵及骨组织各部分，但主要为骨髓腔感染，致病菌大多数是金黄色葡萄球菌，其次是溶血性链球菌，其他如大肠杆菌、肺炎双球菌等也可引起。化脓性疾病大多为血源性，但也可从外界直接侵入。按病程可分为急性骨髓炎（病程几天到几周）和慢性骨髓炎（病程几个月甚至更长）。本病属于中医学"附骨疽"范畴。

一、急性骨髓炎

急性化脓性骨髓炎是骨与周围组织的急性化脓性疾病。外伤性骨髓炎则因外伤情况可发生于任何年龄及部位，战伤中多见。本病多见于 10 岁以下儿童，好发于四肢长骨的干骺端，尤以胫骨、股骨最多，肱骨、桡骨、尺骨、跖骨、指（趾）骨次之，脊柱亦偶有发生。

（一）病因病机

热毒是骨髓炎的致病因素，正虚是骨髓炎的发病基础，损伤是骨髓炎的常见诱因。在急性化脓性骨髓炎的病理演变过程中，始终存在着"正邪相搏"，其病机可以概括如下。

1. 热毒注骨 疔毒、疮疖、痈疽或咽喉、耳道化脓性疾病，以及麻疹、伤寒、猩红热等病后，余毒未尽，藏匿体内；或六淫邪毒入侵，久而不解化热成毒；或因饮食劳伤、七情郁乱，火毒内生等。余邪热毒循经脉流注入骨，以致络脉阻塞，气血壅结，蕴酿化热。热毒内盛，腐骨化脓，遂成本病。

2. 伤骨染毒 开放性损伤，邪毒从创口侵入，深达入骨，阻滞经络，气血瘀滞，久而化热，热盛肉腐，附骨后痈。局部闭合性损伤，如跌打闪挫等，气血凝滞，壅塞经络，积瘀成痈，借伤成毒，热毒流注筋骨而发病。

3. 正虚邪侵 人之气血壮实，虽遇寒冷而邪不入骨，凡入者，皆为体虚之人，夏秋露卧，寒湿内袭，或房欲之后，盖露单薄，寒气乘虚入里，遂有斯疾。全身正气虚弱，外邪入侵，邪毒蕴结于内不能外散反而深窜入骨，筋骨局部抵抗力不足，则邪毒留聚，繁衍为害。

在上述正邪相搏的病理演变过程中，正气胜邪，脓毒外泄，炎症得到控制，筋骨逐渐修复。儿童修复快，死骨少，骨壳多，塑形好。成人修复慢，复形成窦道，引起混合感染，持续多年不愈。

（二）致病机理

急性骨髓炎以骨质吸收、破坏为主。慢性骨髓炎以死骨形成和新生骨形成为主。急性化脓性骨髓炎如脓液早期穿入骨膜下，再穿破皮肤，则骨质破坏较少；但脓肿常在髓腔蔓延，张力大，使骨营养血管闭塞或栓塞。如穿出骨皮质形成骨膜下脓肿后使大片骨膜剥离，使该部分骨皮质失去来自骨膜的血液供应，严重影响骨的循环，造成骨坏死，坏死数量和大小，视缺血范围而定，甚至造成整个骨干坏死。由于骨膜剥离，骨膜深层成骨细胞受炎症刺激而生成大量新骨，包于死骨之外形成包壳，代替病骨的支持作用，包壳上可有许多孔洞，通向伤口形成窦道，伤口长期不愈，成为慢性骨髓炎。

（三）诊查要点

1. 初期 初起有短暂的全身不适，倦怠，恶寒发热，继而寒战，高热，体温高达39～40℃，汗出而热不退，胃纳差，尿赤，便秘，甚则恶心，呕吐，脉象洪数，舌苔薄白渐转黄腻。患肢剧痛，1～2日内即不能活动，肿胀局限在骨端。

2. 成脓期 发病后3～4日，上述症状、体征明显加剧，全身虚弱，壮热不退，甚至烦躁不安，神昏谵语等。患肢剧烈胀痛或跳痛，环形漫肿，压痛显著，皮温增高，约持续1周左右，剧痛可骤然减轻（此乃骨膜下脓肿破裂之征）。但局部压痛加剧，整个患肢胖肿，皮肤红热，可触及波动感，局部穿刺抽出脓液。

3. 溃脓期 骨膜下脓肿破裂后，脓液流到周围软组织内，引起软组织感染化脓，3～4周后，穿破皮肤而外溃，形成窦道。疮口流脓，初多稠厚，渐转稀薄。此时，身热和肢痛均逐步缓解，但全身衰弱征象更加突出，如神情疲惫、少气无力、形体瘦弱、面色苍白、舌淡苔少、脉细数等。单纯局限性骨脓肿，初期常无明显症状，于数月甚至或数年后始发局部疼痛、压痛、肿胀皮肤红热等，常可反复发作，尤其在过度疲劳和体质虚弱时易复发。

（四）辅助检查

应尽早诊断血源性骨髓炎，以便及时治疗。早期诊断主要根据临床表现和血培养，如有局部蜂窝组织炎表现，可考虑有骨髓炎并给予适当抗菌药物等治疗，必要时行局部穿刺抽取脓液做细菌培养。对于外伤所引起的骨髓炎，根据外伤病史及局部症状即可诊断。

1. 实验室检查 对于急性血源性骨髓炎，早期化验检查，白细胞计数增高≥$(20\sim30)\times10^9/L$，血沉增快，血细菌培养常为阳性。血培养阳性率较高，局部脓液培养有化脓性细菌，应做细菌培养及药物敏感试验，以便及时选用有效药物。血化验中白细胞及中性多核白细胞均增高，一般有贫血。

2. 影像检查 ①X线检查：骨质破坏常有一定的滞后性，若出现骨质减少、虫蚀样改变及周围软组织肿胀，则强烈提示存在骨髓炎，常在感染出现10～21天后才有较典型的表现（图14-1）。②CT检查：骨髓炎的CT表现包括骨组织及相邻的肌肉、肌间隙或皮下组织肿胀，还可形成囊肿样囊腔及骨膜下血肿并在软组织中出现气体、脂液平面及窦道。③MRI检查：可以早期发现骨组织的病变，更适合于早期诊断（图14-2）。⑤核素骨扫描：敏感性相对较高，早期应用可以及时发现病变。

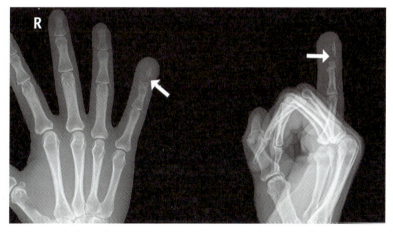

（a）右手正位　　　　　　　（b）右小指侧位

注：右小指远节指骨基底部骨质破坏，远节指骨不连续，远侧向背侧轻度移位，周围软组织明显肿胀，考虑右小指远节指骨骨髓炎。

图14-1　急性骨髓炎X线表现

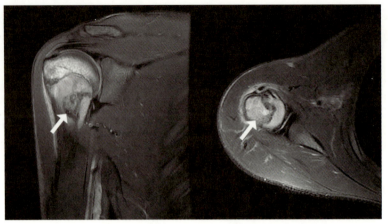

（a）右肩关节斜冠状位 T_2WI　　（b）右肩关节横断位 T_2WI

注：肱骨上段干骺端可见不规则骨质破坏，内部皮质可见侵蚀，内侧缘可见不规则软组织影，病灶边界不清；周围肌间筋膜可见增厚水肿，考虑化脓性骨髓炎伴骨膜下脓肿。

图 14-2　急性骨髓炎 MR 影像学表现

（五）临床分型

根据骨髓炎按发病机制，可以分为创伤性骨髓炎、血源性骨髓炎和蔓延性骨髓炎（图 14-3）。

1. 创伤性骨髓炎　直接种植致病菌通过体表的伤口或切口进入骨损伤局部引起的骨组织感染，常见致病菌包括金黄色葡萄球菌、厌氧杆菌及铜绿假单胞菌。常因开放性骨损伤未经彻底清创或虽经彻底清创但创伤及污染较重，或由闭合性损伤手术时无菌操作不严格所引起，常发生于骨折部位。

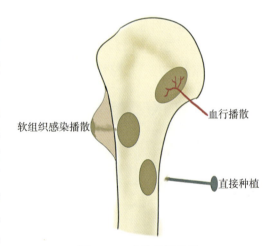

图 14-3　感染传播途径

2. 血源性骨髓炎　血行播散远隔感染，细菌从体内其他感染病灶通过血液循环到达某一骨组织引起骨组织感染。感染病灶常为扁桃体炎、中耳炎、疖肿及脓肿等，外伤常为局部诱因，常发病于抵抗力低下、身体状况较差的婴幼儿。本病常发生于四肢长管骨干骺端，多见于胫骨、股骨干骺端。

3. 蔓延性骨髓炎　邻肢（组织）感染，即从邻近软组织感染直接蔓延而发生的骨髓炎，如指端软组织感染引起的指骨骨髓炎、糖尿病足引起的骨髓炎等。常见的致病菌包括铜绿假单胞菌、链球菌、大肠杆菌等，常发病于感染灶邻近的骨质。

（六）治疗方案

骨髓炎治疗的基本原则：彻底清除病灶、消灭残存细菌、积极适时骨组织重建修复骨缺损、皮肤全组织缺损修复、局部及全身应用抗生素。给予患者充分休息和良好护理，注意水、电解质平衡，预防发生褥疮及口腔感染等，给予易消化的富于蛋白质和维生素的饮食，使用镇痛剂。感染传播途径见图14-3。

1. 中药治疗

（1）初期　此期多为邪实正虚，治以清热解毒，活血凉血，方选仙方活命饮、黄连解毒汤等加减。高热神昏患者，可选用安宫牛黄丸、紫雪散等。

（2）成脓期　成脓前期，即骨膜下脓肿刚形成时，如能得到及时有效的治疗，预后仍佳。若延骨膜下脓肿破裂，软组织化脓感染形成后才进行治疗，但有形成慢性骨髓炎的可能。此期治疗原则是先清营托毒、后托里透脓。清营托毒用透脓散加减，外治法可选用阳毒内消散或拔毒消疽散等。溃后期，治以托里排脓，祛腐生新，方选托里消毒散加减；外治法予以冰黄液冲洗，脓水将尽时用生肌膏生肌收口。

（3）溃脓期　脓毒已溃，治以扶正托毒，祛腐生新，方选托里消毒散、八珍汤、十全大补汤等内外同治，以恢复个体正气，助养新骨生长，使疮口早日愈合。

2. 西药治疗　早期应用大剂量的抗生素是一切治疗的基础，常联合两种以上应用，以后再依据细菌培养和药物敏感试验的结果、治疗效果进行调整。

血源性骨髓炎在急性感染阶段，如果早期实施合理的抗生素治疗方案，感染灶一般会在2～4周治疗后得以清除。创伤及蔓延性骨髓炎常伴随有坏死缺血的骨及周围软组织、阻碍抗生素渗透的细菌生物被膜所形成的局部微环境，使得抗生素很难到达病变骨组织。坏死部位必须得到早期彻底的清创，将髓腔内脓液、异物、瘢纤维组织及坏死组织彻底刮除。抗生素应继续使用至体温正常、症状消退后两周左右。大多可逐渐控制毒血症，少数可不用手术治疗。如经治疗后体温不退，或已形成脓肿，则药物应用需与手术治疗配合。

（1）β内酰胺类（青霉素类和头孢菌素类）　治疗骨髓炎常用的药物，表现出时间依赖性杀菌活性，超过最低有效血药浓度4倍即可达到最大药效。

（2）喹诺酮类和氨基糖苷类　浓度依赖性的药物毒性（如氨基糖苷类的肾毒性及耳毒性、喹诺酮类药物所致的肌腱病变和继发难辨梭菌感染的风险）限制了其在临床上的长期应用。

（3）糖肽类　万古霉素有时被描述为时间依赖性抗生素。对于耐甲氧西林金黄色葡萄球菌引起的骨髓炎，对万古霉素耐药葡萄球菌仍十分少见，因此万古霉素是主要的治疗药物。

（4）克林霉素、四环素和利奈唑胺　抑菌性抗生素，可以在骨组织中保持足够的血药浓度并具有较强的药物后效应。

（5）氟喹诺酮　具有较高的生物利用度并对大多数骨组织病原菌有效。

（6）利福平类药物　已经证实对金黄色葡萄球菌和耐甲氧西林金黄色葡萄球菌所致骨髓炎中具有良好的疗效，可以杀灭处于生物被膜内静止不动的细菌，具有较高的生物利用度和较少的副作用。为了减少利福平耐药的出现，常和其他一些抗金黄色葡萄球菌的药物，如万古霉素、甲氧苄啶或喹诺酮类等联合服用。

3. 固定方法 用适当夹板或石膏托限制活动，抬高患肢，以防止畸形、减少疼痛和避免病理骨折。

4. 手术治疗 早期经中药治疗症状消退，可延缓手术，或无需手术治疗。但如已形成脓肿，应及时切开引流。如脓肿不明显，症状严重，药物在24～48小时内不能控制，患骨局部明显压痛，应及早切开引流，以免脓液自行扩散，造成广泛骨质破坏。手术除切开软组织脓肿外，还需要在患骨处钻洞开窗，去除部分骨质，暴露髓腔感染部分，以求充分减压引流。早期可行闭式滴注引流，伤口愈合较快。

（五）预防调护

急性骨髓炎经早期药物和支持疗法，炎症可消退。若未获得及时正确的治疗，可因严重的败血症或脓毒血症而死亡；可转为慢性化脓性骨髓炎，形成大块死骨、死腔，外有新骨，经一次或多次去除死骨等病灶后痊愈；如不能彻底消除病灶，常有复发。对急性化脓性骨髓炎的预防，首先应增强人体抵抗力，防止细菌感染。

二、慢性骨髓炎

慢性骨髓炎是一种慢性骨组织感染性疾病，可造成骨及周围软组织坏死。慢性骨髓炎是开放性骨折、内固定手术、糖尿病足和血源性骨感染的常见并发症，也可由急性骨髓炎治疗不彻底致使感染持续存在演变而来。本病病程较长，反复发作，缠绵难愈。

（一）病因病机

慢性化脓性骨髓炎的病机为余毒未尽，正虚邪恋，病性为本虚标实。

1. 热毒注骨 患疔毒疥疮或麻疹伤寒等病后余毒未尽，热毒深蕴于内，伏结入骨成疽；或因跌打闪挫，气滞血瘀，经络阻塞，积瘀成疽，循经脉流住入骨，繁衍聚毒为病。

2. 创口毒盛 跌打、金刃所伤，皮破骨露，创口脓毒炽盛，入骨成疽。

3. 正虚邪侵 正气内虚，毒邪内侵，正不胜邪，毒邪深窜，入骨成疽。

（二）致病机理

病变骨组织的病理演变过程，先是骨组织坏死，死骨、增生、硬化、骨包壳、无效腔、脓肿、窦道并存，反复化脓，缠绵难愈。无效腔内充满坏死肉芽组织和脓液，死骨浸泡其中，小块死骨可自行排出或溶解吸收，较大死骨不能被吸收，成为异物及细菌的病灶，经久不愈。由于炎症经常反复发作，软组织内纤维瘢痕化，局部血供不良，修复功能差。同时骨膜反复向周围生长形成板层状的骨包壳，包壳内外脓毒可将包壳反复穿孔，形成多个瘘孔，向内与无效腔相通，向外与窦道相通，常易引起混合感染。皮肤窦道有时暂时闭合，但因脓液不能排出，死骨、无效腔存在，故每当患者正气虚弱炎症又可急性发作，脓液穿破皮肤经窦道口排出后，炎症又可暂时缓解，窦道口闭合。当骨死腔内脓液可再次穿破，如此反复发作，窦道壁周围产生大量的炎性纤维瘢痕，窦道口周围皮肤色素沉着，极少数病例可发生鳞状上皮癌。

（三）诊查要点

1. 炎症静止期 炎症静止期全身症状常不明显，可有身体消瘦、面色㿠白、神疲乏力、食欲缺乏等；炎症急性发作期，则出现恶寒发热、体温升高等急性化脓性骨髓炎表现。局部表现患肢长期隐痛、酸痛，时轻时重，局部肢体增粗或有畸形，触诊可感到患骨增粗、骨表面凹凸不平、轮廓不规则，皮下组织增厚、变硬。窦道口常有肉芽组织增生，高于皮肤表面，表皮向内凹入，长入窦道口边缘。

2. 急性发作期 病变局部红肿、疼痛、流脓，有压痛、叩击痛。疮口肿痛，窦道口常有稀薄脓液流出，淋漓不尽，或流出小死骨。皮肤上有长期不愈或反复发作的窦道口一至数个，时常流出稀薄脓液，淋漓不尽，或流出小碎死骨片。窦道口常有肉芽组织增生，周围有色素沉着，用探针经窦道插入探查，常可触及死骨的粗糙面和骨瘘孔。脓液排出不畅通时，局部肿胀疼痛加剧，并有发热和全身不适等症状。有时在症状消失、疮口愈合后数月或数年，患肢突发剧痛，伴有全身寒热交作，原窦道口处（或他处新发）红肿，继而破溃流脓，经休息治疗后，症状又消退，如此反复发作。患肢增粗，皮肤上留有凹陷窦道疤痕，紧贴于骨面，可触及病骨表面凹凸不光整，轮廓不规则，皮下组织变硬。

（四）辅助检查

1. 实验室检查 炎症静止期实验室检查无异常表现；急性发作期可有白细胞计数增高，血沉增快，血细菌培养可为阳性。①血液检查：白细胞计数正常，而 ESR 和 CRP 会升高，联合 TNF-a、ESR、IL-6、CRP、降钙素原诊断四肢慢性骨髓炎的可能性高。②分泌培养：临床实践中病原学结果为阴性的概率较大，为增加培养阳性率，取材感染的骨组织作培养时应停用抗生素至少 1～2 周，并辅以合适的培养方式，包括需氧菌、厌氧菌、真菌和分枝杆菌的培养，必要时可延长培养时间至 14 天。为防止活检骨组织被杂菌污染，体外穿刺活检时应避开患者的溃疡和窦道部位。在植入物相关的慢性骨髓炎病灶部位取标本时，应该至少在植入物周围 5 个部位取标本，才能保证取材的准确性。

2. 影像学检查

（1）X 线检查 X 线片显示骨干不规则地增粗、增厚，密度增高，周围有新生的包壳。髓腔变窄或消失，同时有大小不等的死骨，死骨的密度较周围骨密度为高。有一个至多个破坏空洞透光区（图 14-4）。骨质增生和骨质破坏并存征象，骨质增生范围大于骨质破坏范围。应注意了解死骨的大小、数目和位置。

（2）CT 检查 能清楚地显示空洞、气体、死骨、窦道的位置、范围及周围软组织的变化。

（3）MRI 检查 ①骨质增生硬化在 T_1WI、T_2WI 表现为低信号。②死骨在 T_1WI、T_2WI 表现为低信。③无效腔在 T_1WI 表现为低信号，T_2WI 表现为高信号。④脓肿表现为 T_1WI 低信号、T_2WI 高信号。⑤增强后脓肿壁为环形强化。

3. 窦道造影 经久不愈的窦道，须清除病骨死腔或死骨后才能愈合，因此，临床上必须先了解窦道的深度、径路、分布范围及其与死腔的关系。一般采用窦道造影，即将造影剂（12.5%碘化钠溶液、碘油或硫酸钡胶浆）注入窦道内，进行透视和摄片观察，可充分地显示窦道，以便做到彻底清除死腔和窦道，促使早日痊愈。

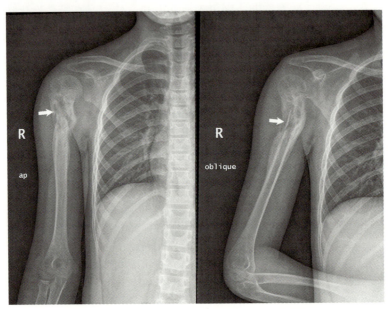

（a）右肱骨正位　　　　　　（b）右肱骨侧位

注：右侧肱骨上段小头欠规则、骨质破坏斑片状低密影及条片状高密影，骨皮质不规则增厚，部分骨质缺损，软组织内点片状高密影。

图 14-4　慢性骨髓炎 X 线表现

（五）治疗方案

本病病程较长，长期不愈，导致人体正气虚弱，属虚中夹实，治疗应扶正祛邪，标本同治，单纯扶正或祛邪效果均较差。炎症静止期，部分患者对多种抗生素耐药，用中医药治疗有良好的效果；急性发作期、中医药不能控制炎症时，应选择抗菌药配合治疗。西医治疗本病的关键在于彻底清除病灶，摘除死骨，清除增生的瘢痕和肉芽组织，消灭死腔，改善局部血液循环，一般需手术治疗。

1. 中药治疗

（1）急性发作期　脓肿未破局部红肿热疼痛者，治以清热解毒，托里透脓，方选透脓散合并五味消毒饮，可选金黄散、双柏散水调外敷。脓肿溃破者，宜切开排脓，选金黄膏、双柏散、玉露膏外敷。成脓后，切开引流排出脓液。已溃破或切开引流的疮口，用冰黄液或三黄液冲洗，黄连液纱条填塞疮口，外敷玉露膏或生肌玉红膏。

（2）炎症静止期　若皮肤窦道经久不愈，治以扶正托毒，益气化瘀，方选神功内托散加减，可配服醒消丸、小金片、十菊花汤。正气虚弱、气血两亏者，内服十全大补汤、八珍汤、人参养荣汤加减，用七三丹或八二丹药线插入疮口内，外敷生肌玉红膏。外有窦道内有死骨难出者，用千金散或五五丹药线插入疮口，腐蚀窦道以使疮口扩大，利于死骨和脓腐排出，脓尽后改用生肌散。对于死骨、死腔、窦道并存，以及脓腐较多时，可用冰黄液灌注引流。

2. 抗生素治疗 在彻底清除病灶的基础上，全身应用抗生素是慢性骨髓炎治疗传统的方法。抗生素的选择可参考药物敏感试验的结果。

应用抗生素控制感染必须满足两个条件：①有效的杀菌浓度：慢性化脓性骨髓炎由于局部血液循环障碍，通过全身用药很少能渗透到病灶内，而局部用药则可以使病灶内抗生素浓度增高，提高疗效。②维持足够长的时间：抗生素应用的时间应根据患者的病情确定。由于药物在骨内的浓度远低于血液中的浓度，因此必须应用较大剂量的抗生素进行6～12周的治疗。病灶清除后用抗生素溶液冲洗和局部药物撒布，病灶内留置药物链、间歇性动脉加压灌注式或静脉加压灌注抗生素4～6周。

3. 手术治疗 大块死骨、窦道、瘘管长期不愈，给予上述治疗无效者，宜行病灶清除术，以彻底摘除死骨，清除瘢痕肉芽组织，切除瘘管窦道，消灭死腔，二期采用骨移植、诱导膜或骨搬运技术修复骨缺损。

（1）清除病灶 切口沿窦道壁周围，显露正常软组织，切除窦道壁，开槽进入骨死腔，切勿剥离周围骨膜，以免与骨膜分离的骨密质再发生缺血性坏死。摘除死骨，吸出脓液，刮净坏死组织和肉芽组织。边缘带血管组织通常也要切除。对组织标本应进行特殊染色的组织学检查和有氧及厌氧菌培养。如上下骨段髓腔已阻塞，应凿去封闭髓腔的硬化骨，改善血液循环。

（2）消灭骨无效腔 ①碟形手术：凿去骨无效腔潜行边缘，形成一个口大底小的碟形，使周围软组织向碟形腔内填充以消灭无效腔。②肌瓣填塞：利用邻近肌瓣或带血管蒂的转位肌瓣填塞骨无效腔，因肌肉血液循环丰富，与骨腔壁愈合后可改善骨的血供。③抗菌药骨水泥珠链：采用敏感抗菌药骨水泥串珠放在骨无效腔内，随着骨无效腔内新鲜肉芽生长填塞无效腔的进程中，逐步抽出串珠。

（3）闭合伤口 彻底冲洗伤口，争取一期闭合。窦道口切除后，常因皮肤缺损而难以闭合伤口。伤口较大者，应用由湿到干的敷料覆盖，2～3日更换1次，待下方新鲜肉芽组织生长填平伤口时，再用游离皮片覆盖创面，或在清创术后应用局部肌皮瓣，也可用带蒂皮瓣、肌皮瓣转移或吻合血管的游离皮瓣、肌皮瓣闭合伤口。

（4）彻底引流 手术中伤口内置引流管两根，以便术后进行灌洗。

4. 其他疗法 ①闭合性持续冲洗引流法。②高压氧吸入法：一般8～10个大气压，每天1次，每次60分钟，30次为1个疗程，休息1周后可再用1个疗程。③硝酸银离子电透入疗法：用3%硝酸银溶液浸湿棉条，将其置于窦道深部，以1～10mA直流电导入银离子。

（六）预防调护

慢性骨髓炎患者由于局部感染、炎症刺激，创面一般难以愈合，故患者应杜绝一切影响伤口愈合的因素，包括吸烟、饮酒、熬夜、过度劳累、服用激素类药物等。营养不良或肥胖也可影响伤口愈合，因此应加强营养控制。糖尿病和血管性疾病的患者，应该积极治疗。慢性骨髓炎的治疗是一个漫长而复杂的过程，医护人员应该做好患者思想工作，减轻他们的心理负担，使患者能积极配合医生的治疗，争取早日根治疾病。

（曾志奎　杨文龙）

第二节　化脓性关节炎

化脓性关节炎是一种由化脓性细菌直接感染，并引起关节破坏及功能丧失的关节炎，又称细菌性关节炎或败血症性关节炎。本病多见于小儿和青少年，男性多于女性，发病以膝关节、髋关节最多见，其次是肘关节、肩关节、踝关节和骶髂关节。通常是单个关节受累，个别病例亦可几个关节同时受侵犯。本病属于中医学"关节流注"和"骨痛疽"范畴。

一、病因病机

人体正气不足是本病发病的内因。邪毒侵袭，使经络气血瘀滞，津液不得输布，水湿内生，蕴热化脓，腐筋蚀骨，瘀阻关节，发为本病。在发病过程中，正盛邪弱则病向愈，正虚邪盛则病加剧。古代文献对本病的记载颇多，如《外科理例·流注》曰："大抵流注之症，多因郁结，或暴怒，或脾虚湿气逆于肉理，或腠理不密，寒邪客于经络，或闪扑，或产后，瘀血流注关节，或伤寒余邪未尽为患，皆因真气不足，邪得乘之。"

（一）正虚邪乘

腠理不密，邪得乘之，客于经络，正气不足，经脉受阻，乃发本病。

（二）热毒余邪

疔、疮、疡、痈、疽失于治疗，或患麻疹、伤寒之后，余毒未尽，阻滞经络，流注关节；或外感风寒，表邪未尽，余毒流注四肢关节所致。

（三）瘀血成毒

因积劳过度，肢体经脉受损，或跌仆闪挫，瘀血阻滞经络，郁而化热，恶血热毒凝聚关节而发病。

（四）创伤外毒

外伤致皮肤肌肉破损，外毒乘机侵入，留滞关节。

二、致病机理

最常见的致病菌为金黄色葡萄球菌，约占85%以上。其次为链球菌、脑膜炎双球菌、大肠杆菌及肺炎双球菌等。致病菌从身体其他部位的化脓性病灶，经血液循环传播，所以败血症是关节感染的最常见原因。也有由关节附近的化脓性骨髓炎直接蔓延所致,这种情况多见于髋关节。当然也不排除细菌经外伤伤口进入关节。其病理变化可分为三期。

(一)浆液性渗出期

滑膜肿胀、充血,白细胞浸润,渗出液增多呈清晰浆液状,在此期间感染被控制,关节功能可恢复正常。

(二)浆液纤维蛋白渗出期

炎症继续发展,滑膜增厚并有纤维蛋白,关节软骨尚未受累,关节液呈絮状,在此期愈合后关节内有粘连形成,关节功能部分受损。

(三)脓性渗出期

感染波及整个关节及周四组织,关节内有大量脓液,滑膜肿胀、肥厚,白细胞浸润,死亡的多核白细胞释出蛋白分解酶使关节软骨溶解,关节将发生纤维性或骨性强直或并发病理性脱位。

三、诊查要点

急性发病,寒战,高热,全身不适,白细胞计数增高,在菌血症的情况下,血培养阳性。受累关节疼痛,表浅关节有波动感,关节处于屈曲位畸形,并可发生病理性脱位。

(一)初期

食欲减退,很快出现恶寒发热,舌苔白薄,脉紧数。病变关节疼痛、压痛,不能完全伸直,活动受限,局部肿胀、灼热,关节穿刺抽出浆液性渗出液。

(二)酿脓期

上述症状进一步加强。全身呈中毒性反应,寒战、高热、出汗,体温可达40~41℃,脉数、口干、苔黄腻;局部肿、热、皮肤潮红、剧痛、胀痛或跳痛、拒按,彻夜难眠。因炎症刺激,肌肉痉挛,使病变关节处于畸形位置,不能活动,关节穿刺液呈絮状浆液。如病变在髋关节,则该关节呈屈曲外旋位;病在膝关节,则患膝呈屈曲位,甚至发生脱位、半脱位或骨骺分离移位。

(三)脓溃期

全身热毒炽盛症状如上,局部红肿热痛更加显著,关节穿刺为脓液。如脓肿穿破关节囊到软组织,因关节内张力减低,疼痛稍微减轻,但全身症状和局部红肿依然存在。最后,脓肿突破皮肤而外溃,形成窦道,经久不愈。全身症状急剧减退,而虚弱体征突出,神情疲惫,面白无华,舌淡苔少,脉细而数。此期可因关节内积脓腐筋蚀骨,使软骨和骨性结构破坏,加上周围肌肉由痉挛而挛缩,造成关节脱位畸形更加明显,活动更加受限。

四、辅助检查

(一)实验室检查

1. 血液检查 白细胞及中性粒细胞计数增高,血沉加快,血、尿细菌培养为阳性。降钙素(PCT)是近年来用于鉴别细菌感染与非细菌感染的一个新检测指标,而且该指标在鉴别全身性感染与非全身性感染方面作用明显。研究证实,脓毒血症患者 PCT 水平明显高于病毒感染和局灶性细菌感染的患者。C-反应蛋白(CRP)作为炎症因子能够敏感地对细菌感染产生反应,并且在炎症早期 6~8 小时能够升高,被用来作为反映炎症变化的指标。血沉(ESR)反映炎症 24~48 小时纤维蛋白原的变化情况。

2. 关节液检查 以关节穿刺抽液检查最为重要。除做涂片和细菌培养外,关节液内白细胞总数 > $50×10^9$/L,多核白细胞高达 90%;血糖和关节液中糖量(空腹时),两者相差 > 2.2mmol/L;关节液的黏液蛋白醋酸沉淀试验,可见沉淀物稀松如絮状,周围液体混浊。

(二)影像学检查

X 线片早期表现关节囊和周围软组织肿胀,密度增高,关节间隙增宽,关节渗出液增多,可见关节半脱位、关节附近骨质呈现疏松表现。关节软骨破坏后,关节间隙狭窄,可有病理性脱位,在儿童可有骨骺分离现象。如果病变轻微,可仅继发骨性关节病;病变严重者,可形成纤维性强直或骨性强直,这种强直往往是完全性的。

1. X 线检查 早期由于关节液增加关节囊肿胀,间隙增宽,骨端有脱钙现象,不久关节软骨面破坏,则关节间隙变窄,并可发生病理性脱位及骨骺滑脱,晚期关节面下骨质增生,骨质硬化,密度增加,关节间隙消失发生纤维性骨性强直。关节穿刺和关节液检查:早期关节液浑浊,晚期呈脓性,细菌培养阳性,涂片检查发现大量脓细胞(图 14-5)。

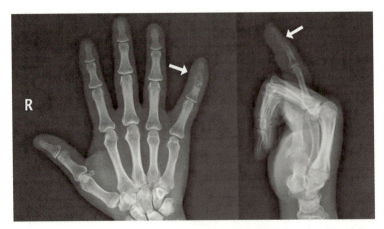

注:右小指远端指间关节骨质破坏,关节肿胀,关节间隙狭窄,关节附近骨质呈现疏松表现,关节面模糊不清,提示右小指远端指间关节化脓性关节炎。

图 14-5 化脓性关节炎 X 线表现

2. CT 检查 化脓性关节炎早期 CT 表现没有特异性,随着病变的进展,可出现明显的脓肿和骨质破坏,增强扫描可显示明显的脓肿壁。

3. MRI 检查 对显示化脓性关节炎的滑膜病变情况及关节腔渗出液,MRI 比 X 线、CT 更敏感,能明确炎症侵犯周围软组织的范围,还可显示关节囊、韧带、肌腱、软骨等关节结构的破坏情况。关节腔积液和脓液表现为 T_1WI 低信号、T_2WI 高信号,脓肿壁为 T_1WI 稍低信号、T_2WI 稍高信号,增强扫描脓肿壁明显强化(图 14-6)。

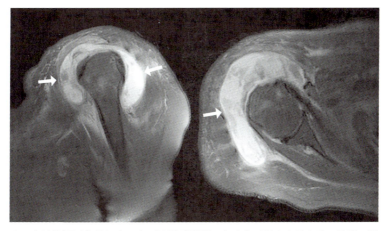

注:肩关节周围大量积液,内可见滑膜增厚,右腋窝可见多发肿大淋巴结影,提示右肩黏连性关节炎并化脓性关节炎。

图 14-6 化脓性关节炎 MRI 影像学表现

五、鉴别诊断

(一)急性风湿性关节炎

急性风湿性关节炎多为游走性、多发性间歇性发作。白细胞计数较化脓性关节炎为低,关节液内无脓细胞、无细菌,血清抗链球菌溶血素"O"试验常为阳性,使用抗风湿药后症状可以缓解。

(二)结核性关节炎

单纯骨结核突然突破关节形成全关节结核时,体温升高,关节肿胀加剧,但全身情况较化脓性关节炎轻并有结核症状和体征,关节液检查与化脓性关节炎也有所区别,关节液较清稀,淋巴细胞计数高。

(三)小儿髋关节暂时性滑膜炎

全身情况较好,体温稍高,白细胞计数多在正常范围,血沉正常,发病两周左右痊愈。

六、治疗方案

加强全身支持疗法，纠正水和电解质紊乱，儿童和重症患者应注意降温，适当休息，多进食高热量、高蛋白食物，选择性补充维生素，提高人体免疫力。

（一）中药治疗

1. 中药治疗

（1）初期　治以清热解毒，清营退热，方选仙方活命饮加减。高热寒战者，方选黄连解毒汤或五味消毒饮以清营退热；高热神昏者，方选清热地黄汤或安宫牛黄丸以凉血清热开窍。选玉露膏、金黄膏等外敷。

（2）酿脓期　治以清营脱毒，脱里消脓，方选透脓散加减；选玉露膏、金黄膏等外敷。

（3）脓溃期　热毒尚盛，治以托里排脓，祛腐生新，方选托里消毒饮。溃脓后期，正气虚弱，治以补益气血，方选八珍汤或十全大补汤。已溃后，选用八二丹、五五丹、七三丹药线插入引流；脓水已尽时，改用生肌散，使其收口。如形成瘘管，脓腐难脱，可用三品一条枪或白降丹药袋，插入疮口内以化腐蚀骨，促使疮口闭合。

（二）西药治疗

西药治疗主要应用抗生素治疗，抗生素应用原则：广谱、高效、联合、足量。根据血液或关节液细菌培养结果，选用和调整抗生素。病变关节穿刺，将炎性关节液抽出后注射抗生素。经治疗，关节液逐渐变清，局部症状和体征缓解，可继续治疗至关节积液消失、体温正常。

（三）固定方法

将患肢用石膏托或皮牵引固定制动，使肢体保持功能位，关节得以充分休息。一是可防止感染扩散，有利于炎症的消散并减轻对关节软骨面的压力及软骨的破坏；二是可防止关节畸形，病理性脱位及晚期非功能性强直。

（四）功能康复

经过治疗，炎症消失，病灶愈合，全身情况恢复良好，即应逐步进行关节功能锻炼，可用五加皮汤或海桐皮汤熏洗僵硬关节。如关节粘连，周围软组织挛缩，还可适当按摩和理疗，以促进血液循环，松解粘连，增加关节活动，早日恢复。

（五）手术治疗

1. 活动期的治疗　治疗期间关节穿刺液变得更为混浊，应做关节灌洗。每日经灌注管滴入含抗生素溶液 2000～300mL。吸引管内引流液清稀，症状及体征都已消退时可以拔管。如渗出液出现明显脓液，为保留关节功能应立即做关节切开，清除坏死组织和脓液，关节腔内持续灌洗至炎症消退。

（1）关节腔内持续灌洗 常规术前消毒，铺无菌巾，在穿刺部位行局部麻醉，麻醉后在关节腔内采用深静脉置管法各植入1根双腔导管，进行抽吸检查穿刺是否成功，在确保管腔通畅后，固定导管。上导管连接冲洗液、下导管连接引流液，并采用大量生理盐水冲洗。关节冲洗缓解疼痛的机制可能是降低关节液中一些炎症介质的浓度，如前列腺素、IL-1、IL-6、IL-8，以及肿瘤坏死因子和酸碱度等。这种方法对于较简单的关节穿刺治疗，更加彻底。

（2）关节切开 经关节穿刺及关节闭式冲洗疗效不佳者，应及时予以切开引流。切开后尽量吸尽脓液，在直视下用大量生理盐水彻底冲洗，然后在关节内注入抗生素，术后将膝关节固定在功能位置，或者在关节的病灶部位放置两根直径3mm的塑料管或硅胶管行闭合式连续冲洗吸引，此种治疗方法较闭合式关节穿刺冲洗彻底，但手术创伤大。

2. 后遗症的处理 本病的后遗症主要是关节强直、病理性脱位和周围软组织瘢痕挛缩。

（1）关节强直 若强直在功能位，坚固不痛，对工作影响不大者，一般不需要特殊处理。若强直在非功能位，影响生活和工作，或纤维性强直伴有疼痛、位置又不好者，须手术处理。但手术必须在炎症消退1年以后方可进行，否则易出现炎症的复发。

（2）陈旧性病理性脱位 ①关节活动尚好，功能障碍不大，行走时局部不痛，或疼痛轻微者，可不行手术治疗，给予药物内服或外治，消除疼痛。②脱位严重，功能障碍大，影响生活和工作，或行走时疼痛明显者，须手术处理。③周围软组织瘢痕挛缩，通过恢复期治疗无效，影响关节活动功能者，须手术处理。

七、预防调护

增强体质，提高抗病能力。患病后要密切注意患病关节成脓情况，以便及时采取措施。注意饮食营养调护，增强体质，以促进病愈。对体温高者要采取物理降温；对采用关节灌注疗法者，要密切观察引流管口是否堵塞，并及时排除堵塞。

（曾志奎　杨文龙）

第三节　上肢骨关节结核

骨关节结核是常见的肺外结核之一，起病隐匿，是由结核分枝杆菌经血行播散引起的继发性骨与关节慢性感染性疾病。骨关节结核病变的原发病灶一般均不在病变部位，常继发于肺结核，其次是消化道结核、淋巴结结核，或由邻近结核病灶直接侵袭感染而引起。骨关节结核占所有结核病的1%～6.7%，占肺外结核的5%～19%。本病属于中医学"流痰"范畴。

一、概述

上肢骨关节结核,包括肩关节结核、肘关节结核、腕关节结核,总的发病率比下肢低。临床上,肘关节结核最多,腕关节结核次之,肩关节结核较少。常见的发病原因,为感染结核分枝杆菌的患者,骨或关节扭伤、挫伤、气血瘀滞,或风寒湿邪侵袭、经络阻塞等造成局部抵抗力降低,结核分枝杆菌由原感染灶经血液循环流注于此,结聚为患,腐筋蚀骨而成本病。

(一) 病因病机

患者多有先天不足、肝肾亏虚、筋骨柔弱的体质。后天过于劳倦,伤及脾肾,或成人房劳过度或遗精、带下,导致肾亏骨骼空虚。病机是寒、热、虚、实交杂,以阴虚为主,寒凝痰滞,痨毒盘踞,是本虚标实之证。先天不足、肾亏骨空为本虚,气血失和、痰浊凝聚为标实。

(二) 辅助检查

1. 血常规 久病患者红细胞和血红蛋白可能偏低,长期混合感染或严重的多发结核患者,贫血更加明显,白细胞计数正常或稍高。

2. 血沉 血沉增快,虽不是结核病所特有,但测定血沉对诊断结核具有重要的辅助作用。病变活动期血沉加快,稳定期或恢复期血沉多为正常。

3. 结核菌素试验 结核菌素试验阳性,仅表示有结核感染或接种过卡介苗;如果结核菌素试验强阳性,则可能有活动性结核病变。结核菌素试验阴性表示未受到结核菌感染,或者感染早期,或无反应的重症结核患者。因此,不能以结核菌素试验作为单纯诊断结核病的方法。

4. 细菌学检查 抽取脓液或关节液做结核菌培养或涂片寻找结核分枝杆菌,对于明确诊断及鉴别诊断具有重要价值。

5. 病理学检查 对于早期和不易诊断的滑膜结核、关节结核,可取活体组织做病理检查即可确诊。

(三) 治疗方案

1. 中药内治

(1) 寒痰凝阻 关节隐痛或酸痛,休息时痛减,劳累后加重,关节活动障碍,局部肿胀不明显,皮肤不红热,多无全身症状,舌淡,苔白,脉沉细。治以温经散寒,化痰通络,方选阳和汤加减。

(2) 阴虚内热 起病数月后,在原发或继发部位渐渐漫肿,皮色不变或微红,病变关节肿胀,畸形,压痛明显,或有脓肿形成,久不溃破,伴有午后低热,颧红,夜间盗汗,乏力,舌质红,苔少或无苔,脉细数。治以滋阴清热,和营托毒,方选清骨散加减。

（3）正虚邪实　病变处于寒性脓肿已成尚未破溃之时，病变部位漫肿色暗红，处之应指，时有疼痛，全身不适，倦怠乏力，食欲缺乏，形体消瘦，低热，朝轻暮重，舌红，少苔，脉沉细。治以温补托毒，方选神功内托散加减。

（4）肝肾亏虚　脓肿破溃，窦道形成，患肢肌肉萎缩、畸形。病变在颈胸、腰椎者，可出现强直不遂，甚则下肢瘫痪不用，大小便潴留或失禁。形体消瘦，精神萎靡，面色无华，畏寒，心悸，失眠，自汗或盗汗，舌质淡红，苔薄白，脉细数或虚数。治以补益肝肾，方选左归丸加减。

2. 西药治疗　治疗原则：早期、联合、适量、规律、全程。

抗结核药物通常需连续应用 1～2 年，一般选链霉素、异烟肼（雷米封）、对氨柳酸、卡那霉素、利福平、乙胺丁醇等。为避免耐药性的产生，以 2～3 种抗痨药联合应用为佳。用药过程中应特别注意药物的毒副反应，可先使用异烟肼和链霉素。成人每日口服异烟肼 3 次，每次 100mg；链霉素每日或隔日 1g，肌肉注射；3～6 个月后，可改为异烟肼和对氨柳酸同服。成人口服对氨柳酸，每日 8～10g，分 4～5 次口服。单纯滑膜结核除按上法治疗外，还可采取关节内注射异烟肼和链霉素，每周 1～2 次，成人每次注入异烟肼 200mg，链霉素 1g，视关节积液的多少而定。每次穿刺时如果发现积液逐渐减少、转清，说明有效，可以继续穿刺抽液及注射抗结核药物；如果未见好转，应及时更换治疗方法。

3. 外治法　中药治疗初期、中期、酿脓阶段，采用温经活血、散寒化痰、行气消肿、通络散结的药膏或药散。如阳和解凝膏加黑退消外敷、回阳玉龙膏加桂麝散外敷、银樟结核音外敷、活血散外敷等。任选其一，每 1～2 天换药一次。中期寒性脓肿形成，可穿刺抽脓，抽脓后继续外敷上述药膏或散剂。后期脓肿溃破形成窦道，可用五五丹或七三丹药线引流。

二、肩关节结核

肩关节结核，多发于 20～30 岁的青壮年，儿童偶见，男性略多于女性，多继发于肺结核。初发病灶多数在肱骨头，其次在滑膜，少数在肩胛盂和大结节。由于肩关节肌肉丰富发达，关节盂凹平浅，整个肱骨头位于滑膜囊内，与周围肌肉密切联系，其内侧又邻近腋下动静脉，血运良好，结核分枝杆菌不易在局部停留，即便形成病灶，自愈倾向也很大，故肩关节结核比较少见。

（一）致病机理

发生在肱骨头的结核病灶，以肉芽组织增生为主，渗液很少，常无脓肿形成，所以又称"干性结核"；发生在滑膜的结核病灶，渗液较多，可产生脓肿。初发病灶如未能控制，进一步发展即形成全关节结核。临床上将肩关节结核分为滑膜型及骨型。单纯滑膜型结核可经血循环途径感染并逐渐蔓延至肱骨大小结节及肱二头肌腱，甚至腋窝、上臂软组织；骨型结核病变大多自肱骨头部开始，向上侵袭肩关节。肩关节结核晚期常累及骨质及滑膜，波及范围较广。

(二)诊查要点

早期症状可表现为局限性疼痛,以后出现运动障碍,以旋转和外展最为明显,穿衣梳头均受限,患者常有低热、盗汗、消瘦等结核症状。

1. 初期 骨关节内虽有病变,但外形、症状并不明显,局部不红不热,亦无肿胀,仅觉患处隐隐酸痛,劳累后加重,休息后减轻。继而关节活动受限,不能上举和外旋,穿脱衣服均感不便。肩部肌肉呈进行性萎缩。

2. 中期 当单纯骨或滑膜结核进一步发展、累及全关节时,疼痛和功能障碍更趋明显。因骨关节破坏所产生的脓腐,穿破关节囊,流注于腋窝下或肩后方、三角肌前缘或肩胛下缘,形成不易破溃的寒性脓肿。肩关节各方向活动均有不同程度的受限。

3. 后期 寒性脓肿穿破皮肤而外溃,形成窦道,时流清稀脓水,或夹有豆腐花样腐败物,久不收口。继发混合感染,则可形成多个窦道,流脓较多。患侧三角肌、冈上肌、冈下肌均明显萎缩。由于关节囊的破坏、肌肉萎缩和上肢下垂的重力作用,使肱骨头向下脱位,出现"方肩"畸形。

(三)辅助检查

1. X线检查 单纯的肩关节滑膜结核X线片仅见局部骨质疏松和软组织肿胀,有时可见关节间隙增宽。单纯骨结核在肩峰、肩胛盂和肱骨头常为中心型破坏,有死骨形成(图14-7)。肱骨大结节病变可为中心型或边缘型:前者多呈多囊性破坏。早期全关节结核可见关节边缘有局限性骨质破坏或关节缘局部模糊。晚期全关节结核则关节严重破坏,关节间隙狭窄或消失,肱骨头部分消失,有时可见半脱位。

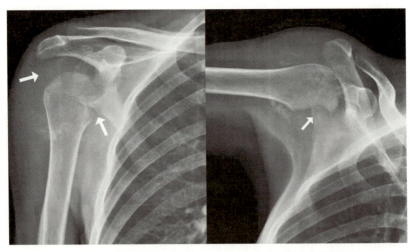

(a)右肩关节正位　　　　　　(b)右肩关节外展位正位

注:肱骨头关节面及肩胛盂见斑片状溶骨性破坏,病变区与正常骨质分界清楚,无骨膜反应形成,周围软组织内可见不规则钙化斑,肩关节呈半脱位表现。

图14-7 肩关节结核影像学表现

2. CT 检查 较 X 线更易显示病变的细微特征，包括骨质破坏和碎屑样死骨、关节囊肥厚、关节腔积液及软组织病变。

3. MRI 检查 滑膜型关节结核早期表现为关节肿胀，周围软组织间隙模糊、水肿，关节滑膜增厚，关节腔积液，呈 T_1WI 低信号、T_2WI 高信号；进展期关节滑膜及关节腔可见 T_1WI 呈低信号、T_2WI 呈混杂高信号的结核性肉芽肿，关节边缘软骨及骨破坏，局部软骨及骨质结构缺失，临近骨髓出现水肿改变；晚期干酪样坏死物液化聚集于关节周围形成"冷脓肿"，T_1WI 呈低信号、T_2WI 呈高信号，增强检查呈周边环形强化（图 14-8）。

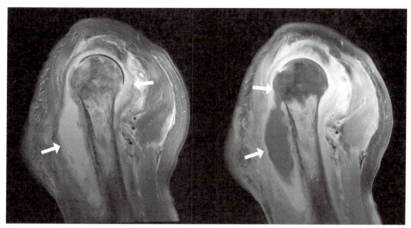

（a）肩关节斜矢状位 T_2WI（STIR） （b）肩关节斜矢状位增强 T_2WI（压脂）
注：肩关节滑膜增厚、积液/积脓，增强扫描可见增厚的滑膜明显强化，渗液及脓肿不强化，呈低信号。邻近周围软组织及右肱骨反应性炎性水肿。

图 14-8 肩关节滑膜结核 MRI 影像学表现

（四）治疗方案

若经保守治疗无效，可根据病情分别行单纯滑膜切除、结核病灶清除术、关节融合或外展截骨术等。在术后三周积极进行肩关节锻炼，以促进功能恢复。肩峰下滑囊结核的治疗方法与滑膜结核基本相同，对保守治疗无效者，可手术将整个滑囊切除。

早期全关节结核是病灶清除术的最佳适应证。手术治疗不仅能很快治愈病变，而且能保留大部分关节功能。如患者年老体弱不具备手术条件，只能采用非手术疗法，但关节将最终丧失功能。晚期全关节结核目的是清除病灶及在功能位融合肩关节，使患肢稳定有力。肩关节在功能位融合后，由于肩锁、胸锁和肩胸关节的代偿，患者仍可将上肢外展，前屈90°，仍可胜任一般的工作。不愿做肩关节融合的，可选择人工肩关节假体置换术。

（五）预防调护

早期诊断是降低肩关节结核致残率的有效手段，有效抗结核治疗是结核病治疗的核心,诊断不明确的炎性关节病需谨慎手术。要达到早期诊断,除了要不断探索新的诊断手段及不断提高诊断水平外,且需要加大关节结核的宣传力度。

三、肘关节结核

肘关节结核是因结核分枝杆菌侵入肘关节而形成的化脓性破坏性改变。肘关节结核较为常见,发病率占上肢三大关节结核之首,多见于青壮年,儿童较少。

(一)致病机理

结核病灶初发,成人多数在骨端,以尺骨鹰嘴松质骨最多,故尺骨鹰嘴发生率最高,外髁次之,内髁最低。鹰嘴与肱骨内、外髁结核都具有典型松质骨结核的特点,以中心型病变多见,边缘型病变少见。中心型病变常有死骨形成,死骨吸收后形成空洞。边缘型病变以溶骨性破坏为主,死骨少见。肘关节周围肌肉较少,脓肿易穿破皮肤形成窦道,故混合感染较多。病变发展成全关节结核时,由于破坏严重,可发生病理性脱位。病变趋向治愈时,肘关节易发生纤维性或骨性强直。一般多强直在非功能位,有的完全伸直,有的半屈曲位,若肱桡关节和上尺桡关节也同时强直,则前臂旋转功能丧失。

(二)诊查要点

全身表现早期多无明显症状,活动期可有低热、盗汗、食欲缺乏等。

1. 初期 肘部隐痛,活动不利,活动时加重,尺骨鹰嘴或肱骨内外髁可有压痛,功能受限不明显,此为单纯骨结核。若为滑膜结核,肘部可轻微肿胀,关节功能受限和疼痛较明显。

2. 中期 疼痛和功能受限加重,患肘呈半屈曲位,伸屈障碍,旋转受限,上臂与前臂肌萎缩,肘关节呈梭形肿胀,或出现寒性脓肿。

3. 后期 多为全关节结核,常合并混合感染而形成窦道,经久不愈或致病理性脱位,病灶愈合时,肘关节逐渐发生纤维强直,晚期可致骨性强直。

(三)辅助检查

X线表现:早期,单纯骨结核可见尺骨鹰嘴、冠状突或肱骨外髁、内髁破坏;单纯滑膜结核可见骨质疏松,关节间隙模糊,中后期则关节间隙狭窄,各关节面模糊不清。本病的诊断,初期由于症状不明显,易被忽略或误诊。中后期与慢性化脓性关节炎、骨髓炎、类风湿关节炎等相混淆(图14-9)。临床除根据症状表现、实验室检查、X线征象外,还可借助细菌学和病理学进行诊断。

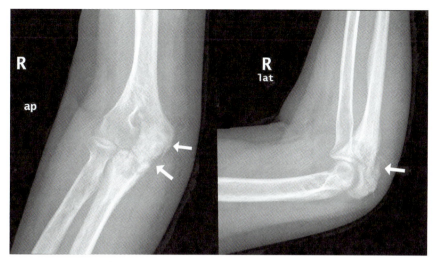

（a）右肘关节正位　　　　　（b）右肘关节侧位

注：右肘关节可见骨质疏松，病变区与正常骨质分界清楚，关节间隙模糊、狭窄，各关节面模糊不清。

图 14-9　肘关节结核影像学表现

（四）治疗方案

本病的治疗的目的是通过休息、营养、中医辨证诊治、抗结核药物的运用、手术治疗，以清除局部脓肿、缓解症状、抢救关节功能。在抗痨中药治疗的配合下，保守治疗无效，病变广泛，顽固性窦道者应积极考虑手术治疗，彻底清除病变。对于晚期全关节结核，单纯清除病灶是不够的，还需要进行关节融合以重建关节功能，对于病变已静止的腕关节骨性或纤维性强直，有明显腕下垂及尺偏畸形者可将桡骨下端做楔形切除矫正尺偏，并用克氏针固定，同时切除尺骨头。术后石膏托固定 6 周，一般固定 2～3 个月以内。待病灶稳定后，或经病灶清除术后 3 周以上的患者，即可进行患肘屈伸功能锻炼。

（五）预防调护

加强营养，提高抗病能力。给予可口、易消化、富有营养的食物，如乳类、蛋类、鱼类、青菜、水果等，粗、细粮适当搭配。使用外敷中药时绷带不能缠得过紧。病灶稳定后注意功能锻炼，避免潮湿，预防感冒，多接受日光照射。

四、腕关节结核

腕关节结核是因结核分枝杆菌侵入腕关节而形成的化脓性破坏性改变。腕关节结核在上肢结核中居第 2 位，以全关节结核多见，多发于青壮年，因腕骨骨化中心出现较晚，12 岁左右出齐，尚未出现骨化中心的软骨不易被结核菌所感染，故儿童腕关节结核发病率较低。

（一）致病机理

腕关节结构复杂，近端为桡、尺骨下端和三角软骨，关节面多，血供差，且脓肿易破溃形成窦道。腕关节结核中，单纯滑膜结核和单纯骨结核都很少见。病变主要分为中心型和边缘型，并具有各型特点，这些特点在桡、尺骨下端比较容易区分，在腕骨和掌骨基底，因体积很小，中心型和边缘型不易区别，常很快发展为全关节结核。病变晚期，逐渐发生前臂旋前、腕下垂和桡偏畸形，关节也逐渐强直。

（二）诊查要点

全身症状多不明显，可有乏力、消瘦、低热、盗汗等症状。

1. 初期 发病缓慢，腕部轻微酸痛，轻度肿胀，关节僵硬不适，常感患手无力，症状呈慢性进行性加重。

2. 中期 疼痛加重，局部压痛，活动受限，手呈屈曲位，不能握拳，手指活动受限及持物无力，腕背侧肿胀明显，甚至形成寒性脓肿。

3. 后期 腕关节功能障碍，窦道形成，腕关节可出现掌屈尺偏畸形，最终可出现关节强直。

（三）辅助检查

1. X 线检查 单纯滑膜结核主要表现为软组织肿胀，骨质疏松；单纯骨结核骨质疏松，病区内有透亮区或死骨形成；全关节结核除上述改变外，尚有关节间隙变窄，骨质破坏广泛常可涉及全部 8 块腕骨和桡骨下端及掌骨基底部，并有部分腕骨破坏缺如，腕骨间排列紊乱，骨质密度模糊和增高混杂（图 14-10）。

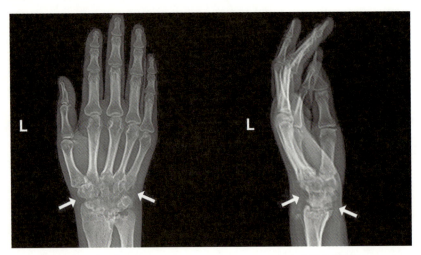

（a）左腕关节正位　　　　　　（b）左腕关节侧位

注：左腕关节软组织肿胀，骨质疏松、关节间隙变窄，腕骨骨质破坏广泛，涉及桡尺骨下端及掌骨基底部，病区内有透亮区或死骨形成，并有部分腕骨破坏缺如，腕骨间排列紊乱，骨质密度模糊和增高混杂。

图 14-10　腕关节结核 X 线表现

2. MRI 检查　MRI 能较好地显示早期滑膜充血、关节积液和脓肿形成，对于单纯滑膜结核早期诊断有所帮助（图 14-11）。

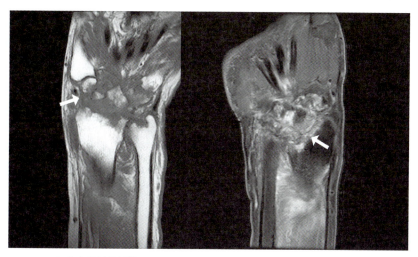

（a）左腕关节冠状面 T_1WI　　（b）左腕关节冠状面 T_2WI

注：腕关节构成骨、尺桡骨远端关节面下及边缘骨质虫蚀样侵蚀破坏，呈长 T1 长 T2 信号，关节间隙变窄，关节滑膜增厚，周围软组织明显反应性肿胀。

图 14-11　腕关节结核 MRI 影像学表现

（五）治疗方案

本病治疗目的是通过休息、营养、制动、中医辨证诊治、运用抗结核药、手术治疗等，达到整体与局部并重、内外结合、杀灭结核分枝杆菌、修复坏死组织、纠正畸形、保留关节功能的目的。

保守治疗无效、病变广泛、顽固性窦道者应积极考虑手术治疗，彻底清除病变。对于晚期全关节结核，单纯清除病灶是不够的，还需要进行关节融合以重建关节功能。对于病变已静止的腕关节骨性或纤维性强直，有明显腕下垂及尺偏畸形者可将桡骨下端做楔形切除矫正尺偏，并用克氏针固定，同时切除尺骨头。术后石膏托固定 6 周。

（六）预防调护

注重休息，休息可降低人体代谢率，有助于体力恢复，使抗病力增强，有利于结核病恢复。加强营养，注意补充热量、蛋白质和维生素，一般患者给予维生素 B、维生素 C 和鱼肝油等，贫血患者可给予叶酸等。适当活动，在病情允许的情况下适当活动可促进人体代谢，利于病灶修复。

（曾志奎　杨文龙）

主要参考书目

（1）吴谦．医宗金鉴·正骨心法要诀．北京：人民卫生出版社，2017．
（2）詹红生，杨凤云．中医骨伤科学．北京：人民卫生出版社，2021．
（3）黄桂成，王拥军．中医骨伤科学．北京：中国中医药出版社，2016．
（4）韦贵康．实用中医骨伤科学．上海：上海科学技术出版社，2006．
（5）刘玉清，金征宇．医学影像学．北京：人民卫生出版社，2015．
（6）董福慧．中医正骨学．北京：人民卫生出版社，2005．
（7）孙树椿．中医筋伤学．北京：人民卫生出版社，2006．
（8）徐展望，何伟．中医骨病学．北京：中国中医药出版社，2018．
（9）胥少汀，葛宝丰．实用骨科学．北京：人民军医出版社，2016．
（10）格林斯潘．实用骨科影像学．北京：科学出版社，2012．
（11）王亦璁，姜保国，等．骨与关节损伤．北京：人民卫生出版社，2012．
（12）吴在德，吴肇汉．外科学．北京：人民卫生出版社，2013
（13）唐农轩，范清宇，丁勇．实用骨病学．北京：人民军医出版社，2006．
（14）胡永成，马信龙，马英．骨科疾病的分类与分型标准．北京：人民卫生出版社，2014
（15）尹志伟，侯键．骨伤科影像学．北京：中国中医药出版社，2016．
（16）童培建．创伤急救学．北京：中国中医药出版社，2016．
（17）徐展望，何伟．中医骨病学．北京：中国中医药出版社，2016．
（18）黄桂成．中医筋伤学．北京：中国中医药出版社，2016．
（19）张俐．中医正骨学．北京：中国中医药出版社，2016．
（20）贾卫斗，程开明，宋洁富．小儿骨科学．上海：上海第二军医大学出版社，2009．
（21）周红海，于栋．中医筋伤学．北京：中国中医药出版社，2021．
（22）柏立群，罗毅文．中医正骨学．北京：人民卫生出版社，2021．
（23）王澍寰．手外科学．北京：人民卫生出版社，2011．
（24）贺西京，朱悦．运动系统与疾病．北京：人民卫生出版社，2021．
（25）栾金红，郭会利．骨伤影像学．北京：中国中医药出版社，2021．